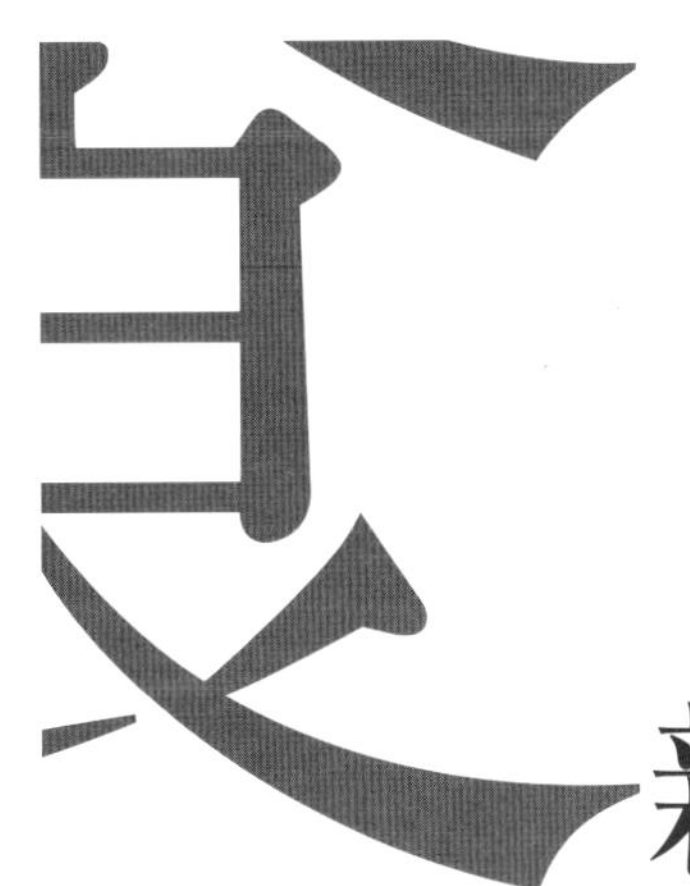

食のエスプリ シリーズ

新食育入門

Yukio Hattori

監修 服部幸應

食育を正しく伝える人になる。

Shoku-iku

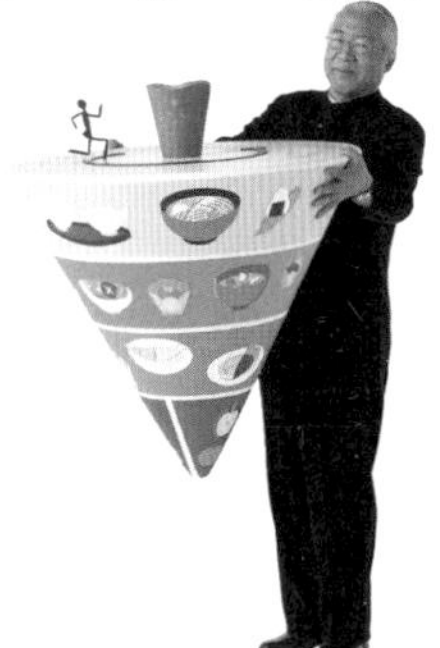

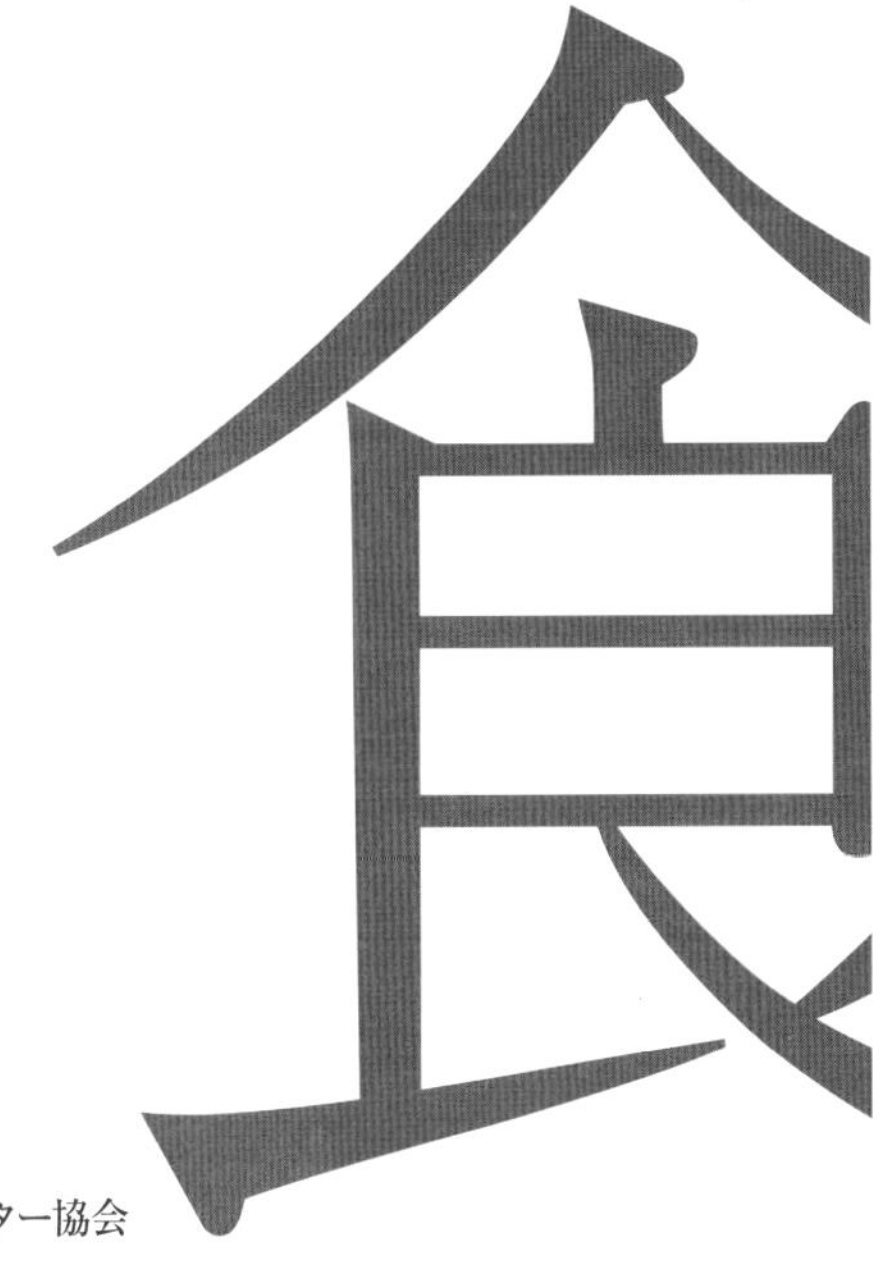

NPO日本食育インストラクター協会

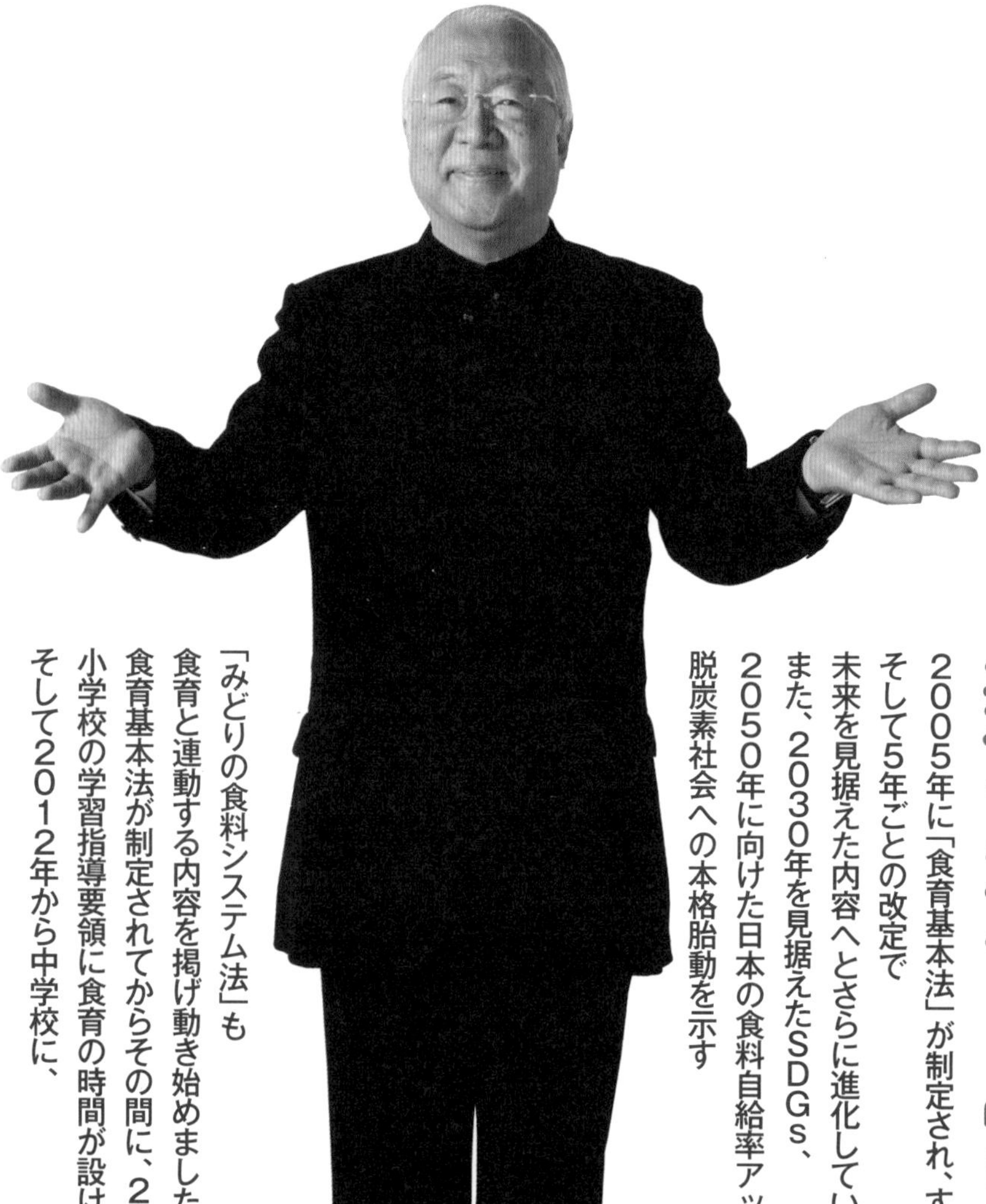

食育のすすめ

食でつくる、新たな日常

2005年に「食育基本法」が制定され、すでに18年が過ぎました。
そして5年ごとの改定で
未来を見据えた内容へとさらに進化しています。
また、2030年を見据えたSDGs、
2050年に向けた日本の食料自給率アップから
脱炭素社会への本格胎動を示す
「みどりの食料システム法」も
食育と連動する内容を掲げ動き始めました。
食育基本法が制定されてからその間に、2011年より
小学校の学習指導要領に食育の時間が設けられました。
そして2012年から中学校に、

２０１３年からは高等学校の授業にも入るようになり
食育は学校教育の中に定着しました。
農水省による第３次食育推進計画（２０１６～２０年）では
「周知から実践」をコンセプトにプロジェクトを推進。
そして、２０２１年からは第４次食育推進計画がスタートしました。
食育は言葉や概念を伝える段階から
実践・拡大の時代へと進みました。
そして今、人の健康、社会、環境、文化と横断的な視点からの
「融合と調和」の時代を迎えています。
そんな中、２０２０年からの新型コロナウイルスのパンデミックで、
日常の食生活による免疫力強化の重要性が
世界中で認識されました。
これは新しい食生活のあり方を考え、
形成する必要性を実感させ、それは食育であると喚起しました。
食育とは単に健康で良いものを食べることではありません。
人の心身を健全に育み、
日本、そして地球の未来を作るものだと考えます。

（学）服部学園　服部栄養専門学校　理事長・校長／医学博士
日本食普及親善大使

服部幸應
YUKIO HATTORI

東京都出身。立教大学卒。昭和大学医学部博士課程修了。
35年前から食育による子どもの健全な育成、生活習慣病予防、地球環境保護を提唱。
「食育基本法」の生みの親。
農林水産省「食育推進会議」委員・「食育推進評価専門委員会」座長、
「東京都食育推進委員会」座長、「早寝早起き朝ごはん全国協議会」副会長、
東京都「地域特産品認証委員会」委員
旭日小綬章、藍綬褒章及びフランス大統領よりレジオン・ドヌール勲章シュヴァリエ、
国家功労勲章シュヴァリエ並びに農事功労勲章オフィシエを受章
著書に、「服部幸應の日本人のための最善の食事」（日本能率協会マネジメントセンター）、
「服部幸應の食育読本」（C&R 研究所）、他多数

食のエスプリシリーズ

新食育入門

Shoku-iku

食育を正しく伝える人になる。

服部幸應 監修
Yukio Hattori

目次

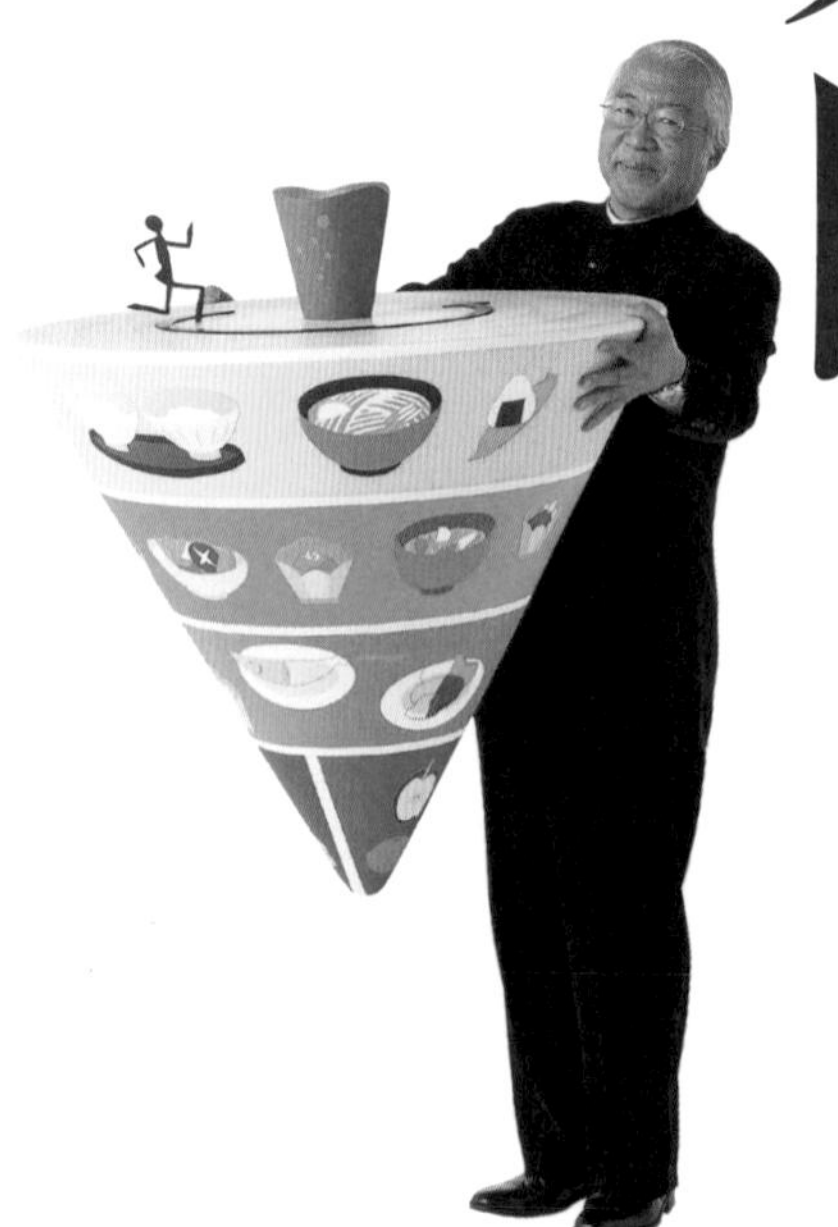

表紙撮影・熊切大輔

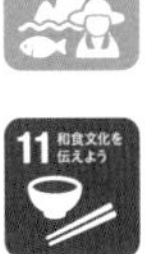

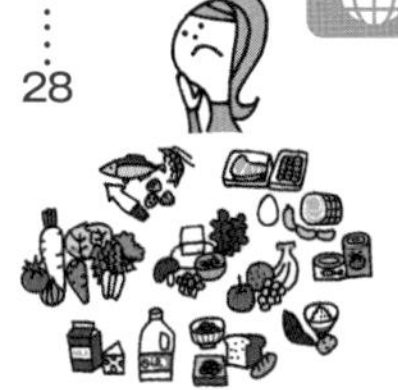

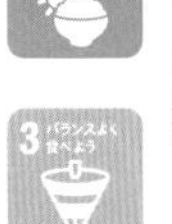
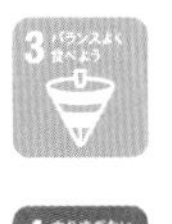
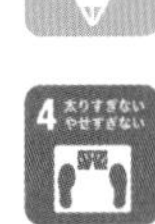
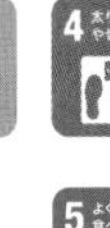

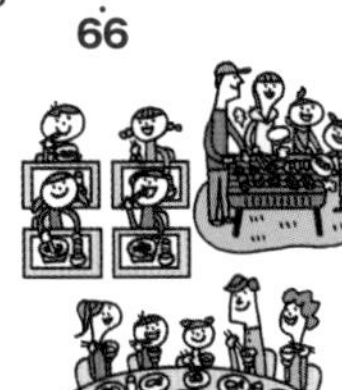

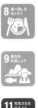

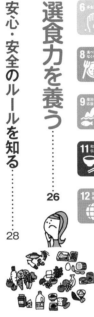

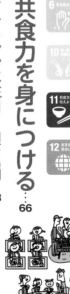

●［食育、三つの柱］

編集スタッフ
●企画・制作
山口タカ（や組）
●エディトリアル
大澤　泉
●アートディレクション&デザイン
山口了児（ZUNIGA）
●イラスト
石田純子　三谷裕季（6つの「コ食」）
●DTP制作
友企画
●協力
学校法人 服部学園 服部栄養専門学校

●編集室
や組［YAGUMI］
〒104-0051 東京都中央区佃3-4-6　yハウス
TEL:03-5547-4248　FAX:03-5547-4036
E-mail: info@yagumi101.com
http://www.biosanta101.com

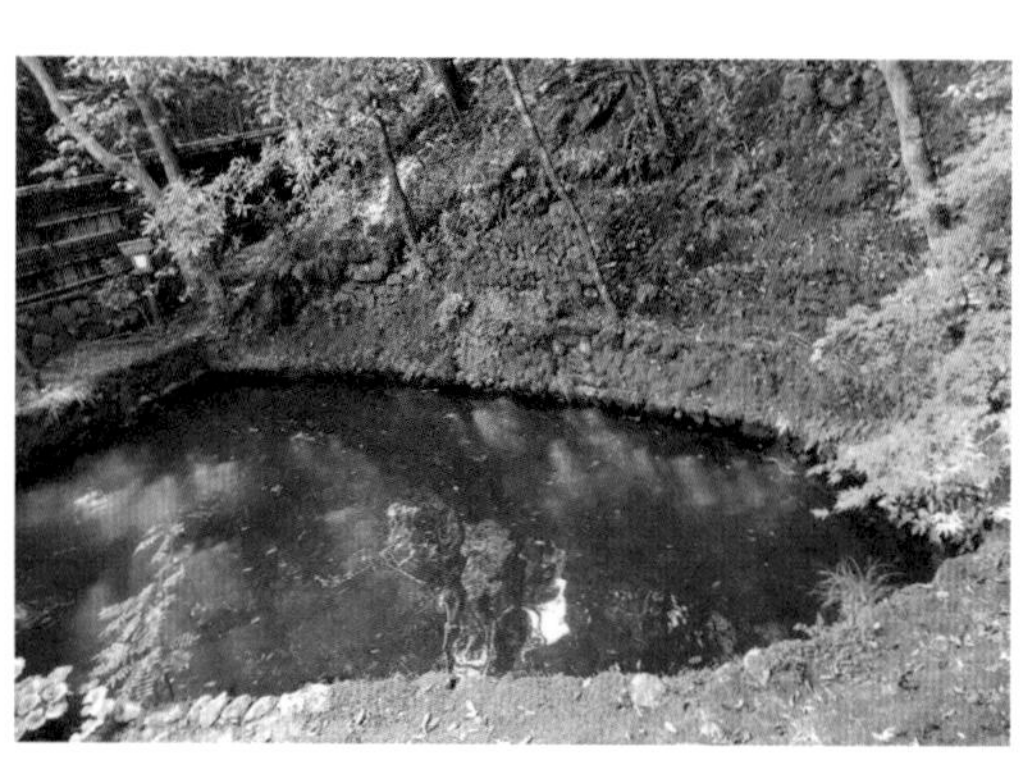

天の川が見える東京

服部幸應

変わりはじめた日本の風景

２０２０年、コロナ禍で人の移動が少なくなれば、水と大気がきれいになる。地球はきれいになると世界は実感した。

私は東京の空に天の川が再び現れることは可能だと思った。

昭和20年代の終わり頃、私の記憶では9歳の小学生だ。東京・中野の小さな沼のある原っぱで毎日友人たちと遊んでいた。

ある日、その沼でいつものように遊んでいたら、見知らぬおじさんがやってきて、腕に抱えた缶から液体を沼に流しはじめた。水面がくすんだ虹色に染まっていった。油だと気づき子どもたちは「おじさんそんなもの流しちゃだめだよ」と抗議したけれど、その大人は無言で立ち去った。

翌日、沼に行った私たちはカエルやフナなど沼の生き物が水面にプカプカと浮んでいるのを見た。まだ東京の空には天の川が輝いていた。

それから10年。大学に通っているときに東京オリンピック（１９６４年）が開催された。その頃、レイチェル・カーソンの「沈黙の春」を読んだ。アメリカの自然豊かな田舎町の森や川からなぜか鳥や生き物が消えていき、春が来たけれど、森の生き物の声が聞こえてこない。沈黙の春だった。

大量の農薬散布が原因だった。その衝撃は強く、高度成長期に突入していた世の中のエネルギーに引っ張られながらも、その後もずっと消えず、「沈黙の春」は私の食育活動の原点となった。

食の安全保障

１９６０〜７０年代、日本は高度成長とともに環境汚染は広がり、沼の汚染レベルでは収まらず人の命まで蝕むようになってしまった。水俣病、イタイイタイ病など次々と公害問題が発生し、その後遺症は現在も続いている。大気汚染や工場排

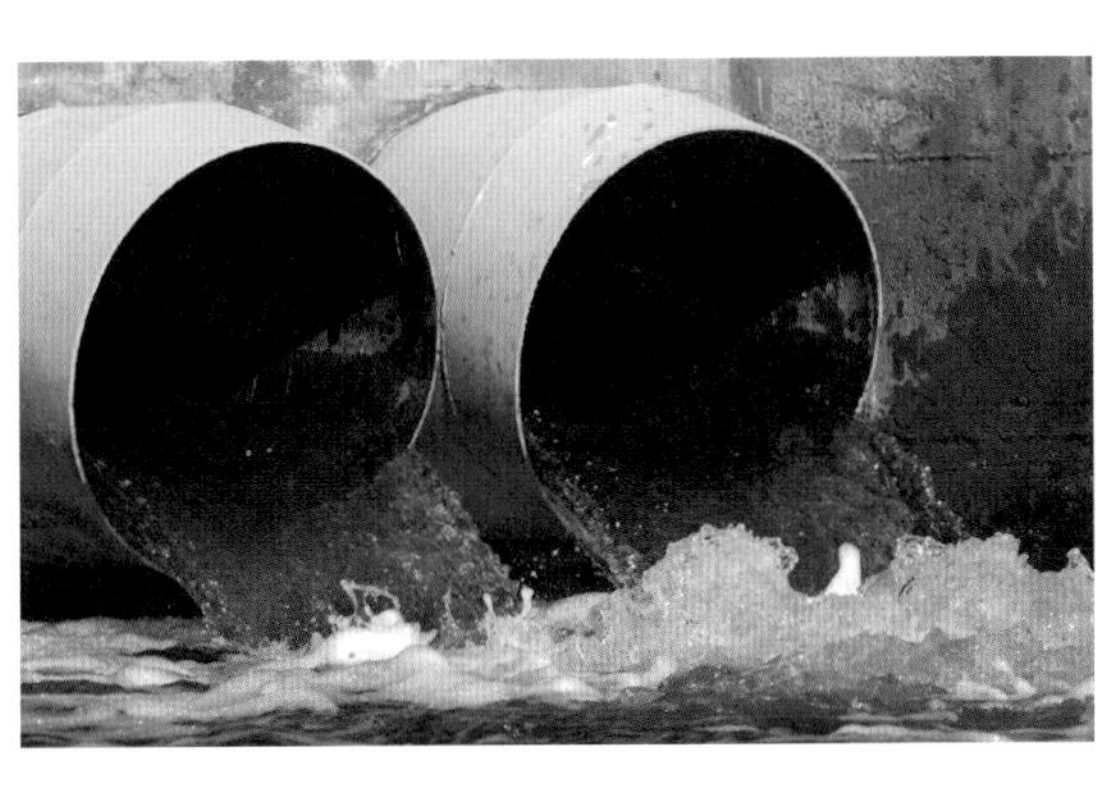

水による河川、海洋汚染。そして農薬、化学肥料が大量に使用された時代だった。

当時の東京で育った子どもたちは「川は臭くて汚れているものだ」と、当たり前に思っていた。

日本は高度成長期時代から工業立国へと大きくシフトしていき、都会に人が移り住んだ。それは図らずも農業や漁業を魅力ある職業として扱わず、育てず、おざなりにしてきた。そのツケが今、高齢化、後継者不足、耕作放棄地の増加となって農家の数を激減させた。漁業も同じだ。

農家戸数は1960年の606万戸が2021年は103万戸。農業従事者は1970年の1036万人が2020年は152万人（農林業センサス 農林水産省より）に減少。漁業従事者も1961年の70万人が2019年には15・2万人（漁業構造動態調査 漁業就業動向調査より）となっている。そして食料自給率は1965年に73%だったのが2020年には37%（農林水産省より）と減少の一途である。

その一方で1974年に有吉佐和子氏の「複合汚染」が朝日新聞に連載された。「沈黙の春」と同じように衝撃を与え、環境保護活動が盛んになり、農業では有機農業の先駆者となる人たちが誕生した。そして、地道だけれど有機農業運動が推進され、世界の潮流に合わせて2000年に有機JAS認証制度がスタート。2005年には有機農業推進法が施行され、小さいながらもその規模を着実に広げつつある。

食育の誕生と周知、実践

家庭では核家族化が進み、それまで家庭の食卓で伝承されていた食育が消えつつあった。そして、核家族で育った世代が親になるとその傾向はさらに強くなり、たとえば大人からして箸の持ち方が乱れたままで、子どもに教えられないといった具合だ。そして、食生活の乱れからキレる子ども、肥満やヤセの子ども、生活習慣病などの原因となる家庭での“6つの「コ食」（孤・個・小・固・粉・濃食）”現象の常態化がクローズアップされた。

「このままでは日本の食文化の衰退を招く」と危機感を抱き、学校で食育を教えようと橋本龍太郎内閣時代から小渕恵三、森喜朗内閣と提案し続け、10年後の2005年、小泉純一郎内閣時代に食育基本法が成立した。

あれから18年。3・11の福島原発事故の被災で環境と食の安全への意識は否が応にも高まり、食育活動は活発化し、国民運動になっている。そしてコロナ禍で巣ごもり生活を余儀なくされた私たちは、普段の生活での、丁寧な環境への配慮と免疫力を高める食生活の積み重ねこそが大切なのだと身に沁みて実感した。

食の安全保障ビジョン

学校の校長室の会議テーブルに「第4次食育推進基本計画」と2030年に向けたSDGsと「あ

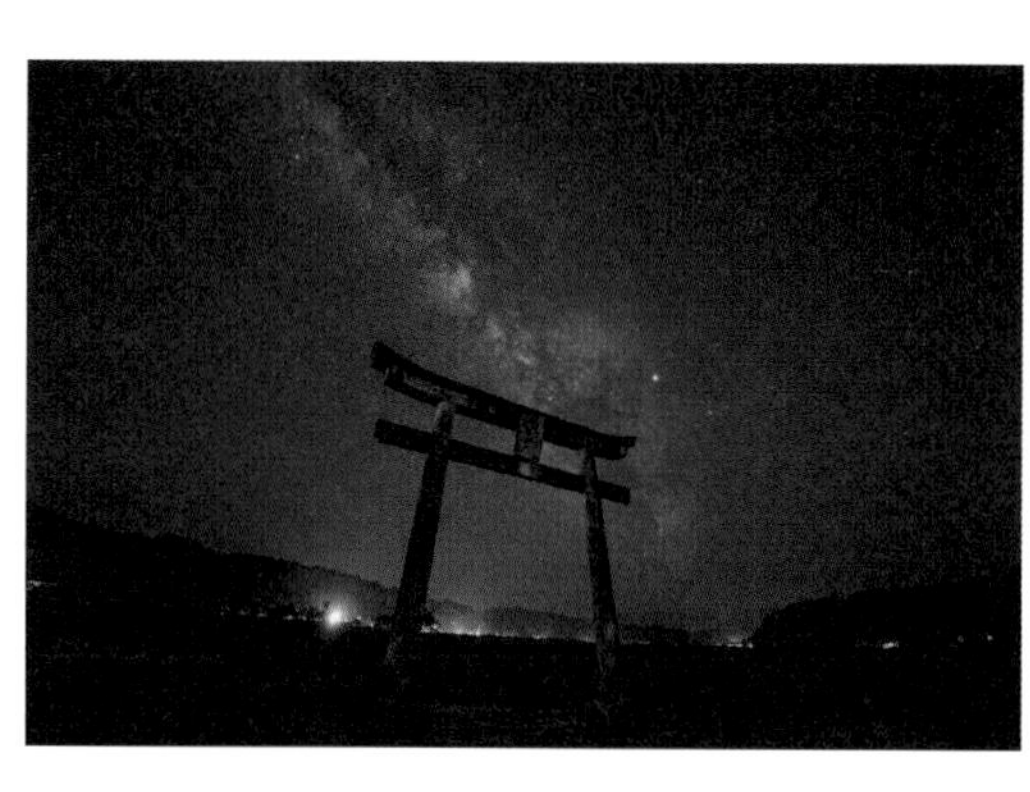

ふの環２０３０プロジェクト」、そして２０５０年をゴールとした「みどりの食料システム戦略」等々の資料が並んでいる。それをとっかえひっかえ何度も読み返している。

ＳＤＧｓの中に「誰一人取り残さない（Leave no one behind）」というフレーズがある。これは国連が人類一人ひとりに直接訴えかけなければ手遅れになるという危機感を持って、意識改革と日々の行動を強く促しているメッセージだ。

「あふの環２０３０プロジェクト」もＳＤＧｓ同様、生産者と消費者をつなぐのは流通システムだけでなく、コミュニケーションをとる関係性を築くことでお互いの存在価値をもっと認知することが必要だと提案している。

そして、これらのプロジェクトは互いに相乗効果を生み出しながら「みどりの食料システム戦略」に集約されるように２０５０年の達成を目指し、脱炭素社会へと舵を切った日本を牽引する新しいビジョンとなっている。

「みどりの食料システム戦略」の推進

今、世界はＳＤＧｓを指針に進んでいる。これまで負荷をかけてきた自然環境への借りを返し、持続可能な未来を創るためにだ。

日本でも経済、社会、環境などの様々な分野で活発化しており、特に農林水産省は食料・農林水産業の生産向上と持続性の両立を目指して２０５０年までの目標を掲げた「みどりの食料システム戦略」を策定し法制化した。

持続可能な食料の調達システムを実現するため、調達、生産、加工・流通、消費の各段階での具体的な取り組みとカーボンニュートラルなどの環境負荷軽減の新しい技術などで推進する戦略である。（詳細はp18を参照ください）

有機農業関連でみても、２０５０年までに現在の０．６%の有機圃場を25%・１００万ｈａにするという目標を掲げた。現在、ＥＵ各国、アメリカに大きく遅れている日本がここまでの目標値を設定するのは、今までの消極的な姿勢からすれば挑戦的で、かつ意欲的なプログラムと言える。

それは農林水産業や地域社会の持続可能な食料調達システム構築が急務であることを物語ってもいる。

加えて２０５０年までの30年のスパンを要するのは、次世代、次々世代とのバトン連携を想定していることになる。だからこそスタートラインに並んだ私たちの責任は重く、足踏みも後戻りもできない。そういうビジョンなのだ。周知、実践の同時進行で推進したい。覚悟して取りかかろうと思う。

さて、天の川を望めるのはいつ頃だろうか。楽しみである。

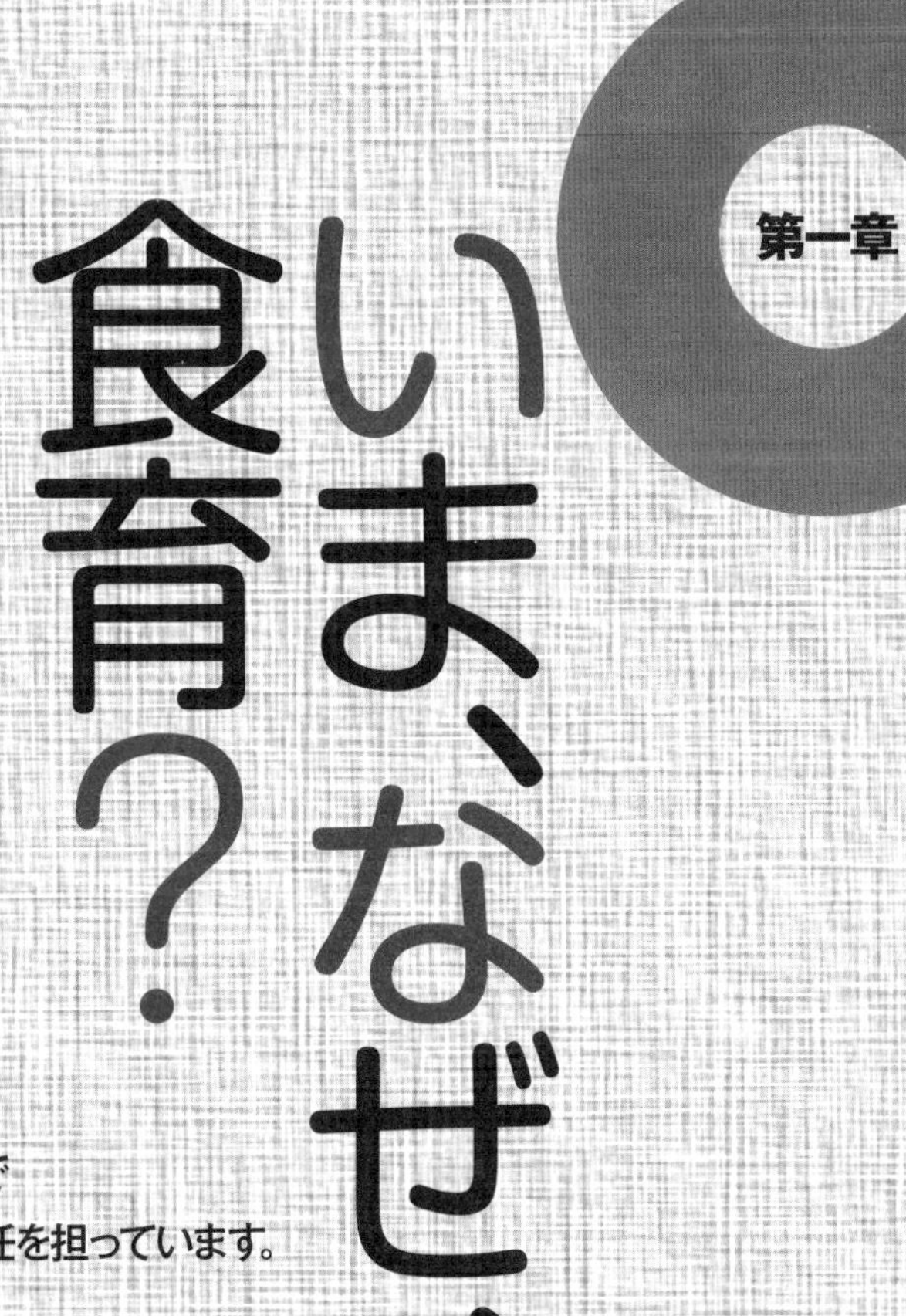

第一章 いま、なぜ、食育？

食文化はこの国の礎。
人を育ててきました。
そして、これからは地球規模で
世界に貢献する存在となる責任を担っています。
それを育てる基礎が食育です。
ところが現在の日本はいろいろな食べ物があふれ、
とても豊かな国のように見えますが、
生活習慣病の急増、
食の安全への不安、
キレる子どもやアレルギーが蔓延しています。
そして、低い食料自給率、衰退する農林水産業など、
家庭の食卓から国の食料問題まで難題が山積みの状態です。
そして、いま世界はSDGsに象徴される
持続可能な環境循環社会、
脱炭素社会に向けて大きく動き始めています。
その視点は目の前と全体を
つねにバランス良く俯瞰し、
「誰ひとり取り残すことなく」(SDGsより)
全世界が成長するヴィジョンです。
私たちも世界とともに歩みます。
その第一歩として、
まず日本の食の現状を知ることから始めましょう。

CHAPTER 1

日本の食が危ない。

このままだと本当に大変。待ったなしの状態にある日本の「食」の危機！

ここが危ない1

日本の自給率はわずか38％そして、大量に捨てている

食料自給率の低下傾向が食の基盤をゆるがす

現在の日本は食べ物が豊富で、いつでもどこでも手に入る、とても便利で豊かな国です。でもそれは、実は見せかけの姿でしかありません。

日本の自給率はカロリーベースで38％。多くの食料を外国からの輸入に頼っています。先進国でこんなに自給率が低いのは日本だけ。品目でみると味噌、醤油、納豆の原料になる大豆は国内生産量5％、うどんやパンなどの小麦は14％に過ぎず、畜産品も海外からの輸入飼料がなければ生産力は激減してしまいます。

このまま食料自給率が回復しなければ、食料が手に入らないことも起こりうるのです。近年は世界のいたるところで自然災害や戦争が常態化しています。その影響で日本に食糧が輸入されなくなってしまう恐れがあります。

食品の大量廃棄と地球環境への悪影響

しかし、一方で大量の食料を捨てているのです。この中には食べ残しやまだ食べられる物もたくさん含まれています。この現状、もったいないを通り越してはずかしい行為です。

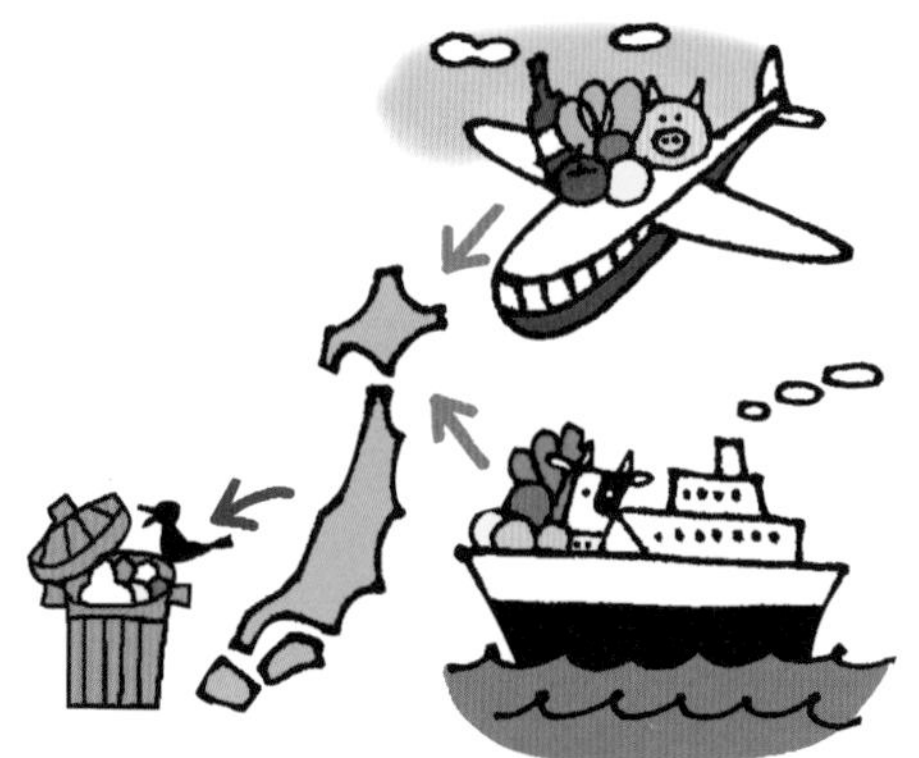

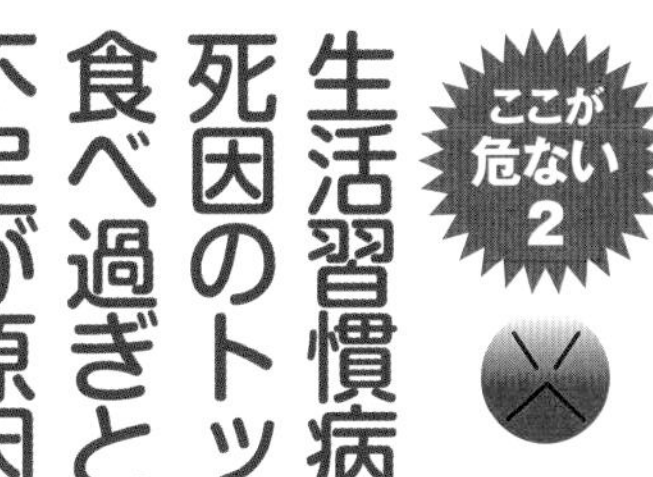

生活習慣病が死因のトップ。食べ過ぎと運動不足が原因に！

生活習慣を改善すれば人も国も元気になる

マスコミでも度々取り上げられ続けているメタボリックシンドローム（内臓脂肪症候群）。太り過ぎの人を表す用語だと勘違いしている人もいるようですが、正しくは数種類の代謝障害が蓄積された状態で、将来的にはガン、脳梗塞、糖尿病などの生活習慣病になる可能性が高い「健康の黄色信号」のことです。

日本では現在、年間約１４０万人が亡くなっていますが、そのうち約60％はガン、心筋梗塞、脳卒中などの生活習慣病が原因で亡くなっています。

この原因となるのは食の欧米化からくる高脂肪・高カロリー食品の摂りすぎです。

生活習慣を見直して、健康管理をしていくことが大切です。

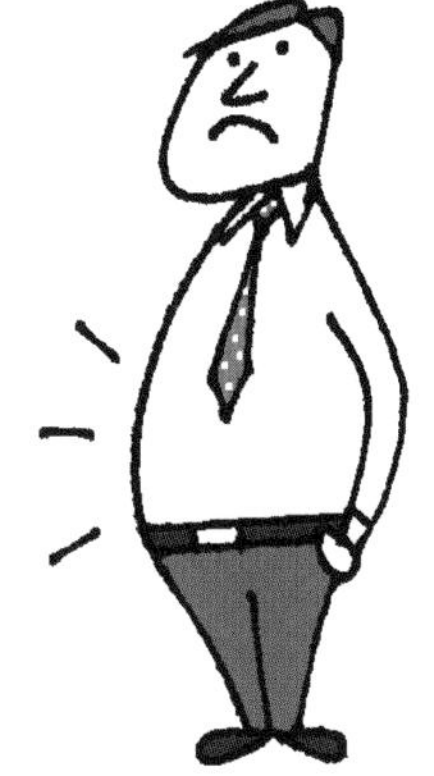

ここが危ない3

免疫力低下の負のサイクルが引き起こす食の安心・安全のゆらぎ

食物の中に潜む危険を、自分で回避する能力低下

食品を買うとき、あなたは「食の安全」に対してどれほど気を配っていますか。現代の日本は、いつでも、どこでも気軽に食べ物が入手できる幸せな世の中である一方、健康を害する恐れのある病原菌やウイルス、汚染物質（残留農薬等）や危険な添加物などが含まれた食材が身近なところに潜む社会です。

また、ＴＶ番組で〝○○が健康に効く〟と聞けば、翌日のスーパーではその食材が売り切れるという現象（フードファディズム）もしばしば起こっています。

「これを食べれば健康になれる、甘くておいしいから、値段が安いからいい」という安易な考えを止め、賢く学び、良いものを選ぶ力を養いましょう。

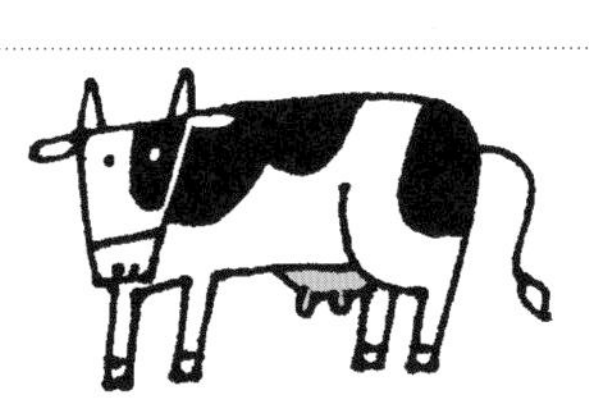

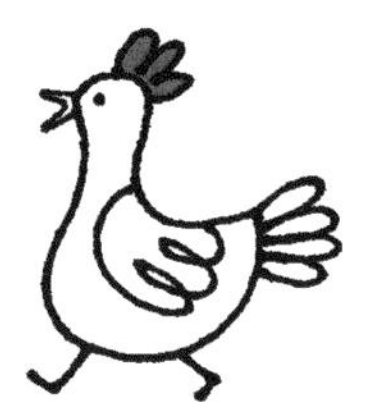

子どもの心と身体が心配

子どもの成長をはばむ乱れた食。
食育の普及、浸透こそが現状打開の特効薬です

ここが心配1

キレやすい、疲れやすい、その根本にある食の悪習慣

安易な食生活が子どもの身体をむしばむ

肥満や骨粗しょう症といった中高年に多いとされた症状が、今や子どもの世界でも深刻な問題になっています。運動能力は年々低下する一方で、食物アレルギーやアトピー性皮膚炎の子どもたちは増加の一途。

さらに我慢のきかないキレやすい子どもの増加といった心の異変も心配です。これらの背景に慢性的な朝食の欠食、お菓子やジュースの過剰摂取による低血糖症、孤食や個食などの6つの「コ食」の問題、生活リズムの乱れなど、子どもたちを取り巻く日常の様々な問題があるのはもはや疑いようがありません。

食べ物があふれ、忙しい毎日では、親も子どもも何をどう食べるかではなく、何でお腹を満たすかという考えになってしまいがちです。便利なレトルト食品に頼りすぎることは、子どもの味覚発達にも悪影響を与えるだけでなく、将来の生活習慣病の原因にもなってしまうかもしれません。

また親が自分の生活リズムを優先させることにより、子どもが犠牲になっているケースも少なくありません。

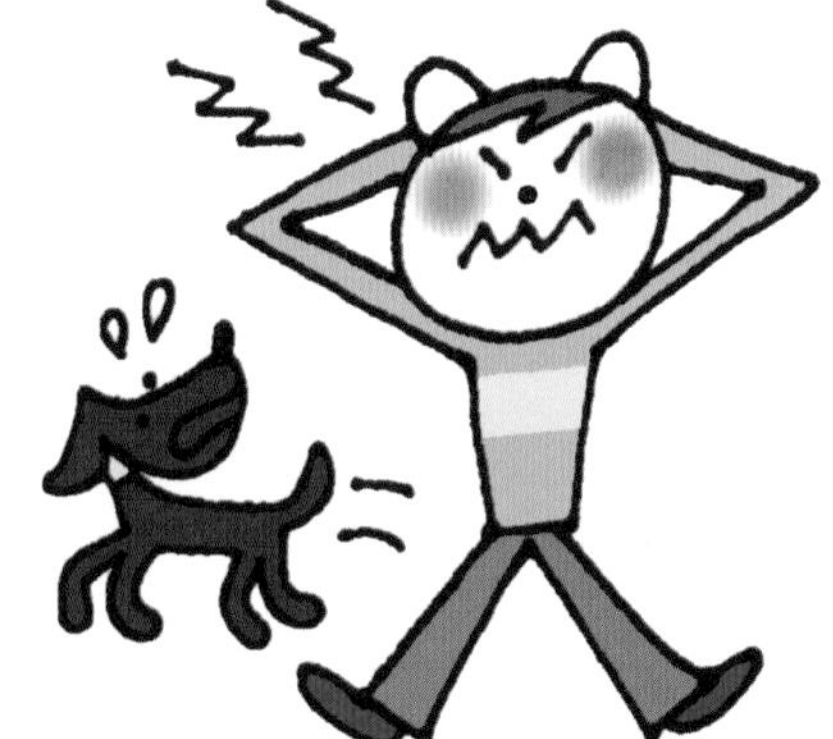

ここが心配2

早すぎる離乳食スタートが小児アレルギーの原因に

子どもの将来に深刻な影を落とす離乳食の誤解

子どもに蔓延するアレルギーの一因が、離乳食にあったかもしれません。2007年までの母子手帳には生後3〜4ヵ月から離乳食の準備段階として味噌汁の上積みや果汁を与えるとありました。これは50年以上前、アメリカのスポック博士が書いたもので、日本人より腸が短い欧米人のためのものです。またWHO（世界保健機構）は早すぎる離乳食が幼児がアレルギーを起こす可能性を高めるという見解を示しています。

味噌汁の上澄みや果物の酵素にもタンパク質が含まれていますが、この時期の赤ちゃんの腸には、それを分解する十分な能力がないためアレルギーを引き起こすこともあるのです。

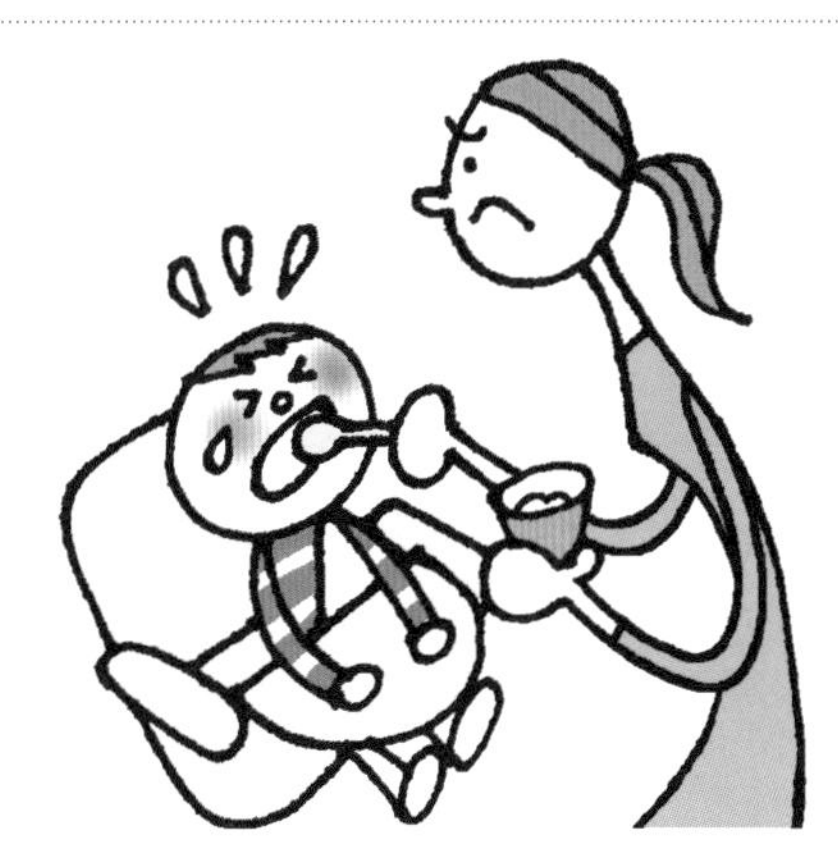

ここが心配3

食卓から消えた家族の会話、心を満たさない偏食

食を通じた学習と体験が健全な発育には不可欠

子どもや若者たちの間で広がる食習慣の乱れを表すキーワードが6つの「コ食」です。

なかでも問題視される「孤食」（家族不在の食卓で一人で食べる）や「個食」（家族が自分の好きなメニューをバラバラに食べる）は、身体の成長の妨げ、マナーの欠如やわがままな性格になりやすいなど、精神面の悪影響が出てきます。

食卓は料理と家族との会話を通じて、社会人として必要不可欠なことを学ぶ場所でもあるのです。また、食に関する正しい知識や豊富な体験や文化の伝承がないと、肥満や痩せ、味覚異常、低血糖症による情緒不安定など、健康上の問題や食文化の衰退にもつながります。

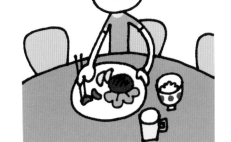

世界の動き、日本の動き

食を中心に周囲を見れば、生活の足元から地域、国内、海外、そして地球環境と世界全体が見えてきます。
それは「ＳＤＧｓ」も「みどりの食料システム法」も日常生活と深く連携、連動していることが明確になり、食育の重要性がわかります。

［SDGs］誰一人取り残さない

leave no one behind

２０１５年9月、国連サミットでＳＤＧｓが採択されました。

ＳＤＧｓとは持続可能な開発目標（SDGs：Sustainable Development Goals／エス・ディー・ジーズ）で、国連サミットで加盟国の全会一致で採択された「持続可能な開発のための２０３０アジェンダ」に記載された２０３０年までに持続可能でよりよい世界を目指す国際目標です。

17の国際目標（ゴール）の下に、１６９のターゲット、２３２の指標が決められています。

ＳＤＧｓは、発展途上国のみならず、先進国自身が取り組むユニバーサル（普遍的）なものであり、地球上の「誰一人取り残さない（leave no one behind）」ことを誓い、持続可能で多様性と包摂性のある社会の実現、「ＳＤＧｓを通じて、豊かで活力ある未来を創る」ことを目指しています。

ここまで個人の日常生活での具体的行動を強いメッセージでうながすのは、その重要性を物語っています。

SDGs

持続可能な開発目標（SDGs：Sustainable Development Goals/ エス・ディー・ジーズ）とは、
2001年に策定されたミレニアム開発目標（MDGs）の後継として、
17の国際目標（ゴール）の下に、169 のターゲット、232の指標が決められている。

SUSTAINABLE DEVELOPMENT GOALS

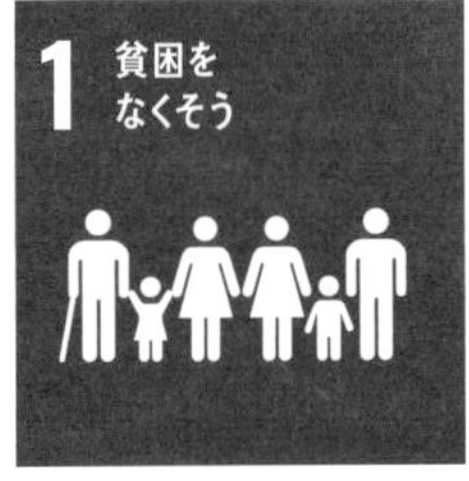
1 貧困をなくそう
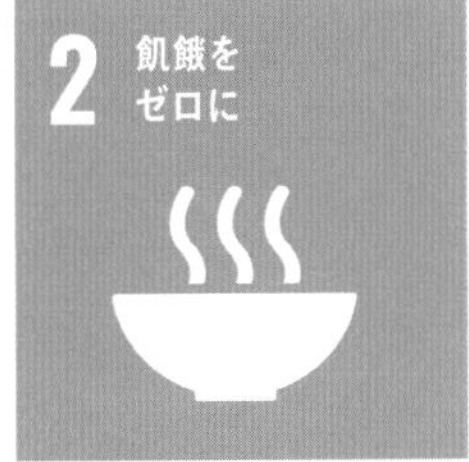
2 飢餓をゼロに
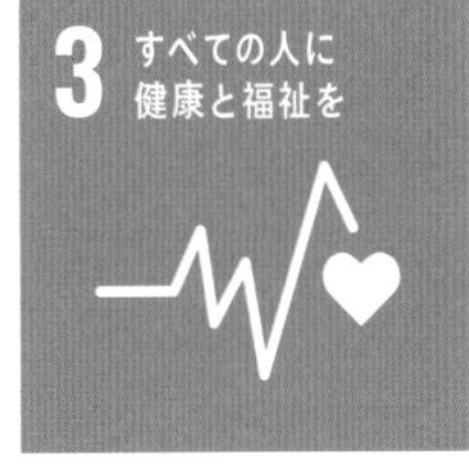
3 すべての人に健康と福祉を

4 質の高い教育をみんなに

5 ジェンダー平等を実現しよう

6 安全な水とトイレを世界中に

7 エネルギーをみんなに そしてクリーンに
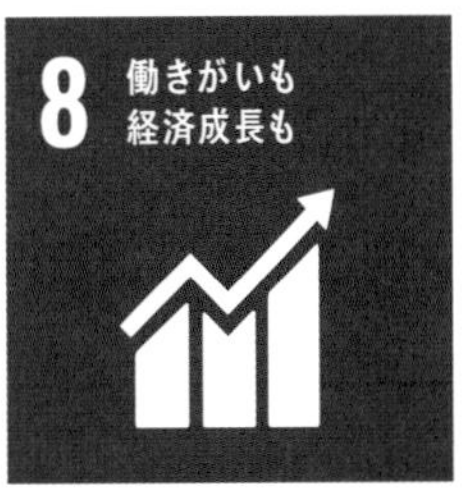
8 働きがいも経済成長も
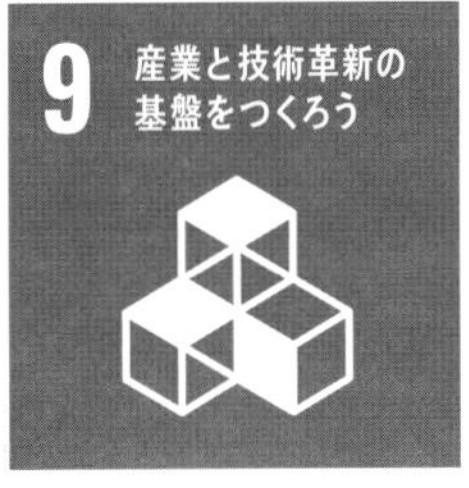
9 産業と技術革新の基盤をつくろう
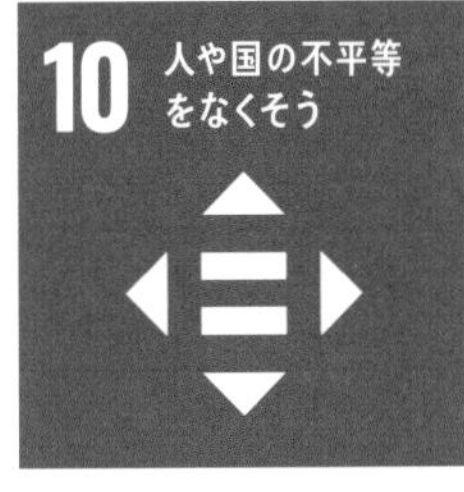
10 人や国の不平等をなくそう
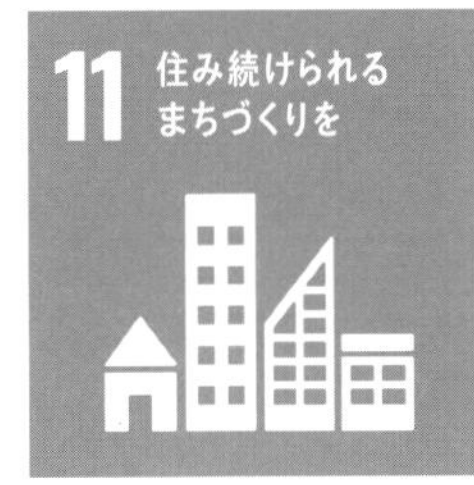
11 住み続けられるまちづくりを

12 つくる責任 つかう責任

13 気候変動に具体的な対策を

14 海の豊かさを守ろう

15 陸の豊かさも守ろう
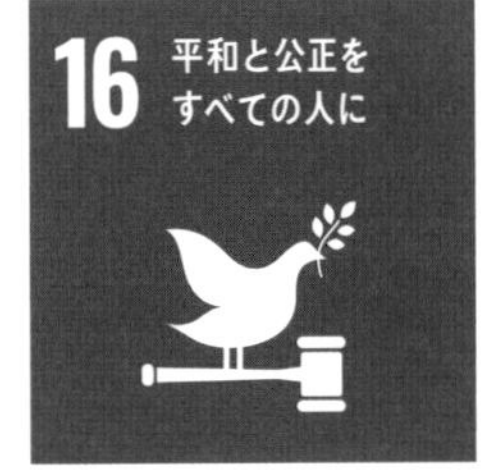
16 平和と公正をすべての人に
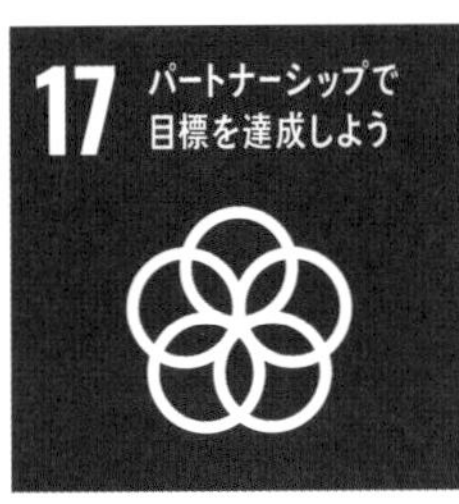
17 パートナーシップで目標を達成しよう
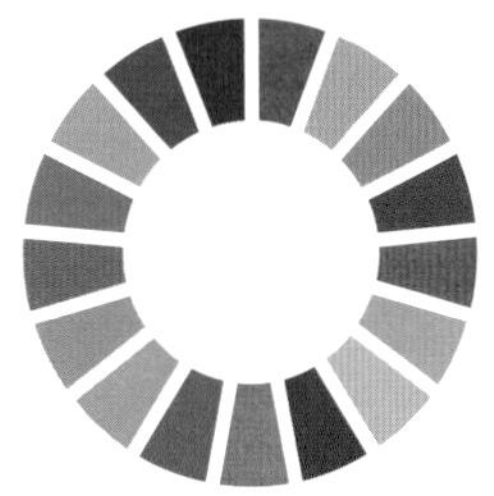

【みどりの食料システム戦略】

脱炭素社会へ待ったなし

いま、私たちは食料から環境問題まで地球規模で
取り組まなければならない多くの課題を抱えています。
これまでと違うのは
各国の政府や行政まかせではなく、
個人レベルでも
地球全体をつねに意識しながら、
個人の生活を営むということです。
これからは食を考えるとき、
環境を抜きにできません。
持続可能な食料調達システムの
構築は脱炭素社会の
実現でもあります。

有機農業の取組の拡大

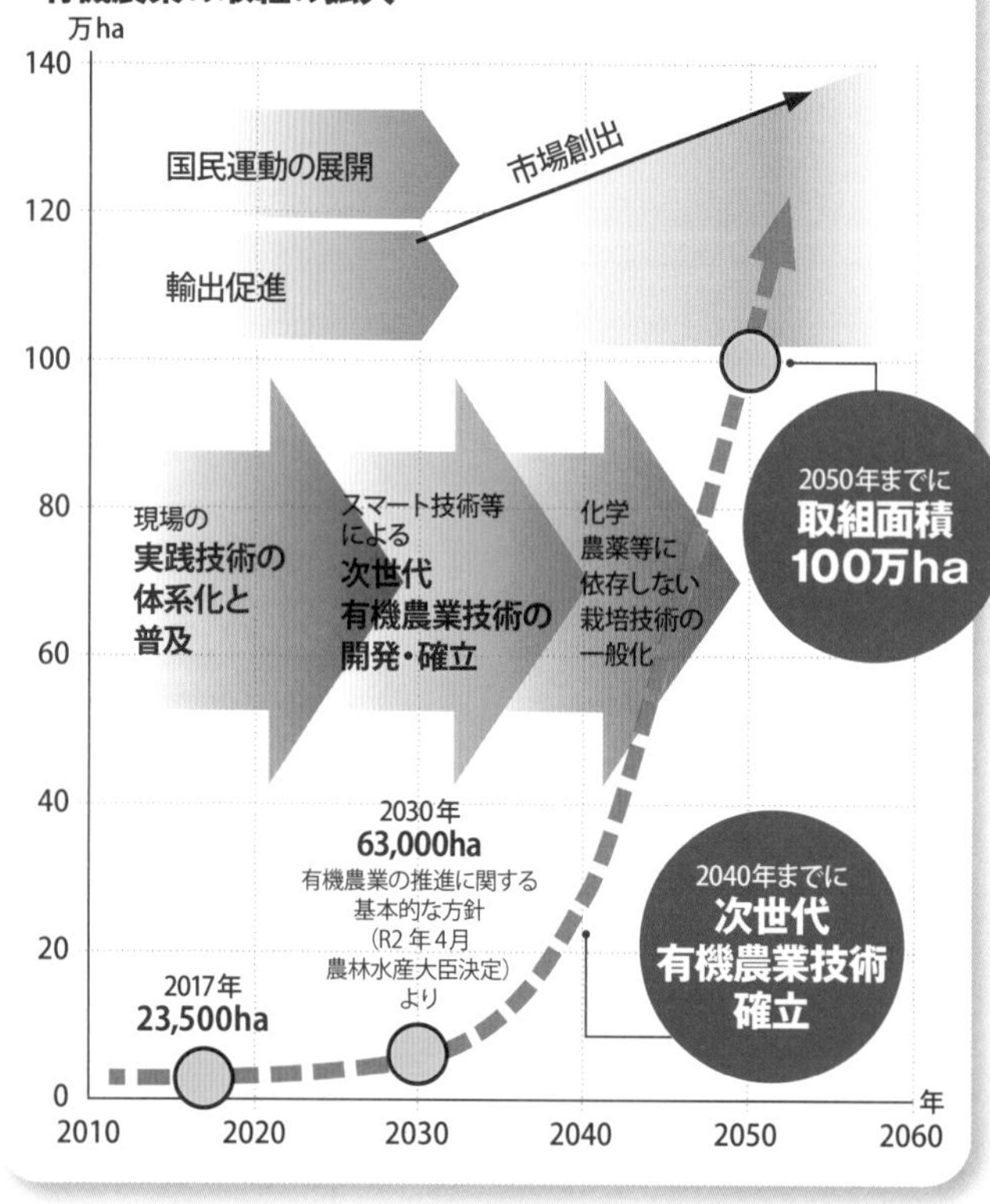

今、世界はＳＤＧｓを指針に進んでいます。これまで負荷をかけてきた自然環境への借りを返し、未来を創るためです。

日本でも経済、社会、環境の様々な分野で活発化しています。特に食料・農林水産業の生産向上と持続性の両立を目指して「みどりの食料システム戦略」を２０２１年に策定し、２０５０年までの目標を発表し、22年４月に法制化しました。

その主な取り組み方向は、

温室効果ガス　農林水産業のCO_2ゼロエミッション化の実現

化学農薬　使用量の50％低減。ネオニコチノイド系農薬を含む殺虫剤不使用農薬開発

化学肥料　使用量30％削減

有機農業　オーガニック市場を拡大し、全耕地面積の25％（１００万ｈａ）に拡大

再生可能エネルギー　国の再生可能エネルギー導入拡大に準じた導入

食品ロス　２０３０年度までに事業系食品ロスを50％（２０００年度比）削減

これはＥＵのFarm to Fork戦略と同レベルの高い目標です。

2050年までに目指す姿

これはEUのFarm to Fork戦略の2030年までに化学農薬50%削減、有機農薬25%に拡大と
アメリカの農業イノベーションアジェンダの2050年までに農業生産量40%増加、
環境フットプリント半減などと同レベルの目標です。
有機農業を見ても現在、EU各国、アメリカに大きく遅れている日本が同レベルの目標を掲げることは、
農林水産業や地域社会の持続可能な食料システム構築が急務であることを物語っています。

「みどりの食料システム戦略」が2050年までに目指す姿と取り組み方向

分野	目指す姿と取り組み方向
温室効果ガス	・2050年までに農林水産業のCO2ゼロエミッション化の実現を目指す。
化学農薬	・2040年までに、ネオニコチノイド系農薬を含む従来の殺虫剤を使用しなくてもすむような新規農薬等を開発する。 ・2050年までに、化学農薬使用量（リスク換算）の50%低減を目指す。
化学肥料	・2050年までに、輸入原料や化石燃料を原料とした化学肥料の使用量の30%低減を目指す。
有機農業	・2040年までに、主要な品目について農業者の多くが取り組むことができるよう、次世代有機農業に関する技術を確立する。 ・2050年までに、オーガニック市場を拡大しつつ、耕地面積に占める有機農業※の取組面積の割合を25%（100万ha）に拡大することを目指す。 （※国際的に行われている有機農業）
園芸施設	・2050年までに化石燃料を使用しない施設への完全移行を目指す。
農林業機械・漁船	・2040年までに、農林業機械・漁船の電化・水素化に関する技術の確立を目指す。
再生可能エネルギー	・2050年カーボンニュートラルの実現に向けて、農林漁業の健全な発展に資する形で、我が国の再生可能エネルギーの導入拡大に歩調を合わせた、農山漁村における再生可能エネルギーの導入を目指す。
食品ロス	・2030年度までに、事業系食品ロスを2000年度比で半減させることを目指す。 さらに、2050年までに、AIによる需要予測や新たな包装資材の開発等の技術の進展により、事業系食品ロスの最小化を図る。
食品産業	・2030年までに食品製造業の自動化等を進め、労働生産性が3割以上向上することを目指す（2018年基準）。 さらに、2050年までにAI活用による多種多様な原材料や製品に対応した完全無人食品製造ラインの実現等により、多様な食文化を持つ我が国食品製造業の更なる労働生産性向上を図る。 ・2030年までに流通の合理化を進め、飲食料品卸売業における売上高に占める経費の割合を10%に縮減することを目指す。 さらに、2050年までにAI、ロボティクスなどの新たな技術を活用して流通のあらゆる現場において省人化・自動化を進め、更なる縮減を目指す。
持続可能な輸入調達	・2030年までに食品企業における持続可能性に配慮した輸入原材料調達の実現を目指す。
森林・林業	・エリートツリー等の成長に優れた苗木の活用について、2030年までに林業用苗木の3割、2050年までに9割以上を目指すことに加え、2040年までに高層木造の技術の確立を目指すとともに、木材による炭素貯蔵の最大化を図る。 （※エリートツリーとは、成長や材質等の形質が良い精英樹同士の人工交配等により得られた次世代の個体の中から選抜される、成長等がより優れた精英樹のこと）
漁業・水産業・養殖業	・2030年までに漁獲量を2010年と同程度（444万トン）まで回復させることを目指す。 （参考：2018年漁獲量331万トン） ・2050年までにニホンウナギ、クロマグロ等の養殖において人工種苗比率100%を実現することに加え、養魚飼料の全量を配合飼料給餌に転換し、天然資源に負荷をかけない持続可能な養殖生産体制を目指す。

【第4次食育推進基本計画】

食育の普及で課題がさらに増加

具体的な数値目標を掲げ、さらに食育の浸透を図ります。そして食育が広がるとともに担うべき役割が新たに認識され、目標項目が毎回増加しています。

第4次食育推進基本計画が2021年3月に発表。食育基本計画は、食育を推進するため、5カ年計画で具体的な目標を定めたものです。

食育基本法成立の翌年、2006年（平成18年）に初めてこの計画が発表され、2010年（平成22年）までの目標に「周知」が設定されました。第2次は「実践」、第3次は「実践の輪の拡大」、そして第4次は重点課題が「国民の健康」「社会・環境・文化」「横断的」と多角的な視点からなるという意味で「融合と調和」です。

食育が浸透、普及するにつれ、より課題が見えてくることで、具体的な目標が増えています。（次ページ参照）

また、SDGsが国際的目標として掲げられていますが、SDGsを念頭に入れて食育の目標を4つに分類すると、「食のすべてに安全と安心」「教育と知恵を優しい経済に」「平等を生活と仕事に」「自然と調和する食生産」となり、SDGsの17の目標が、食育にすべて含まれていることが分かります。（上記表参照）

食育とSDGs

SDGsが国際的目標として
掲げられるより10年前、
日本では、「食育基本法」が施行。
SDGsの17の目標が当てはまる。（下記参照）

食のすべてに安全と安心

◀貧困をなくそう
開発途上国だけでなく身近な貧困にも救いの手を

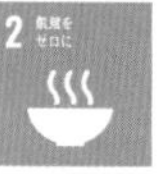
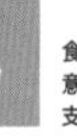
◀飢餓をゼロに
食料援助も意識的な選食で支援も

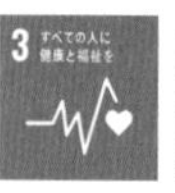
◀すべての人に健康と福祉を
身体と精神面の両面で健康になれる食づくりを

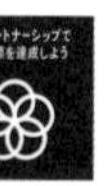

◀安全な水とトイレを世界中に
身近な水について知り日頃から大事にしよう

教育と知恵を優しい経済に

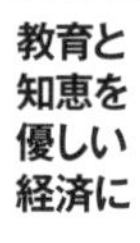

◀質の高い教育をみんなに
食育の充実でSDGsを実現

◀エネルギーをみんなにそしてクリーンに
つくる、選ぶ、使うまでエネルギーをきちんと意識

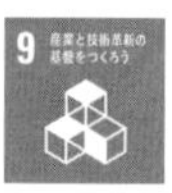
◀産業と技術革新の基盤をつくろう
サーキュラーエコノミー

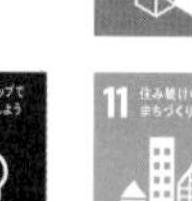
◀住み続けられるまちづくりを
災害に強い支え合いのまち

平等を生活と仕事に

◀ジェンダー平等を実現しよう
みんなで食卓を囲もう

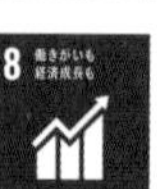
◀働きがいも経済成長も
スポイルのない食産業で経済成長を支える

◀人や国の不平等を無くそう
選食や共食で、国も地域も宗教もこえて平等をつくる

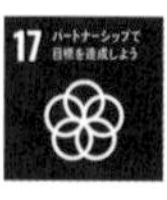

◀平和と公正をすべての人に
社会的に弱い立場の人に希望と可能性を

自然と調和する食生産

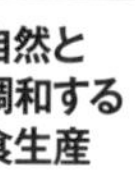

◀つくる責任つかう責任
持続可能な生産と循環を意識した資源利用

◀気候変動に具体的な対策を
温暖化に配慮した暮らし

◀海の豊かさを守ろう
海洋資源を守る漁業・養殖
海洋汚染をふせぐ暮らし

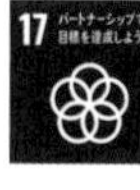

◀陸の豊かさを守ろう
森林や土壌を守り活性化させる消費と産業

「第4次食育推進基本計画」目標

新型コロナのパンデミックで、生命や生活のみならず、行動・意識・価値観をも一変させました。
農林水産業や食品産業にも大きな影響を与え、
世界中が大打撃を受ける中、家庭での食育の重要性が高まりました。

目標	具体的な目標値	現状値（R2 年度）	目標値（R7 年度）
1 食育に関心を持っている国民を増やす	①食育に関心を持っている国民の割合	83.2%	90% 以上
2 朝食又は夕食を家族と一緒に食べる「共食」の回数を増やす	②朝食又は夕食を家族と一緒に食べる「共食」の回数	週 9.6 回	週 11 回以上
3 地域等で共食したいと思う人が共食する割合を増やす	③地域等で共食したいと思う人が共食する割合	70.7%	75% 以上
4 朝食を欠食する国民を減らす	④朝食を欠食する子供の割合	4.6%（R 元年度）	0%
	⑤朝食を欠食する若い世代の割合	21.5%	15% 以下
5 学校給食における地場産物を活用した取組等を増やす	⑥栄養教諭による地場産物に係る食に関する指導の平均取組回数	月 9.1 回（R 元年度）	月 12 回以上
	⑦学校給食における地場産物を使用する割合（金額ベース）を現状値（令和元年度）から維持・向上した都道府県の割合（注）	ー	90% 以上
	⑧学校給食における国産食材を使用する割合（金額ベース）を現状値（令和元年度）から維持・向上した都道府県の割合（注）	ー	90% 以上
6 栄養バランスに配慮した食生活を実践する国民を増やす	⑨主食・主菜・副菜を組み合わせた食事を1日2回以上ほぼ毎日食べている国民の割合	36.4%	50% 以上
	⑩主食・主菜・副菜を組み合わせた食事を1日2回以上ほぼ毎日食べている若い世代の割合	27.4%	40% 以上
	⑪ 1日あたりの食塩摂取量の平均値	10.1g（R 元年度）	8g 以下
	⑫ 1日あたりの野菜摂取量の平均値	280.5g（R 元年度）	350g 以上
	⑬ 1日あたりの果物摂取量100g 未満の者の割合	61.6%（R 元年度）	30% 以下
7 生活習慣病の予防や改善のために、ふだんから適正体重の維持や減塩等に気をつけた食生活を実践する国民を増やす	⑭生活習慣病の予防や改善のために、ふだんから適正体重の維持や減塩等に気をつけた食生活を実践する国民の割合	64.3%	75% 以上
8 ゆっくりよく噛んで食べる国民を増やす	⑮ゆっくりよく噛んで食べる国民の割合	47.3%	55% 以上
9 食育の推進に関わるボランティアの数を増やす	⑯食育の推進に関わるボランティア団体等において活動している国民の数	36.2 万人（R 元年度）	37 万人以上
10 農林漁業体験を経験した国民を増やす	⑰農林漁業体験を経験した国民（世帯）の割合	65.7%	70% 以上
11 産地や生産者を意識して農林水産物・食品を選ぶ国民を増やす	⑱産地や生産者を意識して農林水産物・食品を選ぶ国民の割合	73.5%	80% 以上
12 環境に配慮した農林水産物・食品を選ぶ国民を増やす	⑲環境に配慮した農林水産物・食品を選ぶ国民の割合	67.1%	75% 以上
13 食品ロス削減のために何らかの行動をしている国民を増やす	⑳食品ロス削減のために何らかの行動をしている国民の割合	76.5%（R 元年度）	80% 以上
14 地域や家庭で受け継がれてきた伝統的な料理や作法等を継承し、伝えている国民を増やす	㉑地域や家庭で受け継がれてきた伝統的な料理や作法等を継承し、伝えている国民の割合	50.4%	55% 以上
	㉒郷土料理や伝統料理を月１回以上食べている国民の割合	44.6%	50% 以上
15 食品の安全性について基礎的な知識を持ち、自ら判断する国民を増やす	㉓食品の安全性について基礎的な知識を持ち、自ら判断する国民の割合	75.2%	80% 以上
16 推進計画を作成・実施している市町村を増やす	㉔推進計画を作成・実施している市町村の割合	87.5%（R 元年度）	100%

（注）学校給食における使用食材の割合（金額ベース、令和元年度）の全国平均は、地場産物 52.7%、国産食材 87% となっている。

[食育ピクトグラム]

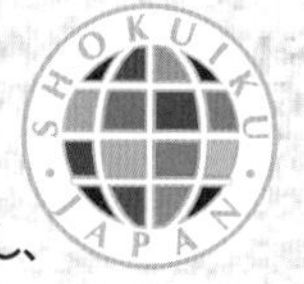

食育ピクトグラムは、食育の取り組みを子どもから大人まで
誰にでもわかりやすく発信するため、表現を単純化した絵文字であるピクトグラムを作成し、
多くの人に使用していただくことを目的として制作。

12のテーマを絵文字に

1 みんなで楽しく食べよう

共食

家族や仲間と、
会話を楽しみながら
食べる食事は、心も体も
元気にします。

第４次具体的な目標（P.21参照）
② ③

2 朝ごはんを食べよう

朝食欠食の改善

朝食の摂取は、
健康的な生活習慣に
つながります。

第４次具体的な目標（P.21参照）
④

3 バランスよく食べよう

栄養バランスの良い食事

主食・主菜・副菜の
組み合わせた食事で、
バランスの良い
食生活になります。

第４次具体的な目標（P.21参照）
⑥

4 太りすぎない やせすぎない

生活習慣病の予防

適正体重の
維持や減塩に努めて、
生活習慣病を
予防します。

第４次具体的な目標（P.21参照）
⑦

5 よくかんで食べよう

歯や口腔の健康

よくかんで
食べることにより
歯の発達・維持、
食べ物による窒息を
防ぎます。

第４次具体的な目標（P.21参照）
⑧

6 手を洗おう

食の安全

食品の安全性等についての
基礎的な知識をもち、
自ら判断し行動する力を
養います。

第４次具体的な目標（P.21参照）
⑮

7 災害にそなえよう

災害への備え

いつ起こるかも知れない
災害を意識し、非常時のための
食料品を備蓄して
おきましょう。

8 食べ残しをなくそう

環境への配慮（調和）

SDGsの目標である
持続可能な社会を達成するため、
環境に配慮した
農林水産物・食品を購入したり、
食品ロスの
削減を進めたりします。

第４次具体的な目標（P.21参照）
⑪ ⑫ ⑬

9 産地を応援しよう

地産地消等の推進

地域でとれた
農林水産物や被災地食品等を
消費することは、
食を支える農林水産業や
地域経済の活性化、環境負荷
の低減につながります。

第４次具体的な目標（P.21参照）
⑤ ⑪ ⑫

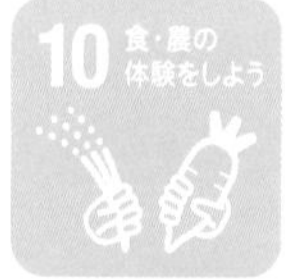
10 食・農の体験をしよう

農林漁業体験

農林漁業を体験して、
食や農林水産業への
理解を深めます。

第４次具体的な目標（P.21参照）
⑩

11 和食文化を伝えよう

日本の食文化の継承

地域の郷土料理や
伝統料理等の食文化を
大切にして、次の世代への
継承を図ります。

第４次具体的な目標（P.21参照）
⑭

12 食育を推進しよう

食育の推進

生涯にわたって
心も身体も健康で、
質の高い生活を送るために
「食」について考え、
食育の取組を応援します。

第４次具体的な目標（P.21参照）
① ⑨ ⑮

詳しくは食育ピクトグラムのご案内【農林水産省】https://www.maff.go.jp/j/syokuiku/pictgram/index.html

第二章

食育力を身につける

食育、三つの柱

食育基本法の施行以来、
食育という言葉を目にする機会は増えました。
食に関する様々な教育の総称であり、
食について学んだり、
考えたりすることの全般を指す言葉ですが、
取り上げられ方は千差万別です。

CHAPTER 2

何を持って食育と言うのか。
まだ食育の定義が統一されていないのが現状です。
ここでは改めて食育とは何かを
考えてみましょう。
本来、食育というものは
改めて学ぶものではなく、
自然と伝承されるべきものですが、
核家族化、流通や技術の発達、
そして何より意識の低下により、
その伝承ができづらくなっています。
そこでまず家族が主体となって、
学校・地域・社会全体が協力体制をとり、
推進していく必要があります。
また食育が食に関わる仕事を
する人だけのものではなく、
生きているすべての人が
取り組むべき重要な課題と認識する必要があります。

食育、三つの柱

現代の日本では、スーパーやコンビニ、インターネットのお取り寄せなど、いつでも気軽に食材や食物を入手することができます。調理をしなくても温めるだけで食事ができる数多の冷凍やレトルト食品。

便利で快適な世の中と実感できる一方で、家庭の食卓の崩壊や食の安全性など、数々の新たな問題が生じています。

子どもや家族の健康を考えると、現状のままで良いはずがありません。重要なのは家庭の味を作ることです。幼少期に家庭の味、母親の味を味わい、愛情があふれる、精神的にほっとする安心感が大切なのです。

実際に保育園や幼稚園、大学までの教育の現場や職場において、協調性がない、すぐにキレる、一般常識がない、マナーを知らないといった人が増加している事は周知の

選食力

共食力

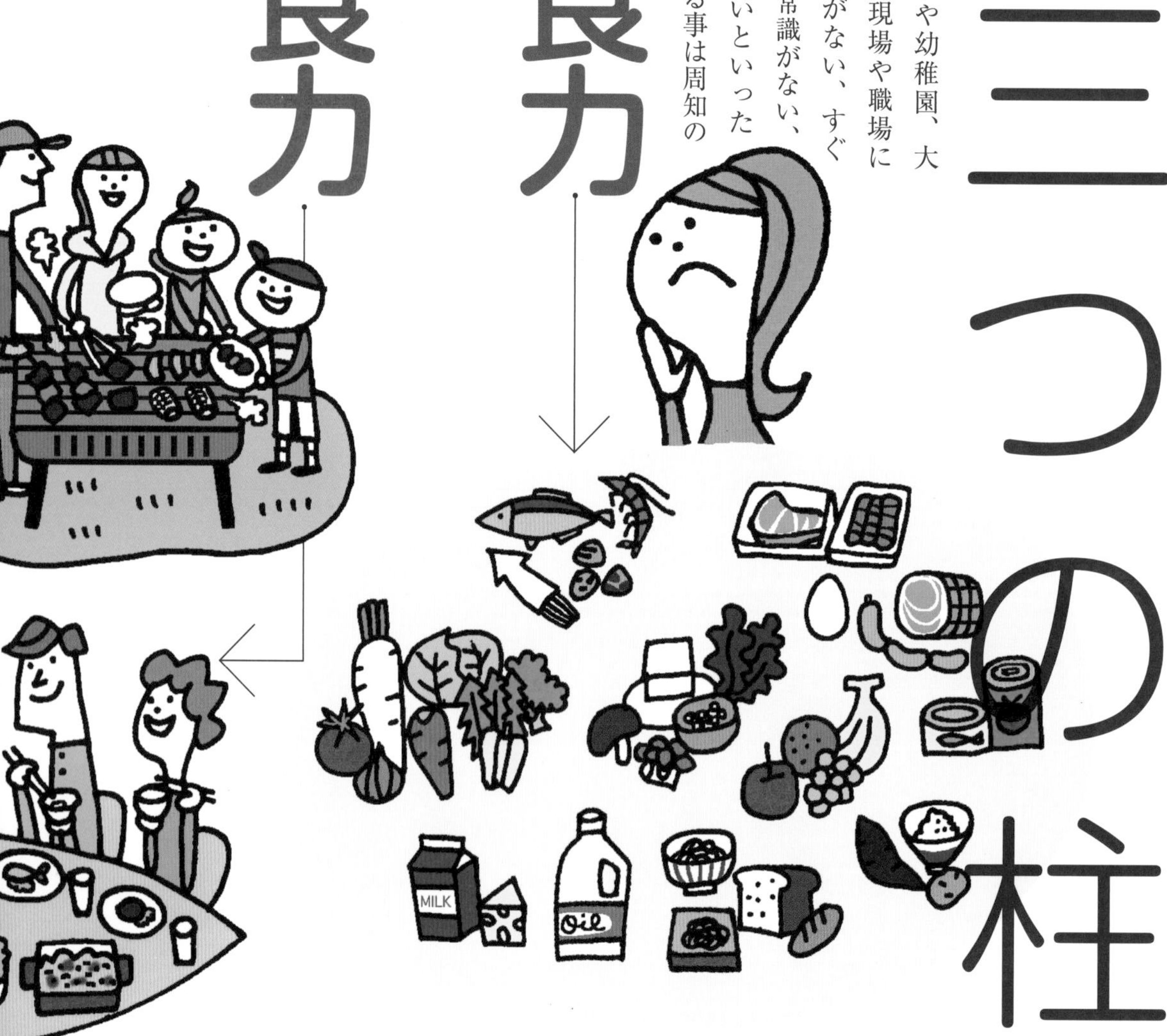

通りです。その原因としてかつては当たり前に行われていた家族で食卓を囲むこと、そして食事を通して道徳心や社会性、常識、行儀、作法を学ぶ躾ができなくなっていることが挙げられます。果たしてこのままでより良い未来につないでいくことができるのでしょうか疑問です。

　人生の一般常識のうち7割が幼児期から児童期の食卓での共食で育まれます。もう一度食卓や家族を見直す食育を通じて、人を健全に育んでいくべきではないでしょうか。

　食育は難しいことではありません。環境循環型社会、持続性のある社会を描くサスティナビリティ、生き物が影響しあって共に生きる生物多様性、そして地球の環境といった大きな視点を持ちながら、大きく分けて三つの柱を中心に考えられます。

1　安心・安全・健康な食べ物を選ぶ「選食力」
2　家族の食卓の団らんから始まる、礼儀・作法やマナーを学ぶ「共食力」
3　視野を大きく持ち、食料問題や環境問題など「地球の食を考える」

という食育の三本柱をしっかり抑えておきましょう。

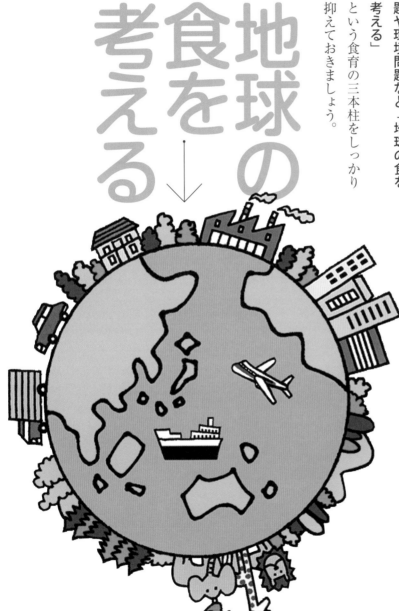

地球の食を考える

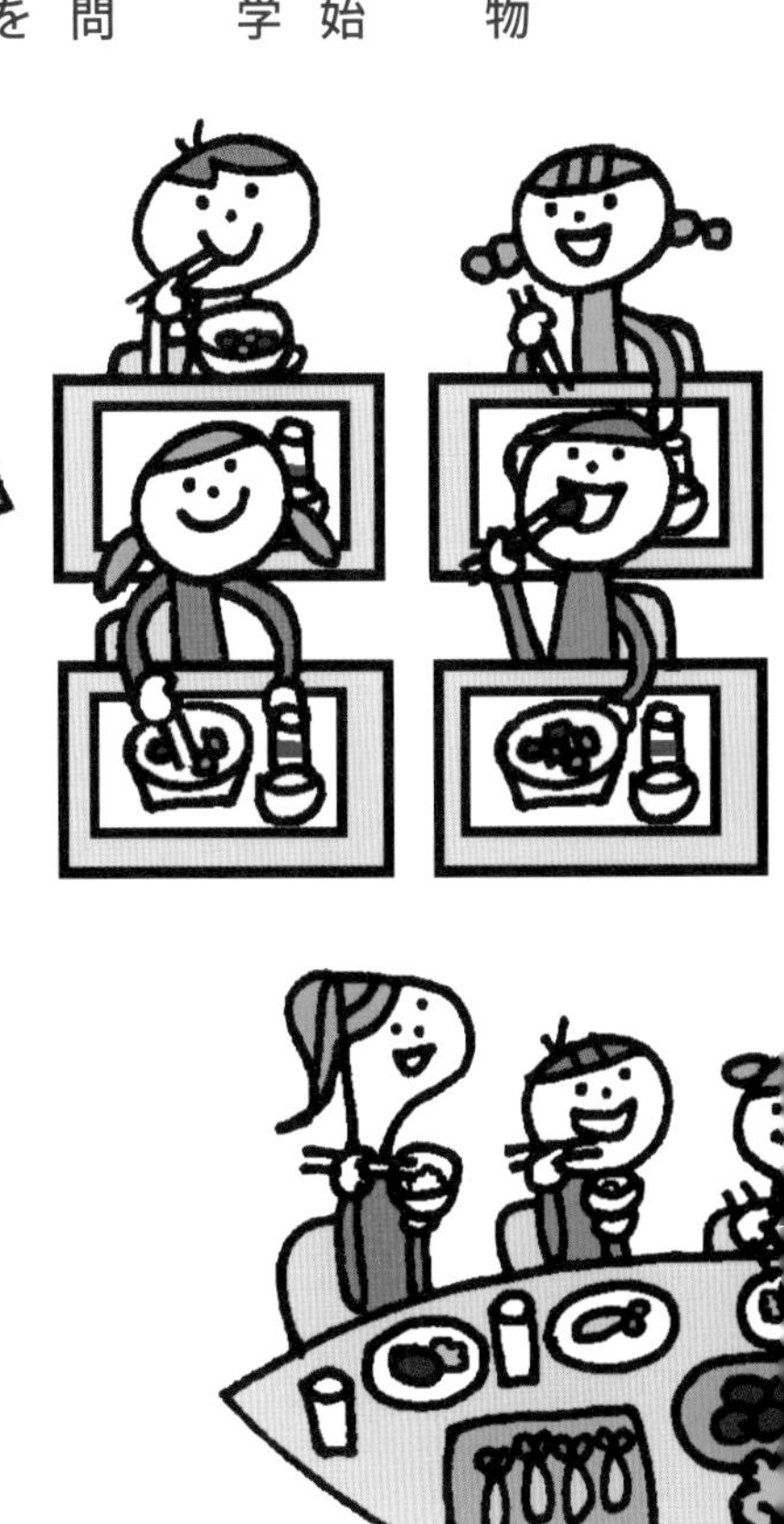

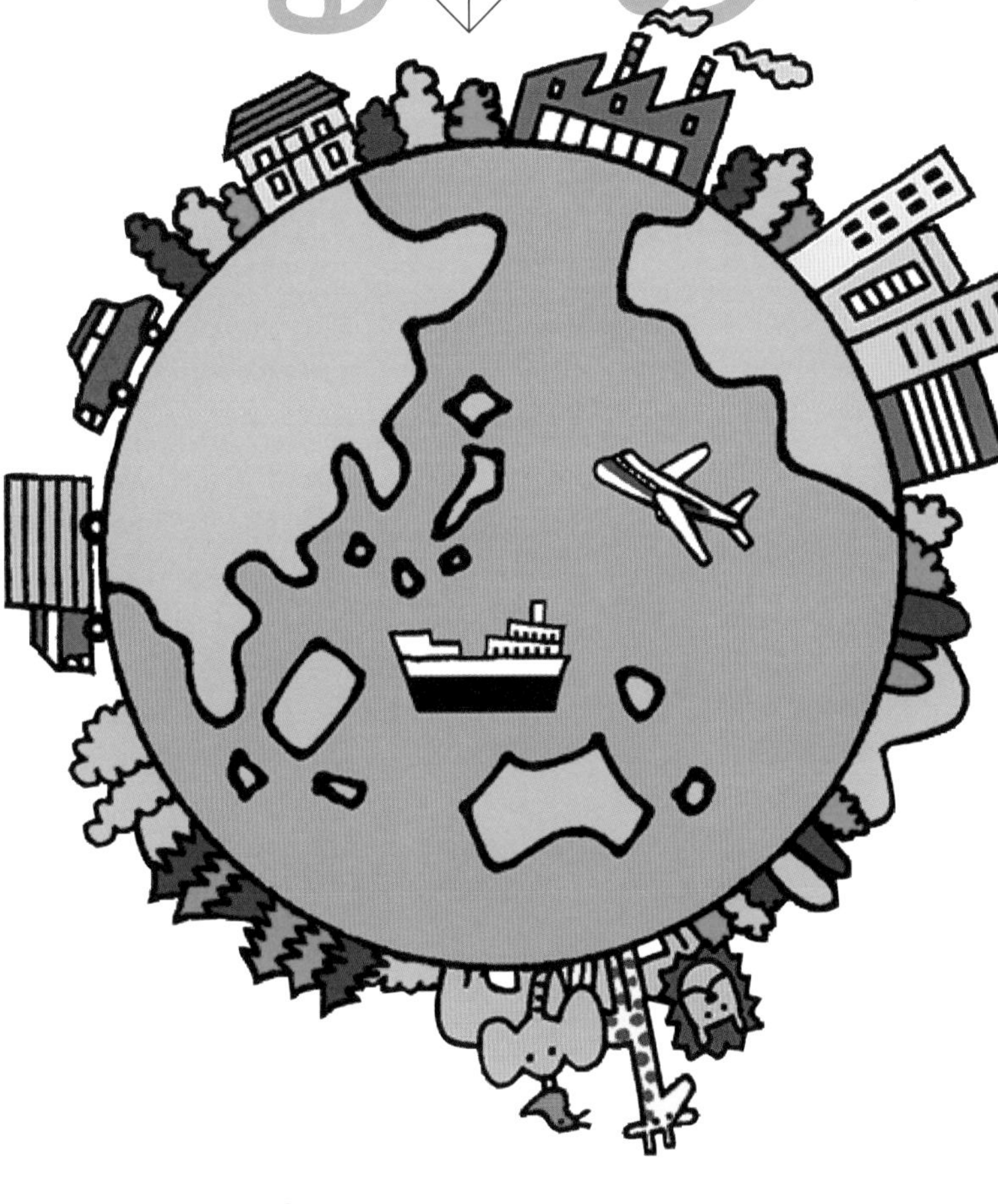

【食育、三つの柱】

選食力を養う

選食力とは、自分や家族を健康にしてくれる食べ物を選ぶ力です。とくに食品添加物のアレルギー、生活習慣病などの持病、美容・ダイエットのための食品選びは農法、製造加工方法や栄養とそのバランスなどの知識が必要です。不安の高まる安全性については食材の旬から食品表示のルールまでトータルに知っておきたいものです。

見た目や安さだけで選んでいませんか

スーパーやコンビニに行けば、多種多様な食品が陳列されています。

国産からアメリカ産、中国産をはじめ世界中から輸入したもの。また、料理の手間を省ける便利なお総菜、旬に関係なく並んでいる野菜、果物、魚介などでいつもあふれています。

しかし、それらの中には安全性の疑わしい成分を含んだ食品も少なくありません。

また、そうした食品を避けたとしても、栄養のバランスを欠いた食品選びをしていれば、健康を害するおそれがあります。

見た目が良く、かつ価格が安すぎる食べ物には注意が必要です。売るために食べる人の健康よりも見た目を良くし、安くする方法があるからです。

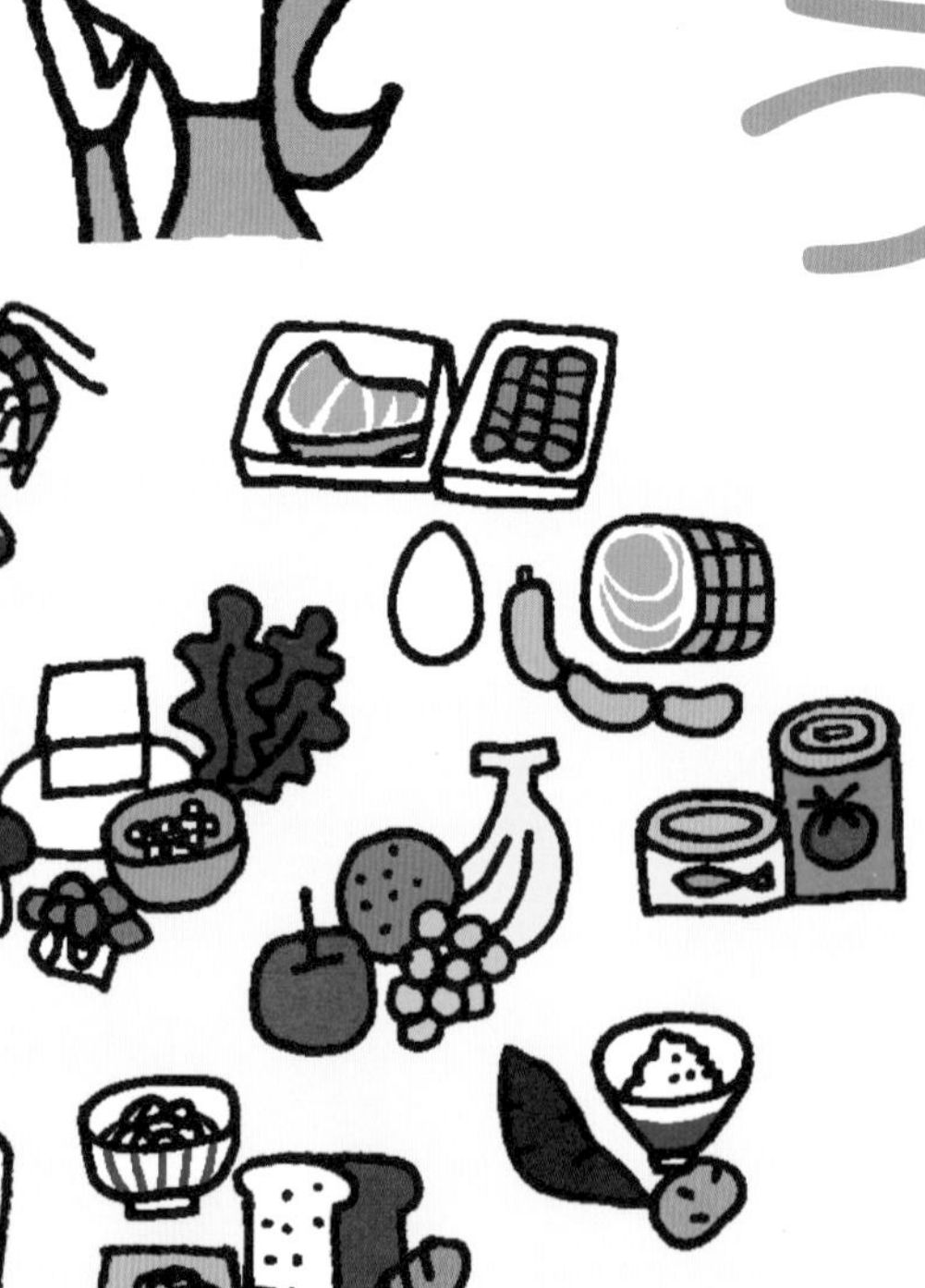

安さに惑わされず適正価格のものを買うように心がけてください。

食品があふれているからこそ、栄養のバランスがとれた食品選びを強く意識し、習得することが求められています。

選ぶポイントを押さえPOPや表示ラベルを見る

「たくさんある食品の中から選ぶのは大変」と思うかもしれません。でもチェックするいくつかのポイントを押さえておけばある程度は大丈夫です。

生鮮品は生産地と生産者名、生産履歴（トレーサビリティ）と特別栽培や有機JASマーク表記の有無を見ます。加工品は生鮮品と同じですが、原材料と添加物は表示ラベルでチェックできます。スラッシュルールがあり、原材料名（多い順）の最後に／（スラッシュ）があり、それ以降は添加物（多い順）の表記となっています。

使用している添加物は法律で認可されていますが、人によってアレルギー反応を起こすものもあるので事前に知っておくことが必要です。

新鮮なものを新鮮なうちに食べる

また、食品を購入するときには必要な量だけ買って、新鮮なうちに食べることを心がけましょう。買いすぎたり、冷蔵庫に入れたまま腐らせてしまい、そのままゴミ箱にという経験をしたことがある人は少なくないでしょう。

鮮度の良いうちは細胞が細菌の侵入を防いでいるので、健康の面からも安心して食べられます。新鮮なものを新鮮なうちに食べることは、安全な食品を選ぶ重要な方法のひとつです。

食品を選ぶ物差しをもつ

食材を選ぶときには、食品を選ぶための食品表示の見方などさまざまな知識が必要となりますが、最も大切なのは、自分が購入しようとしている食材の特徴や栄養などを正しく理解しておくことです。

過去、産地偽装や消費期限・賞味期限の改ざんなど食品偽装事件が相次いで起こりました。加害者の食品企業は非難されるべきですが、私たち消費者も是正すべき点があります。

食品の中身を十分に吟味せず、ブランドイメージや価格の安さだけで買ってしまう安易な姿勢につけ込まれる隙を与えたことは否定できません。

選食力を養うために、時間がかかっても良いので正確に食材の特徴や栄養素等に関する知識と理解を深めてください。

安心・安全のルールを知る

覚えきれないほどの種類と量のルールがあります。
少しずつでも知ること、活用することを心がけましょう。

食品表示について 表示ラベルを読む習慣を身につける

表示の義務がある

食材を選ぶとき、まず指標となるのが色や形、季節（旬）などと同時に「食品表示」です。食品表示法により消費者等に販売されるすべての食品に関し、「生鮮食品」「加工食品」に分けて、一定条件で食品内容の表示が義務付けられています。

２０２０年４月に義務化された「食品表示ラベル」の対策は、違反が発覚次第、公表され、消費者や取引先からの信頼を失うこともあり、場合によってはたった一度で倒産に追い込まれるほど罰則が重いので、食品会社は遵守しているはずです。

表示の内容は

○生鮮食品（農・畜・水産物）

名称、原産地（その他、一定の要件に該当する場合や食品の特性に応じて表示が必要／栄養成分等は任意表示）

○加工食品

名称、保存の方法、消費期限又は賞味期限、原材料名、添加物、内容量又は固形量及び内容総量、栄養成分量及び熱量とアレルゲン表示、食品関連事業者の氏名又は名称及び住所、製造所又は加工所の所在地及び製造者又は加工者氏名又は名称等。

商品パッケージの表示スペースには限りがあり、文字が小さく、読み取り難くなります。その前提でチェックしましょう。

食品表示法

安全性確保が目的の食品衛生法、食品の品質基準を定めたJAS法、健康維持と現代病予防の健康増進法の3法の食品表示に関する規定を統合し、食品の表示に関する規定を統括的かつ一元化した法律です。2020年4月1日から経過措置、原材料名、栄養成分表示、アレルギー表示、製造者名が義務付け。（原料原産地名は2022年より義務付け）

JAS法

正式には「農林物資の規格化等に関する法律」。昭和25年制定（当初の正式名称「農林物資の規格化及び品質表示の適正化に関する法律」）され、JAS規格制度が発足。昭和45年、平成17年、21年と法改定され、平成27年4月「食品表示法」施行に伴い、JAS法の食品表示に関する規定が食品表示法に移管されると共に正式名称変更。

消費期限と賞味期限について

食品をムダにしない はじめの一歩

消費と賞味の使い分け

お店で買った加工食品には、安全においしく食べられる期間があり、袋や容器に「消費期限」か「賞味期限」のどちらかで表示されています。食品を安全に、おいしく食べられる期限を表しています。

賞味期限は袋や容器を開けないままで、書かれた保存方法を守って保存していた場合に、この「年月日」まで、「品質が変わらずにおいしく食べられる期限」のこと。

スナック菓子、カップめん、チーズ、かんづめ、ペットボトル飲料など、消費期限に比べ、痛みにくい食品に表示されています。

消費期限は袋や容器を開けないままで、書かれた保存方法を守って保存していた場合に、この「年月日」まで、「安全に食べられる期限」のこと。

お弁当、サンドイッチ、生めん、ケーキなど、痛みやすい食品に表示されています。「期限を過ぎたら食べない方が良い期限年月日」です。

こうした期限表示は、製造元が時間経過による変化を「微生物試験（生菌数や増殖数）」「理化学試験（濁り、粘り、酸性度）」「官能試験（人の五感）」などによって定めています。

そして、表示内容は開封前、かつ定められた方法で保存された場合のものです。一度開封した食品は表示期限にかかわらず、早めに食べてください。

※いずれの期限も表示義務のない食品　アイスクリーム、ガム、砂糖、塩、酒など

消費期限と賞味期限

時間経過による変化を「微生物試験（生菌数や増殖数）」「理化学試験（濁り、粘り、酸性度）」「官能試験（人の五感）」などによって製造元が定めている。

	消費期限	賞味期限
定義	製造5日以内で品質が劣化するもの。期限を過ぎたら食べない方が良い	美味しく食べられる期間の目安。期限が少し過ぎても品質に問題ない
対象となる食品	質の劣化が急速で、速やかに消費すべき食品 例）弁当、そうざいなど	品質の劣化が比較的遅い食品例）清涼飲料水、即席麺類など
表示方法	年月日	年月日※
表示の定義	未開封の容器包装に入った製品が、表示された保存方法に従って保存された場合に、腐敗・変敗その他の食品の劣化に伴う衛生上の危害が発生するおそれがないと認められる期限	未開封の容器包装に入った製品が、表示された保存方法に従って保存された場合に、その食品として期待されるすべての品質特性を十分保持し得ると認められる期限

注）※製造日から賞味期限までの期間が3ヵ月を超えるものについては「年月」で表示しても良い。
資料）東京都福祉保健局

期限切れ

賞味期限は（作ってから3ヵ月以上もつものは「年月」で表示することもあります）この期限を過ぎても、すぐに食べられなくなるわけではありません。色やにおい、味などをチェックして異常がなければ、まだ食べることができます。もし、賞味期限が過ぎた食品があったら、家族と相談してから食べましょう。

食品添加物について
本当に安全なのか、その正体を知る

食品添加物は、食品衛生法で「食品の製造の過程において、または食品の加工もしくは保存の目的で食品に添加、混和、浸潤、その他の方法によって使用するもの」と定義されています。

国が使用を認めたものですが、本来食品にはない成分の添加であり、複数混合時の安全性は未確認という問題があります。現状では正しい知識を持ち、できる限り添加物の少ないものを選びましょう。

日本の消費者には、〝国産であれば取りあえず安心・安全〟という、俗にいう〝国産信仰〟というものがあります。しかしそれは農薬、化学肥料のみならず食品添加物を多用することで人工的に味を作り、見た目をきれいにし、保存期間を長くするからだとも言えます。また、欧米で禁止の添加物が日本は許可されている現状もあります。

「無添加」「不使用」表示が消える

食品衛生法により食品添加物表示は一括名表示類、別名表示が導入され、用途名併記が少なく、具体的に使用している食品添加物がわかりづらい。加えて2024年4月から「(着色料) 無添加」「(化学調味料) 不使用」の表示が規制されることになった。

食品添加物の主な種類と使いみち

種類	目的と効果	食品添加物の例
甘味料	食品に甘みを与える	キシリトール アスパルテーム
着色料	食品を着色し、 色調を調整する	クチナシ黄色素 コチニール色素
保存料	カビや細菌などの発育を抑制、 食品の保存性を向上	ソルビン酸 しらこたん白抽出物
増粘剤、安定剤、 ゲル化剤	食品に滑らかな感じや粘り気を 与え、安定性を向上	ペクチン、カルボキシメチル セル ロースナトリウム
酸化防止剤	油脂などの酸化を防ぎ、 保存性をよくする	エリソルビン酸ナトリウム
発色剤	ハム・ソーセージなどの 色調・風味を改善する	亜硝酸ナトリウム 硝酸ナトリウム
漂白剤	食品を漂白し、白く、 きれいにする	亜硫酸ナトリウム 次亜硫酸ナトリウム
防かび剤	輸入柑橘類などの かびの発生を防止する	オルトフェニルフェノール
香料	食品に香りをつける	オレンジ香料 バニリン
酸味料	食品に酸味を与える	クエン酸 乳酸
調味料	食品にうま味などを与え、 味を調える	L- グルタミン酸ナトリウム
乳化剤	水と油を均一に 混ぜ合わせる	植物レシチン
pH 調整剤	食品の pH を調整し、 品質を良くする	DL- リンゴ酸 乳酸ナトリウム
膨張剤	ケーキなどをふっくらさせ、 ソフトにする	炭酸水素ナトリウム 焼ミョウバン

消費者庁食品表示課「食品添加物のはなし」平成23年2月より

アレルギーについて

知ることで避けられるアレルギーの原因

アレルギーは化学薬品やダニ、花粉などによる発症もありますが、原因の1／3が食品によるものです。消費者庁では、食品によるアレルギー疾患予防の観点から、食品7品目の表示義務と21品目の表示が奨励されています。（図表参照）。

食品によるアレルギー疾患と離乳期の食事は密接な関係があり、人の腸は生後1年前後で完成するため、それまでは母乳や人工乳のみで育てるのが望ましいとされています。

腸内にタンパク質分解能力がない生後3～4ヵ月頃から、離乳食としてたんぱく質を摂取するとアレルギー疾患になる可能性は非常に高くなります。

また、大人でもアレルギー疾患になる危険性があるため、免疫力を高めるためにバランスのよい食生活を心がけることが大切です。

アレルギー物質を含む食品の表示

表示が義務付けられている特定原材料（7品目）	えび、かに、小麦、そば、卵、乳、落花生（ピーナッツ）
通知で表示を奨励されている特定原材料に準ずるもの、可能な限り表示（21品目）	アーモンド、あわび、いか、いくら、オレンジ、カシューナッツ、キウイフルーツ、牛肉、くるみ、ごま、さけ、さば、大豆、鶏肉、バナナ、豚肉、まつたけ、もも、やまいも、りんご、ゼラチン

食物アレルギーの原因食物の割合

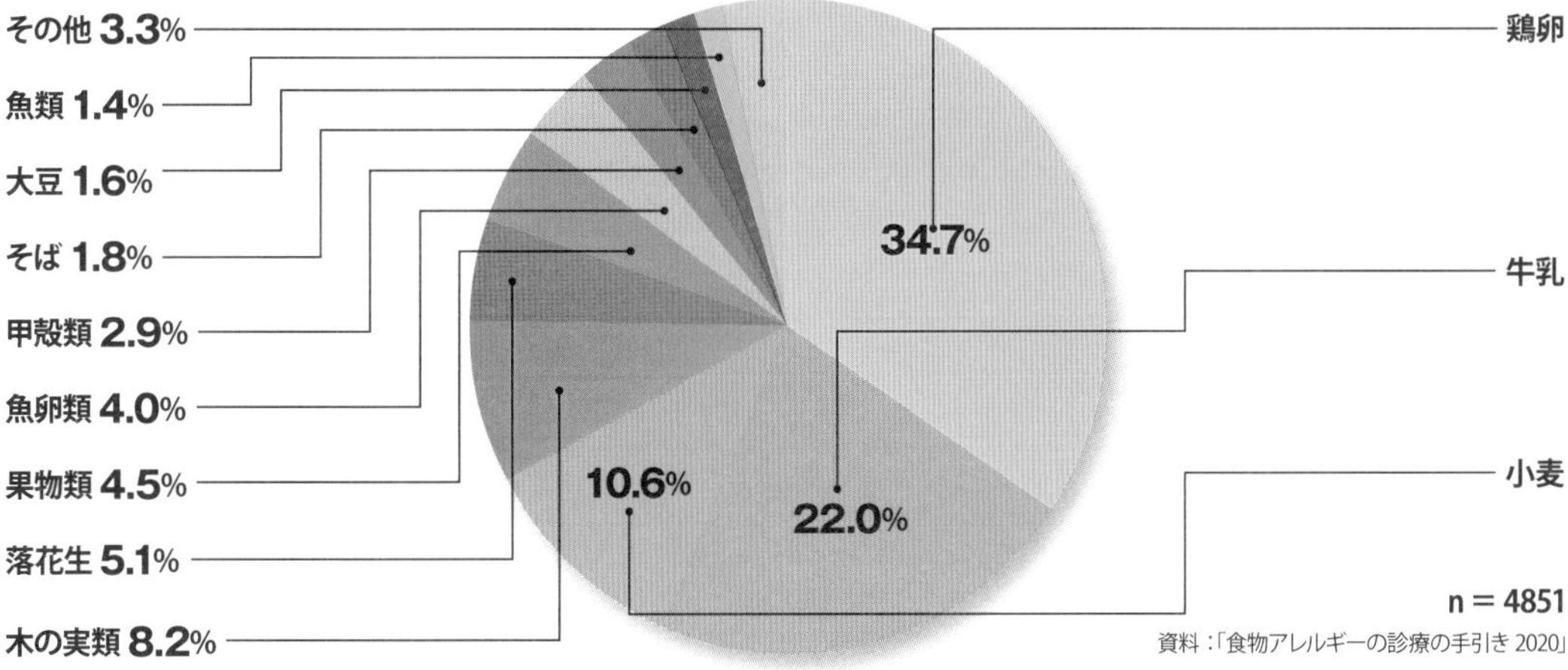

資料：「食物アレルギーの診療の手引き 2020」

食品表示のマーク 選ぶ基準に役立つマークを利用する

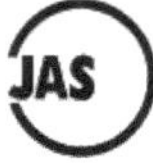

JASマーク

JAS規格の基準に合格した製品についている。品質（品位・成分・性能など）の基準と品質に関する表示基準が主な目的。

特色JASマーク

特別な生産・製造方法についての特定JAS規格を満たす食品などにつける印。醤油や木材などに表示される広く知られている丸JASマークと、「地鶏肉」や「熟成ハム」など、高付加価値や特色のある規格に対するマークを統一。国内、海外市場において、日本品質の特色をアピールする新たなマーク。

エコマーク

生産から廃棄まで環境への負荷が少なく、環境保全に役立つと、エコマーク認定委員会に認められた商品につけるマーク。環境に配慮された商品を選ぶ目安になります。

FSC® 認証制度
（森林認証制度）

適切な森林管理の証明を認証する「森林管理のFM認証」と森林管理の認証を受けた森林からの木材・木材製品であることを認証する「加工・流通過程の管理のCoC認証」の認証制度。

特別用途食品マーク

乳幼児の発育や、妊娠中・授乳中・高齢・病気の方などの健康の保持や回復などに適していると国が認めている食品につけられる。

ASC（Aquaculture Stewardship Council）認証制度

「水産養殖管理協議会」の認証制度です。環境に大きな負担をかけず、労働者と地域社会にも配慮した養殖業を「認証」し、「責任ある養殖水産物」であることが一目でわかるラベル。

認定機関名

有機JASマーク

JASマークのうち、原則、化学肥料や農薬未使用で栽培した農産物やその加工品につけられる。このマークなしで「有機」「オーガニック」など表示するのは法律で禁止。

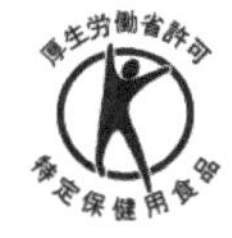

特定保健用食品マーク

健康への作用を持つ成分を含んでいて、有効性や安全性が科学的に証明されていることを国が個別に認めている食品につけられる。医薬品とは異なり、治療や予防に関する表現は認められていない。

エコレールマーク

トラックより二酸化炭素排出量が少ない鉄道輸送を多く使う商品・企業につけられるマーク。この表示が認められるのは500キロ以上の陸上輸送に鉄道を30%以上使う商品。

GLOBALG.A.P
グローバルギャップ

G.A.P.（ギャップ）とは、GOOD（適正な）、AGRICULTURAL（農業の）、PRACTICES（実践）のことです。GLOBALG.A.P.（グローバルギャップ）認証とは、それを証明する国際基準の仕組みを言います。

GLOBALG.A.P.認証は、より良い農業をめざす改善活動のこと。第三者によるGAP認証を受け、取り組むことで、生産工程履歴がわかり、農業経営の効率化、食品の安全、品質向上、農作業事故の回避、環境保全の効果が期待できるとされています。「持続的な生産活動」を実践する優良企業に与えられる世界共通ブランド。取引先の信頼性向上、企業価値向上に貢献します。世界120ヵ国以上に普及し、事実上の国際標準となっています。

欧米の大手小売をはじめ、最近では日本の小売でもGLOBAL G.A.P.などの国際認証を取得した生産者からの仕入れを優先しています。

日本独自の「JGAP」の他、都道府県や各企業ごとのGAPも存在します。

難解で不親切な表記 紛らわしい表記、優良誤認

1 糖質と糖類、そして、無糖 砂糖無添加とは

糖質は炭水化物から食物繊維を除いたものの総称。糖類は単糖類・二糖類の総称。つまり糖質から多糖類・糖アルコール等を除いたものの総称。

無糖は糖分が100グラム当たり0.5グラム未満。砂糖無添加は砂糖は不使用。ただし砂糖以外の糖類（ブドウ糖、果糖など）を使用していることはある。

2 ノンシュガー ノンカロリー

ノンシュガーだけではノンカロリーにならず

「ノンシュガー」は砂糖などの糖分を全く含んでいないもの。「ノンカロリー」は糖類やタンパク質、脂質が全く含まれていないことを示しています。

糖分ではないキシリトールのような低カロリー甘味料には少量のカロリーが含まれるため、ノンシュガー＝ノンカロリーとはいえません。

3 甘さ控えめ 糖分控えめ

甘さ控えめは単なるキャッチフレーズ

「糖分控えめ」は糖分が100グラム当たり5グラム以下、飲料の場合は100ミリリットルあたり2.5グラム以下と厚生労働省が定めた栄養表示基準です。

それに対し「甘さ控えめ」は栄養成分とは全く関係なく、なんら基準はありません。製造・販売元側の主観的な表現です。自分の好み、感覚で要選択です。

4 低脂肪 低カロリー（低エネルギー）

脂肪が少ないだけでは低カロリーとは言えない

低脂肪は脂質が100グラム当たり3グラム以下、低カロリーは食品100グラムあたり49キロカロリー以下を示す。

脂質を抑えても、タンパク質や糖分が多ければ、カロリーは高くなります。脂肪分を抑えると風味が低下するため、糖分を多くするケースもあるようです。

わかりづらい 1

原材料名の欄に国内製造という表記。つまり国産なの？

生鮮原材料は産地、加工された原材料は製造した国の名で表示するため小麦粉（国内製造）は製粉が日本であり、小麦の生産地が国産か外国産かの区別はしていない。

わかりづらい 2

本みりん みりん風味はどう違う

本みりんはアルコールを含み酒類。みりん風調味料はアルコールを含まない。みりんタイプ調味料はアルコールと塩が加えられている。

わかりづらい 3

濃縮還元とストレートの違いって何？

搾った果汁をそのまま容器に詰めたのがストレート。搾った果汁から水分を除き、冷凍保存などを施し容器に詰めるときに水分を加え、元の濃度に戻したものが濃縮還元。

野菜

見た目のきれいに惑わされず、旬を知って旬を味わう

野菜には生育に適した地域と時期がある

野菜には原産地の表示が義務づけられています。国産の場合は都道府県名か地名、輸入品には原産国名を表示しなければなりません。できれば生産者の居所や氏名までわかるものが責任の所在が明確でより信頼度が高いといえます。

また生産者や生産履歴をきちんと開示している商品や販売店はその姿勢から信頼度も高いとみてよいでしょう。

ハウス栽培と露地栽培は一長一短があります。ハウス栽培は散布した農薬がハウス内に長くこもって放散や紫外線による分解が遅くなるため農薬の残留期間が長くなります。また野菜にはそれぞれの生育に適した地域と時期（旬）があります。ハウス栽培は旬を外した時期に収穫するため手間やエネルギー、時間がかかります。

旬のカレンダーを見て栄養豊富な食事を

一方、露地栽培で育てた野菜は、自然の力でその地域に適した旬の時期に育っているので栄養価も高く、収穫量も多くなり値段も安くなります。旬のカレ

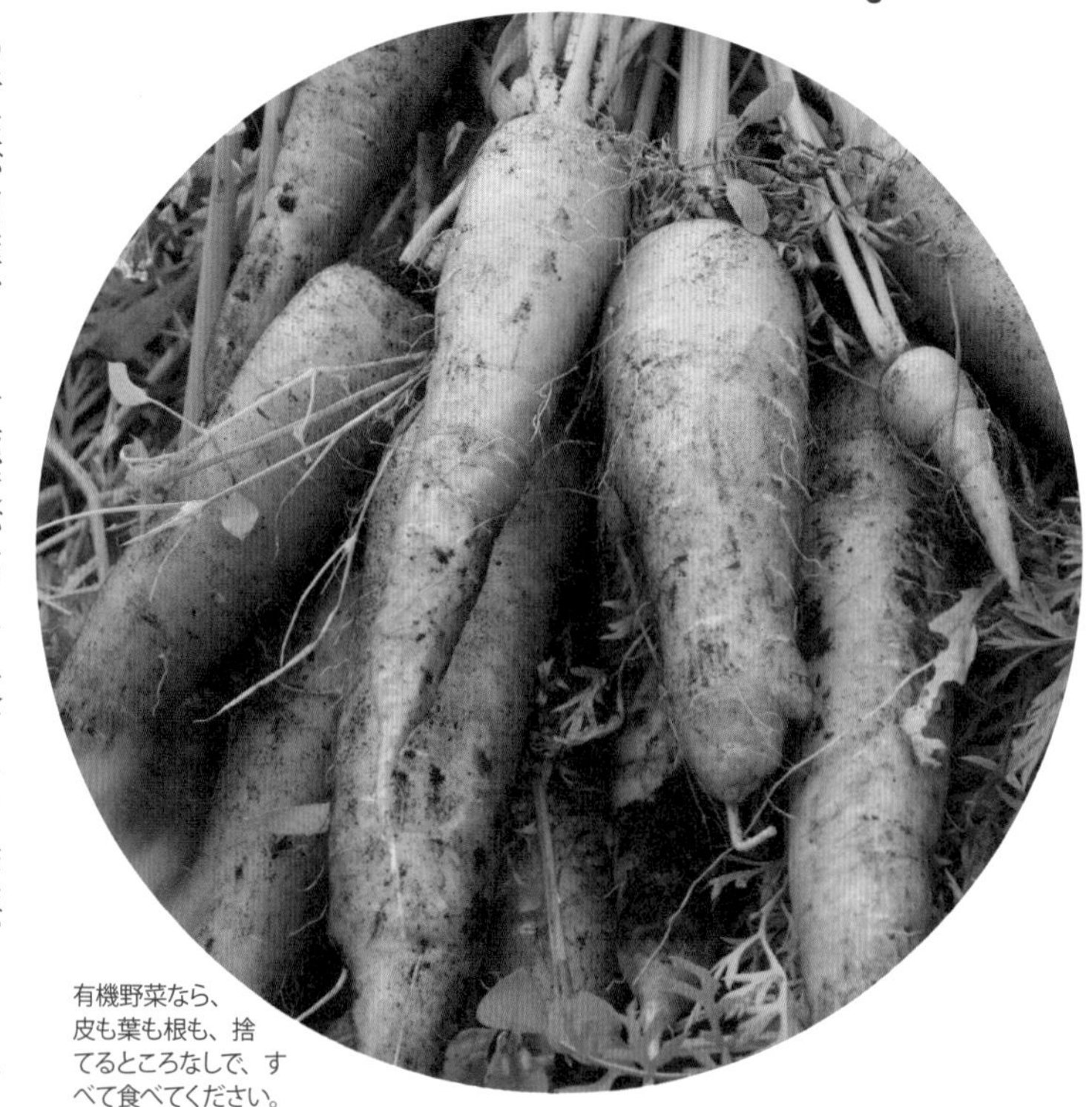

有機野菜なら、皮も葉も根も、捨てるところなしで、すべて食べてください。宮崎県綾町・早川農苑

食材選び 目利き ポイント

1- 産地・生産者・栽培履歴のわかるもの
2- 旬の露地栽培のもの
3- 地元産
4- 色の濃すぎるものは避ける
5- カット野菜より丸ごと買う

旬の野菜カレンダー

種類	月	1月	2月	3月	4月	5月	6月	7月	8月	9月	10月	11月	12月
果菜	うり							●	●	●			
	オクラ							●	●	●			
	かぼちゃ						●	●	●	●	●	●	
	きゅうり						●	●	●				
	冬瓜							●	●	●			
	とうもろこし								●	●			
	トマト						●	●	●	●	●		
	なす						●	●	●	●			
	ピーマン							●	●	●			
きのこ	えのきだけ									●	●	●	●
	椎茸				●						●		
	しめじ									●	●	●	●
	舞茸									●	●	●	●
	松茸									◗	◖		
茎菜	アスパラガス					●	●	●					
	うど				●	●	●						
	セロリ						●	●	●	●	●		
	たけのこ			●	●	●							
	ふき			●	●	●							
根菜	かぶ	●	●	●	●								
	ごぼう	●	●								●	●	●
	さつまいも									●	●	●	
	里芋									●	●	●	●
	自然薯											●	●
	じゃがいも					●	●	●	●	●	●		
	大根	●	●								●	●	●
	玉ねぎ					●	●	●	●	●	●		
	にんじん	●	●								●	●	●
	山芋										●	●	●
	蓮根	●	●							●	●	●	●
葉菜	キャベツ		●	●	●								
	小松菜	●	●	●									●
	春菊		●	●	●	●							
	にら					●	●	●					
	ねぎ	●	●	●								●	●
	白菜	●	●								●	●	●
	ほうれん草	●	●								●	●	●
	レタス					●	●	●	●	●			
花菜	カリフラワー	●	●	●	●	●	◖						
	ブロッコリー	●								●	●	●	●
豆類	枝豆							●	●				
	さやいんげん						●	●	●	●			
	さやえんどう					●	●						
	そら豆					●	●						
	かいわれ菜	●	●	●	●	●	●	●	●	●	●	●	●
	もやし	●	●	●	●	●	●	●	●	●	●	●	●

ンダーを上手に利用し、おいしくて栄養たっぷりの食事を作りましょう。

色が濃い、成長し過ぎは避け、見た目よりも重いものを

葉物野菜で、①葉の緑が濃過ぎ　②根がまっすぐで毛根が少ないものは化学肥料の使い過ぎの特徴です。避けたほうが無難です。

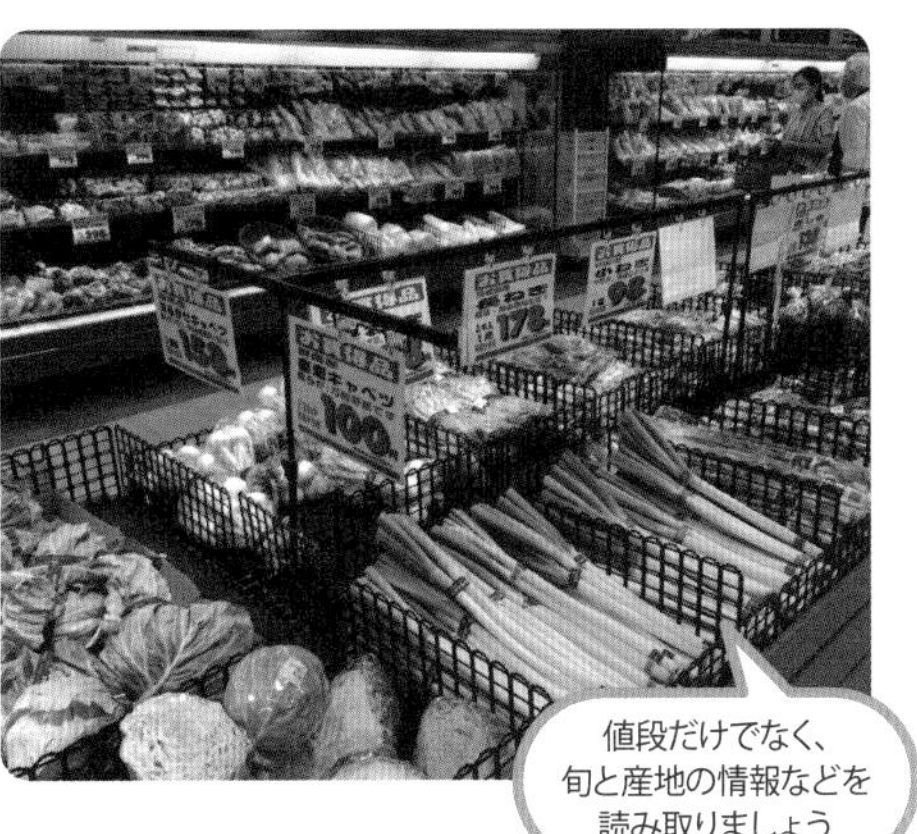

値段だけでなく、旬と産地の情報などを読み取りましょう

特に化学肥料を使い過ぎると窒素成分が過剰になって葉

の緑色が濃くなり、えぐ味が出て、発がん物質に変化しやすい硝酸態窒素の含有量が多くなります。

　硝酸態窒素は化学肥料を多用するハウス栽培のほうれん草、小松菜、ちんげん菜、春菊などから多く検出されます。できる限り旬の露地栽培のものを選びましょう。

野菜は丸ごと購入し、栄養を逃さない

　コンビニやスーパーで売っているカット野菜は、便利ですが、洗浄されてビタミンやミネラル類が流出しています。さらに、売り場の棚に並んでいる間にもカット面から栄養素が奪われ、酸化が進み、おいしさがどんどん失われます。

　野菜の栄養素を逃さず、おいしく食べるには丸ごと買って調理することが大切です。

煮汁を捨てると、スカスカの野菜に

　野菜の残留農薬は水洗いすればある程度落とすことができ、さらに茹でた煮汁を捨てれば30%ほどは減少するといわれます。が、最近では水洗いでは落ちにくいワックスや農薬も使用されています。また、ゆで汁を捨てると大切なビタミンやミネラル類などの微量栄養素が流失して、スカスカになってしまいます。煮汁もしっかり料理に使えるように最初から農薬の少ない特別栽培や有機野菜を選ぶほうが賢明です。

自家採種、在来種の野菜を選ぼう

　現在、生産者は野菜の種のほとんどを種苗会社から購入しています。その種はF1、1代交配種といって生育した作物から種を採取して蒔いても発芽しなかったり、発芽しても奇形の野菜になるように作られています。そのため農家は毎年種を購入しなければいけません。

　自家採種はその地域で長年栽培されてきた野菜から採取した

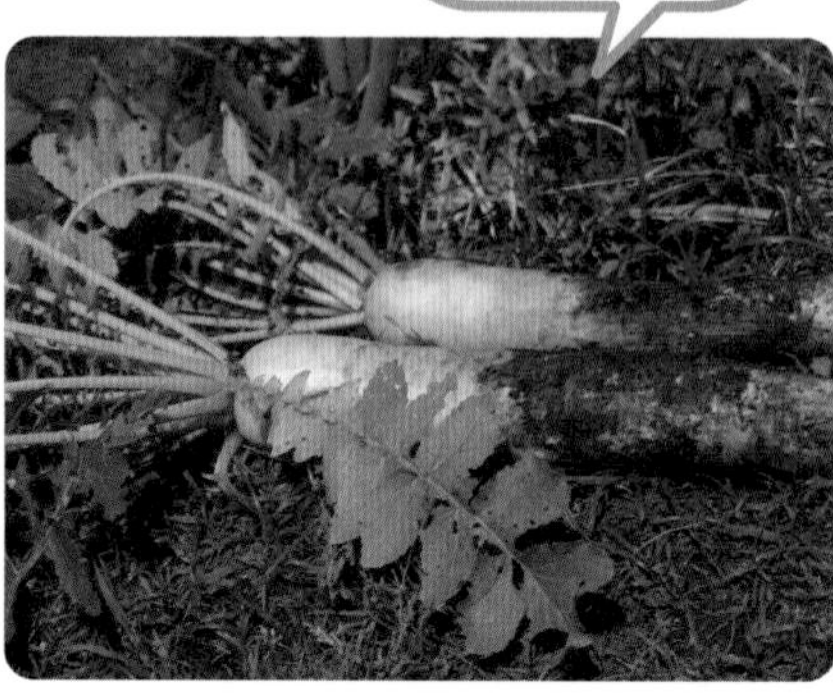

微生物一杯の土で育った無肥料の大根
宮崎県綾町・山口農園

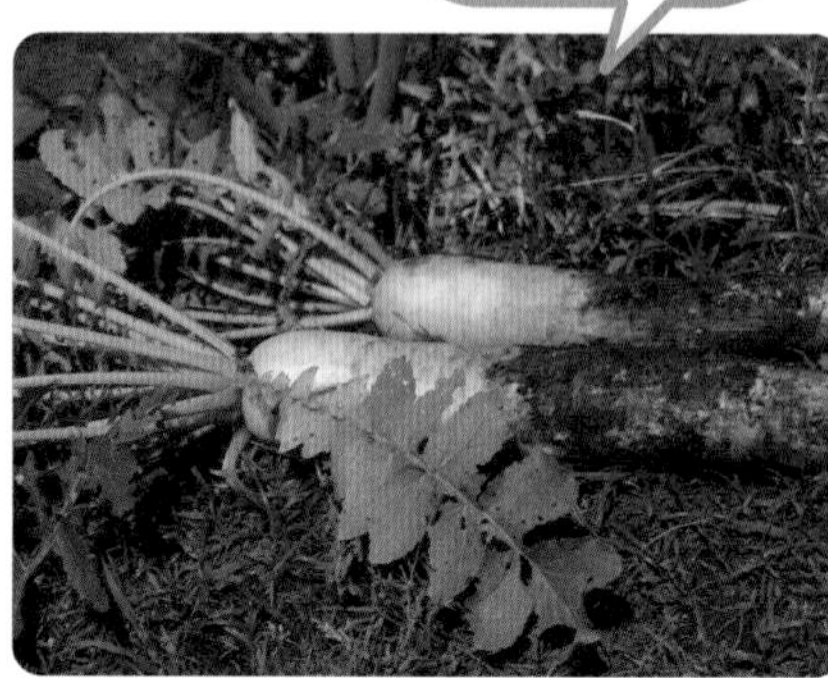

ふかふかの土での収穫、意外と楽に
早川農苑

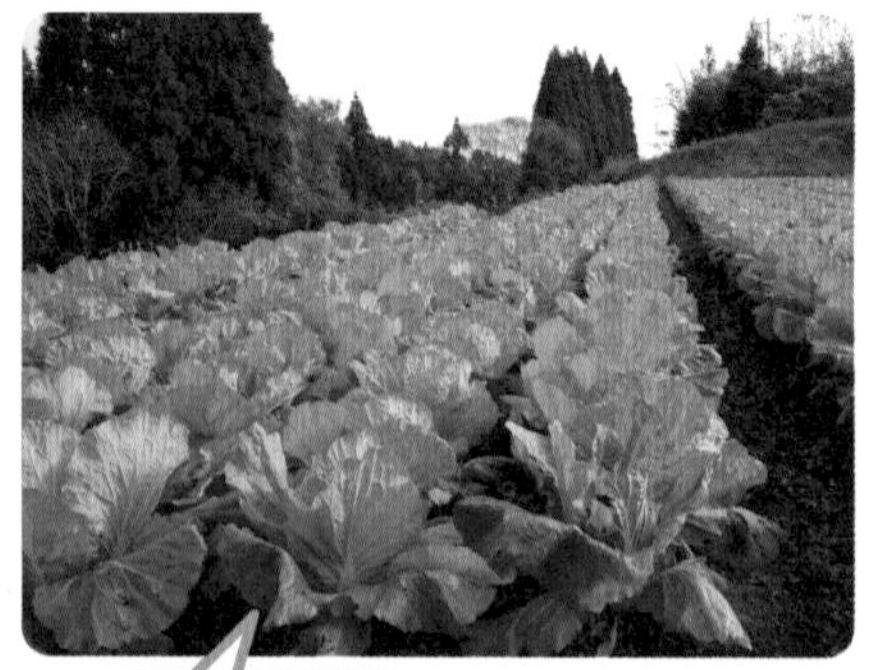

生きた土の畑は生命力あふれる場となり、野菜も立派に育つ

種で、在来種、固定種といわれています。その地域の気候や土質に合い、生命力が強い上に味も良いのですが、自家採種農家が減り、絶滅に瀕しています。

食べ物は身土不二、一物全体が基本

身土不二とは、人と土は一体で切り離すことはできないもので、人は生活する地域でできた旬のものを食べるのが健康によいという意味。

一物全体とは一つのものを丸ごと食べるということで皮、葉、茎、実、根まで全部を食べて野菜の生命力をいただくということです。

たとえば大根の葉はビタミンやミネラルが豊富で根の部分も皮に近いところが一番栄養が豊富です。大根は葉、皮の部分まで全部を工夫して食べたほうが良いのです。

世界に広がるベジタリアン

「ベジタリアン」は「健康な、新鮮な、元気のある」という意味のラテン語の「vegetus」に由来しています。
肉などの動物性の食物を食べないで穀物、野菜、豆類などの植物性食品の食事が中心の菜食主義の人です。ストイックなイメージが強くありましたが、最近は野菜中心の食事が健康と環境に良いと考え、新しい価値とムーブメントが生まれています。肉を止め、ベジタリアン、ヴィーガンにチェンジし、日々の食事を通じて健康とCO_2排出削減、地球温暖化防止に役立とうとする人が世界的に増加しています。

1	ノン・ミート・イーター	動物の肉だけを食べない人です。皮、脂、卵、乳製品、魚は食べます。動物の肉は体に悪いと考えています。
2	セミ・ベジタリアン	肉を積極的には食べない人です。ときおりベジタリアンになるということで「フレキシタリアン」ともいいます。
3	ラクト・ベジタリアン	肉、魚、卵は食べず、乳製品や蜂蜜は食べます。ラクトは乳製品を意味しています。インドでは「ピュアベジタリアン」といいます。
4	オボ・ベジタリアン	肉、魚、蜂蜜は食べず、卵は食べる人です。オボは卵を意味します。
5	ラクト・オボ・ベジタリアン	肉、魚は食べず、卵、乳製品は食べます。欧米のベジタリアンに多いタイプです。
6	ペスコ・ベジタリアン（ペスタリアン、ペスキタリアン）	工業製品は摂らないオーガニックで、肉、卵、乳製品は食べない人です。しかし魚は積極的に摂ります。「魚菜食」といわれます。
7	ポゥヨゥ・ベジタリアン	肉は鶏肉だけを摂り、それ以外は制限をしない人です。
8	ホワイト・ベジタリアン	赤身の肉は食べず、白身の肉は食べます。「ポゥヨゥ・ベジタリアン」とほとんど同じともいえます。
9	オリエンタル・ベジタリアン	動物性のものは一切食べない人です。そして五葷（ごくん）という韮、らっきょう、大蒜、葱（玉葱含む）、朝葱の5種類の植物も食べません。仏教の影響が強く、また台湾の精進料理に似た考えの食事です。
10	ヴィーガン	肉、魚、卵、乳製品、蜂蜜などの動物性のものを一切摂取しない完全菜食主義の人です。そして、食だけでなく、動物愛護の考えで衣食住の生活全般においても動物性のものを使用しません。
11	ダイエタリー・ヴィーガン	食は完全菜食主義のヴィーガンですが、食以外では動物性のものを利用しています。たとえば皮の財布などの皮製品などです。
12	フルータリアン	フルーツや木の実（胡桃、ナッツなど）しか食べない人です。

参考資料／料理通信（2019・7月号）Vege Cafe Guide in Japan／マクロビマウス（キラジェンヌ刊）

果物

果物は農薬を多く使う代表格。残留農薬を回避する方法を覚えよう

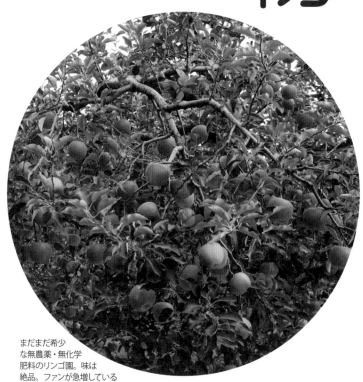

露地栽培の果物は栄養価も甘味も高い

果物は甘みがあるので虫がつきやすく、病気にかかりやすくなります。果実の表面に虫食いや病変の跡がつくと、商品価値が落ち、売り物にならなくなるので、殺虫剤や殺菌剤などの農薬がたくさん使われます。リンゴやナシ、桃などの一般的な栽培では収穫までに15~20回、ハウス栽培のイチゴでは30~40回ほど農薬が使われています。ハウス栽培では農薬の空気中への放散や分解が遅くなり、果実に残留しやすくなります。そもそもハウス栽培は、気候が生育に適していない地域や季節違いに栽培するため作物は病気にかかりやすくなり、農薬使用量が増えてしまいます。

一方、生育に最も適した時期に露地栽培される旬の果物は太陽の光をいっぱいに浴びて栄養価が高くおいしくなります。

また、輸入果物には収穫後に防腐、防カビ等を目的としたポストハーベスト農薬が使用され、日本の港で行われる検疫の際に虫などが検出されると燻蒸されます。

その点、国産の果物は収穫後

まだまだ希少な無農薬・無化学肥料のリンゴ園。味は絶品。ファンが急増している
青森県南部町・和楽堂養生農苑

食材選び 目利き ポイント

1- 産地・生産者・栽培履歴のわかるもの
2- 輸入より国産を
3- 表面が光沢のあるものは注意
4- 太陽光を十分に受けたもの（無袋果）
5- ハウス栽培より露地栽培のもの

に農薬を使うことが禁止されているため燻蒸処理もなくまだ安心です。

信頼の目安は栽培履歴の表示

果物にも原産地表示が必要です。すべての果物にきちんと表示している店、また生産者名や栽培履歴が表示してあればより信頼度の高い店といえます。

安全な果物を選ぶための目安が有機JASマークや特別栽培農産物の表示です。

果物の残留農薬を除去する方法

栗や柿などの農薬使用量が少ない果物は水洗いだけで大丈夫。イチゴ、サクランボ、ブドウ、ブルーベリーなど、そのまま口に入れる果物は水を流しながらそのまま5～10分ほど水に漬けておき、ざるなどで振り洗いします。

特にイチゴ、ブドウは農薬の除去率が低いので入念に洗いましょう。ナシ、リンゴ、オレンジなどは、手かスポンジでこすって水洗いします。果肉が傷みやすい桃は水をかけながら手で軽くこすり洗いし、皮をむいて食べます。

輸入柑橘類は皮にポストハーベスト農薬が残留していることが多いので、輸入レモンを紅茶やレモネードに使う際には皮をカットしましょう。

また塩水、酢で洗う、重曹、水素水に浸けるといったさまざまな方法もあります。

そして、農薬や艶出しワックス、ポストハーベスト農薬が使われていない有機JASマークのついた果物であれば、流水で洗うだけで皮ごと食べられます。柑橘類の皮をマーマレードにするのもよいですね。

旬の果物カレンダー

種類	月	1月	2月	3月	4月	5月	6月	7月	8月	9月	10月	11月	12月
果実	いちご				●	●	●						
	梅						●	●					
	さくらんぼ						●	●					
	びわ						●	●					
	桃						●	●	●				
	すいか							●	●				
	メロン							●	●	●			
	ぶどう							●	●	●	●		
	いちじく									●	●		
	梨									●	●		
	柿										●	●	
	りんご	●	●								●	●	●
	みかん	●	●									●	●
	キウイフルーツ											●	●

COLUMN 1

果物やコーヒーの検疫による燻蒸処理

輸入農産物（生鮮品）は病害虫や病原体が入り込むのを防ぐために検疫が行われます。検疫で病害虫が発見されると青酸ガスによる燻蒸（ガスで殺菌殺虫すること）が行われます。検出された虫が多い場合さらに毒性の強い臭化メチルやリン化アルミニウムなどの猛毒ガスが使用されます。

COLUMN 2

農薬使用回数が多い果物

農薬使用回数が多い▶りんご、桃、ナシなど

比較的多い▶サクランボ、グレープフルーツ、バナナ、ブドウ、イチゴ、レモン

比較的少ない▶イチジク、オレンジ、ミカン、メロン、キウイフルーツ

少ない▶カキ、スイカ、栗、甘夏、ブルーベリー

米

玄米を買って、家で精米機で精米仕立てを食べるのがベスト

一度精米すると酸化がどんどん進む

スーパーなどで購入する場合には、表示をしっかりと見る必要があります。できれば生産者、栽培方法が明確でPOP等できちんと解説しているものがよいでしょう。

また生産者から直接購入する場合でも、農薬、肥料の使用回数も含めて栽培方法を公開し、産地を見学できる生産者の米が安心で安全です。米穀店で購入する場合は、有機米や特別栽培米まで取り揃え、POPで産地名と生産者、栽培方法、特性などを表示し、その場で精米してくれる店がおすすめです。

米は一度精米すると酸化が進んで、おいしさがどんどん低下します。表示で必ず精米日をチェックし、精米直後の米を購入することが大切です。特に夏場は品質低下が早いので精米後1週間位で食べきるのが理想です。

家庭用精米機があれば、玄米で購入し、そのつど精米

玄米の状態なら品質の劣化が遅いので長期保存が可能です。

今は様々な家庭用精米機が販売されていますが、精米機を持っていれば玄米のまま購入し、

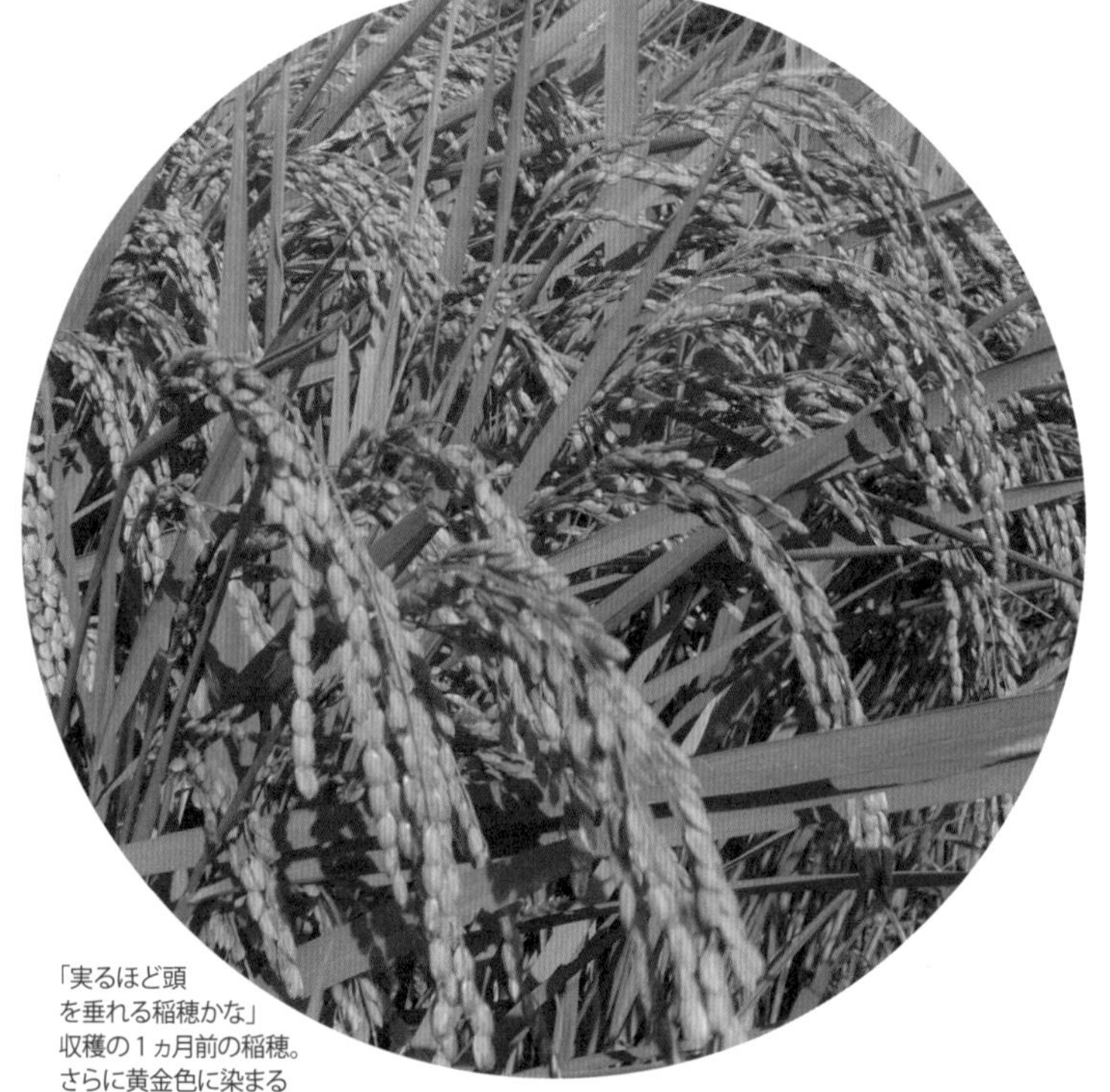

「実るほど頭を垂れる稲穂かな」収穫の1ヵ月前の稲穂。さらに黄金色に染まる
福島県郡山市・ふるかわ農園

食材選び 目利き ポイント

1- 生産者、栽培方法のわかるもの
2- 銘柄に惑わされない
3- 白米は精米仕立てを買う。精米機があれば玄米で買う
4- 情報が豊富な店で買う
5- 価格が安すぎるものは避ける

その都度精米して炊いたり、ときには玄米のまま、あるいは2分づき、五分づきなどの味を楽しめます。精米後のぬかでぬか漬けを楽しむこともできます。

米の栄養素を捨てずに玄米を上手に食べる

玄米は外側がぬかの層、先端の凹んだ部分についている胚芽、米の中心部を占める胚乳でできています。

このうち胚乳が最も大きく全体の92％を占めます。しかし含まれる栄養素の量は大きさとは全く逆。ビタミン、ミネラルの含有量は胚芽に66％、ぬか層に29％で、胚乳にはわずか5％しかありません。胚乳はほとんどがデンプン（炭水化物）です。

白米は玄米からぬか層と胚芽を削り取っている、つまり貴重なビタミンやミネラルを捨ててしまった残りなのです。

最近は玄米の炊ける電気炊飯器も普通に販売されているので、ぜひ玄米を試してください。

「完全な栄養食」と言われる玄米

玄米はビタミンB1、B2、B6、ナイアシン、パントテン酸、葉酸、ビオチン（ビタミンH）、ビタミンEなどのビタミン類、鉄分、亜鉛、カルシウム、カリウム、リン、マグネシウム、ナトリウムなどのミネラル類、良質なタンパク質、食物繊維、植物性脂肪など生命活動に必要な栄養素がまんべんなく含まれています。

さらに玄米のぬか層や胚芽から健康に有用な機能性物質が多く発見されています。特に注目されるのがイノシトール、フィチン酸（イノシトール6リン酸）、フェルラ酸、アラビノキシラン、ギャバ。抗酸化作用、解毒作用、抗ガン作用などの機能を持ち、生活習慣病の予防治療に効果が期待されています。玄米が「完全な栄養食品」と言われる理由です。

今では珍しい天日干しでさらにおいしく　ふるかわ農園

生き物調査ができる自然農の田んぼ　宇佐市・本百姓

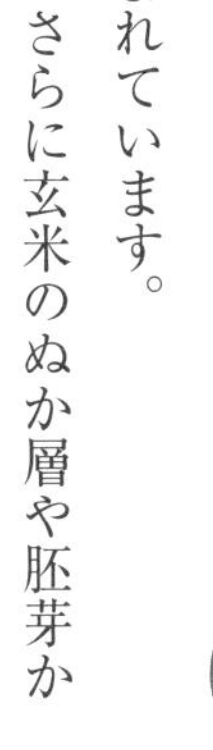

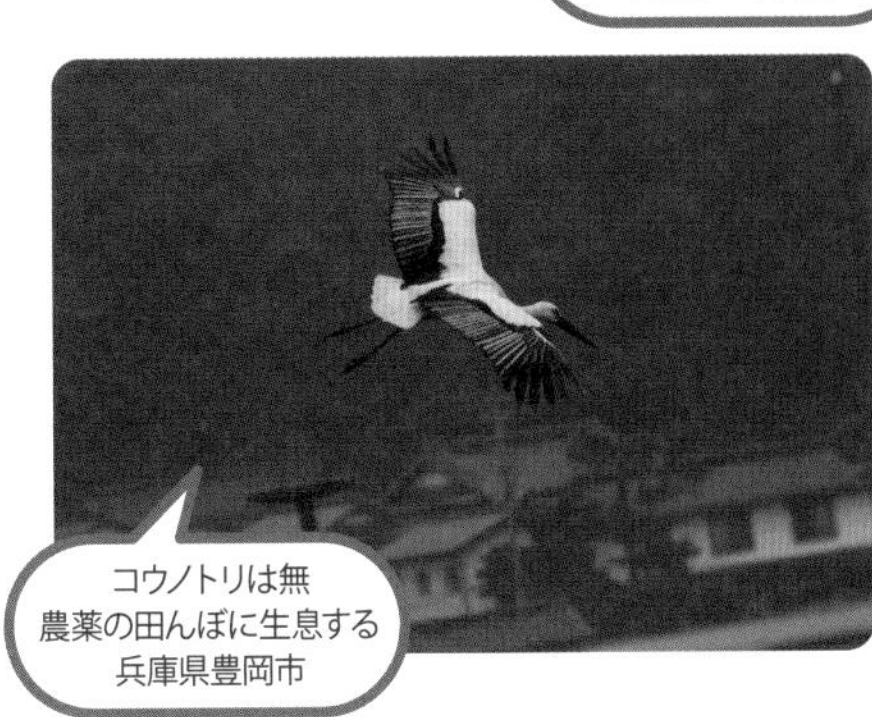

コウノトリは無農薬の田んぼに生息する　兵庫県豊岡市

COLUMN 1

玄米のぬか層に含まれる機能性物質

イノシトール
水溶性ビタミンB群の一種。細胞の成長促進作用があり、肝臓の機能を強化。老化防止作用がある。

フィチン酸（イノシトール6リン酸）
抗酸化作用、解毒作用をもち、体内から有害物質を排出する。

フェルラ酸
強い抗酸化作用で活性酸素を除去する働き、美白剤や日焼け防止にも活用されている。

アラビノキシラン
免疫機能を強化。強い抗ガン作用があるといわれ、ガンの予防治療に期待されている。

ギャバ（γ―アシノ酪酸）
脳内血流を良くし、脳細胞の代謝を高める働き。アルツハイマー型認知症の改善に期待。

魚介類

海の環境汚染をストップさせる漁業と魚食文化の創造が不可避です

魚には大きく3つの種類がある

魚の安全度を判断するには安全性が高い順に回遊魚、近海魚、養殖魚の大きく3つの種類に分けて考えることができます。

回遊魚とはイワシ、サンマ、アジのように寿命が短く、主にプランクトンを餌とする小型の魚です。有害物質が少ない外洋を餌を求めて群れで移動するので汚染物質などの蓄積が少なく安全性が高いといえます。

しかし、同じ回遊魚でもマグロなどの長命で大型の魚は食物連鎖の頂点に位置するため、メチル水銀、ダイオキシンなどの有害物質が高い濃度でたまりやすいので注意が必要です。

近海魚は、穴子、イカ、スズキなどで、陸地に近い沿岸や湾内を回遊しています。工場排水などで海洋汚染が進んでいる海域で捕れた近海魚はダイオキシンやメチル水銀などの有害物質に汚染されている恐れがあるので、産地等の表示をしっかりチェックしましょう。

とくに金目鯛などの深海に生息する魚介類はメチル水銀濃度が高くなっている可能性があるので、食べる量は少量にとどめ

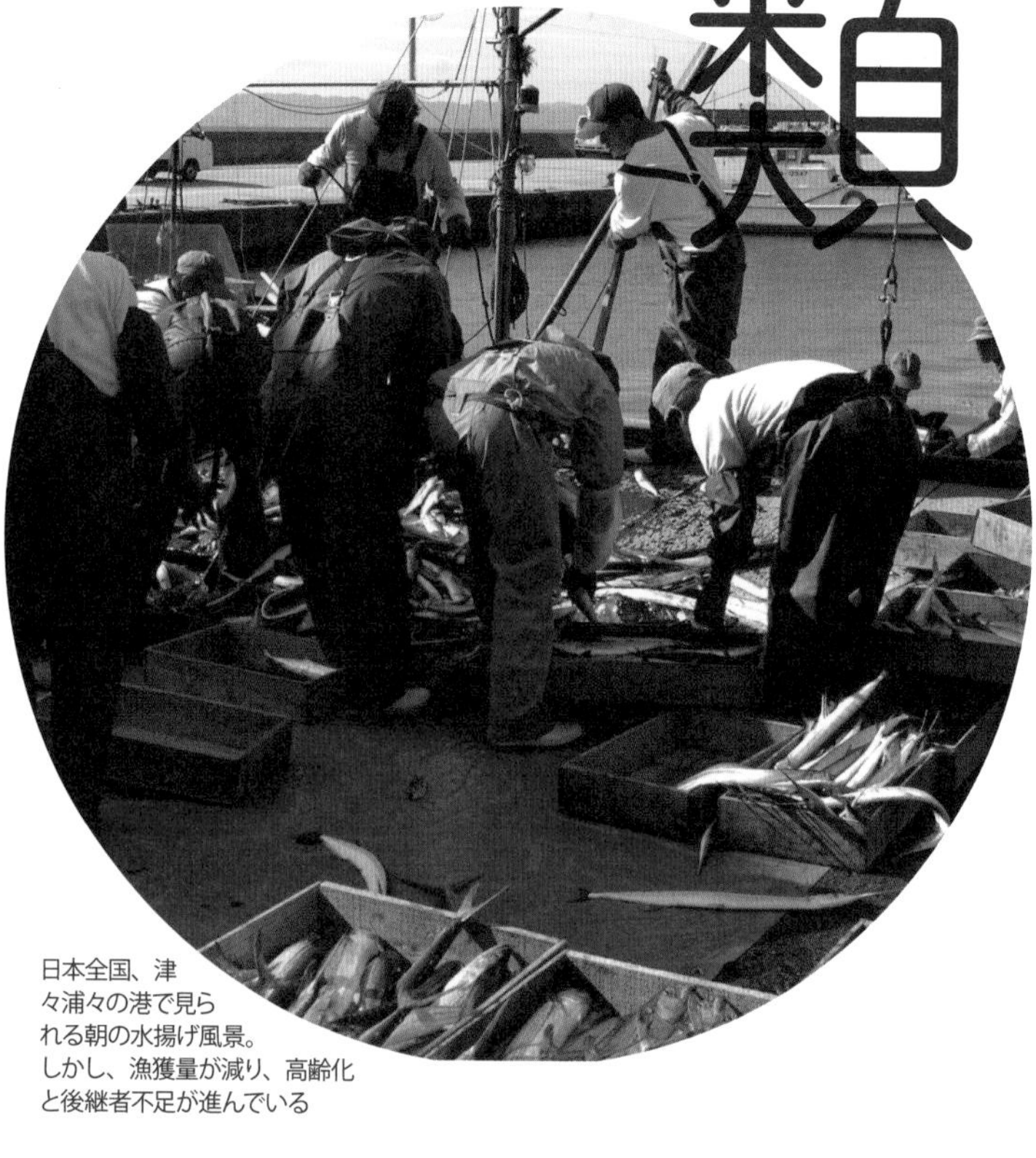

日本全国、津々浦々の港で見られる朝の水揚げ風景。しかし、漁獲量が減り、高齢化と後継者不足が進んでいる

食材選び 目利き ポイント

1- 表示をよく見る

2- 旬のものを選ぶ

3- 小型の回遊魚を選ぶ

4- 養殖魚は無投薬のもの

ておいた方がよいでしょう。

養殖魚は薬剤の使用に要注意

一方の養殖魚は文字通り人工的に飼育された魚。その多くがいけすの中などで大量飼育されています。そのため病気予防や治療を目的に、餌に混ぜられる抗生物質や環境汚染物質が残留してしまうケースがあります。

そのリスクを避けるためには抗生物質や合成抗菌剤またはホルマリンなど薬剤を使用しない無投薬の養殖魚を選びましょう。

近年、養殖魚の生産量が増加し、それに伴い養殖技術も進歩しています。前述のリスクはあるものの安全性はかなり向上しています。そして、水産資源や海洋環境を守っているか、適正な養殖業者であるかを証明する第三者機関（ASC認証）の活動も世界的に活発になっています。こうしたきちんと認証された魚を選ぶのも目安となります。

魚介類を選ぶときは信頼を重視して

魚介類には原産地表示が義務

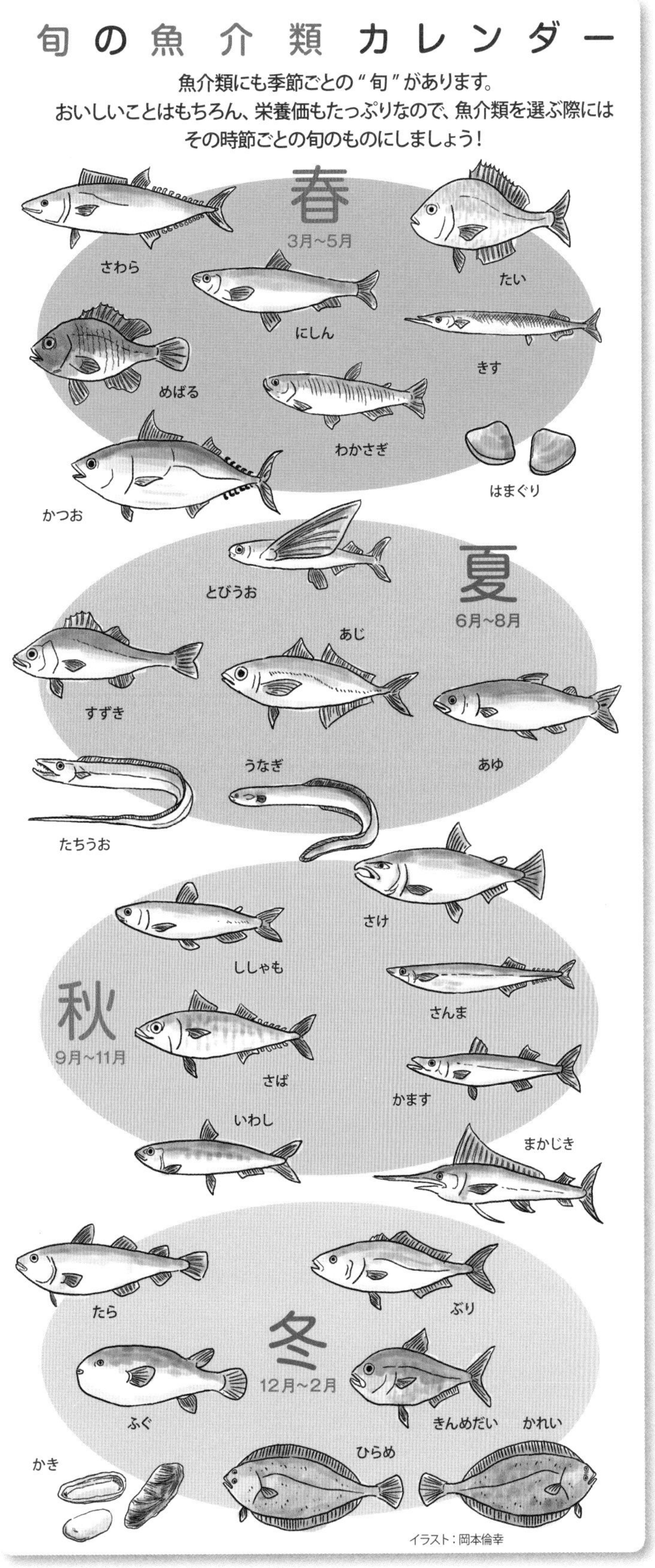

旬の魚介類カレンダー

魚介類にも季節ごとの“旬”があります。
おいしいことはもちろん、栄養価もたっぷりなので、魚介類を選ぶ際にはその時節ごとの旬のものにしましょう！

春 3月～5月
さわら、たい、にしん、きす、めばる、わかさぎ、はまぐり、かつお

夏 6月～8月
とびうお、あじ、すずき、あゆ、うなぎ、たちうお

秋 9月～11月
さけ、ししゃも、さんま、さば、かます、いわし、まかじき

冬 12月～2月
たら、ぶり、ふぐ、きんめだい、かれい、かき、ひらめ

イラスト：岡本倫幸

づけられています。スーパーや食料品店等のパック売りの店ではラベル、また、魚屋でのバラ売りではＰＯＰなどで表示しなければなりません。もし店に陳列されている魚の産地や生産者、養殖方法がはっきりしない場合は信頼度が低いため、なるべく避けるようにしましょう。

表示が明確にされており、その内容をきちんとチェックした上で購入すると安心です。さらに旬の魚は生命力が強く、脂ものり、近海で獲れるため冷凍輸送などの人手や時間をかける必要がありません。そのため新鮮でおいしく、しかも安い価格で食べることができるのです。

輸入貝類に潜む危険性

輸入した貝類には貝毒の危険が潜んでいます。貝毒とはアサリやムール貝、カキ、ホタテなどの2枚貝が、海水中の毒を有するプランクトンを食べることで毒性を持つことを指します。

毒を持つプランクトンは水温が上がり始める4月か～5月ごろに多く発生します。毒化した貝を食べると、人体に麻痺や下痢が起こります。このプランクトンの発生が少なくなると貝の体内の毒も同時になくなります。

国産の場合は各都道府県の水産担当部署が、冬の間から海中のプランクトンや海の検査を行って安全を確かめているので基準値以上の毒を持つ貝が食卓に出回る心配はありません。

しかし、輸入される貝類は、産地できちんと検査されていない場合もあり、毒を持つものが出回る可能性もあるのです。

とくには貝毒が発生しやすい春はしっかりと原産地表示を確認してから、購入するようにしましょう。

無酸処理の海苔で海がきれいに

現在、海苔の生産（養殖）のほとんどで、病気予防のための酸処理（網を有機弱酸、塩酸などで消毒）が行われています。これは海の汚染につながります。

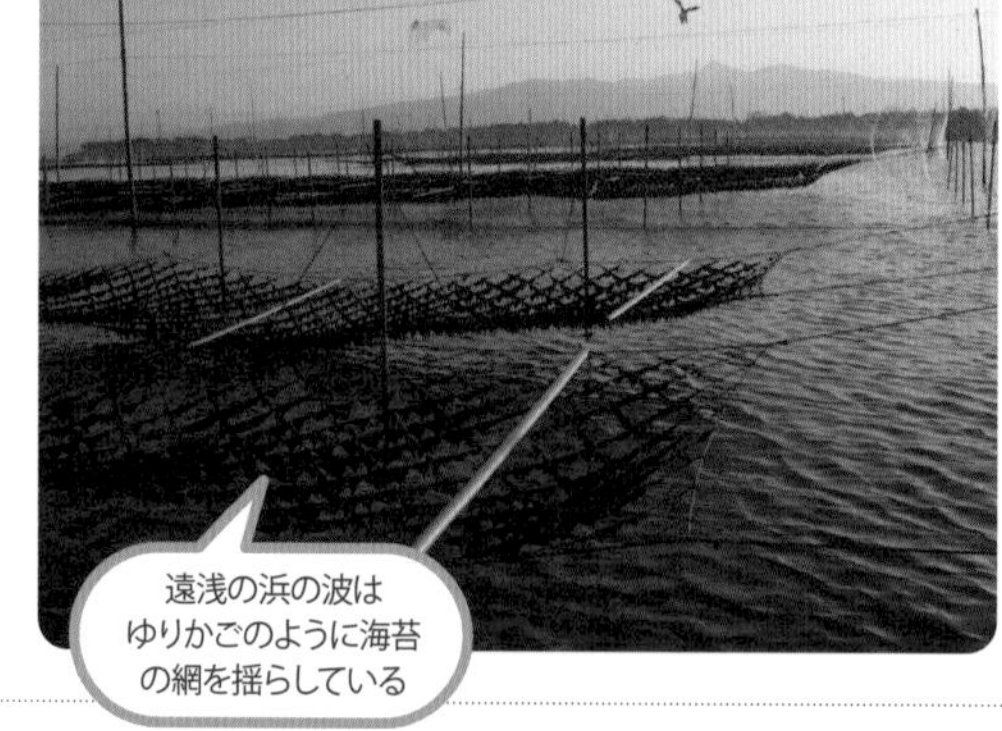

遠浅の浜の波はゆりかごのように海苔の網を揺らしている

そんな中、鹿児島県出水市の福ノ江浜では、酸処理をしない、昔ながらの方法で生産しています。この浜は背後の広葉樹

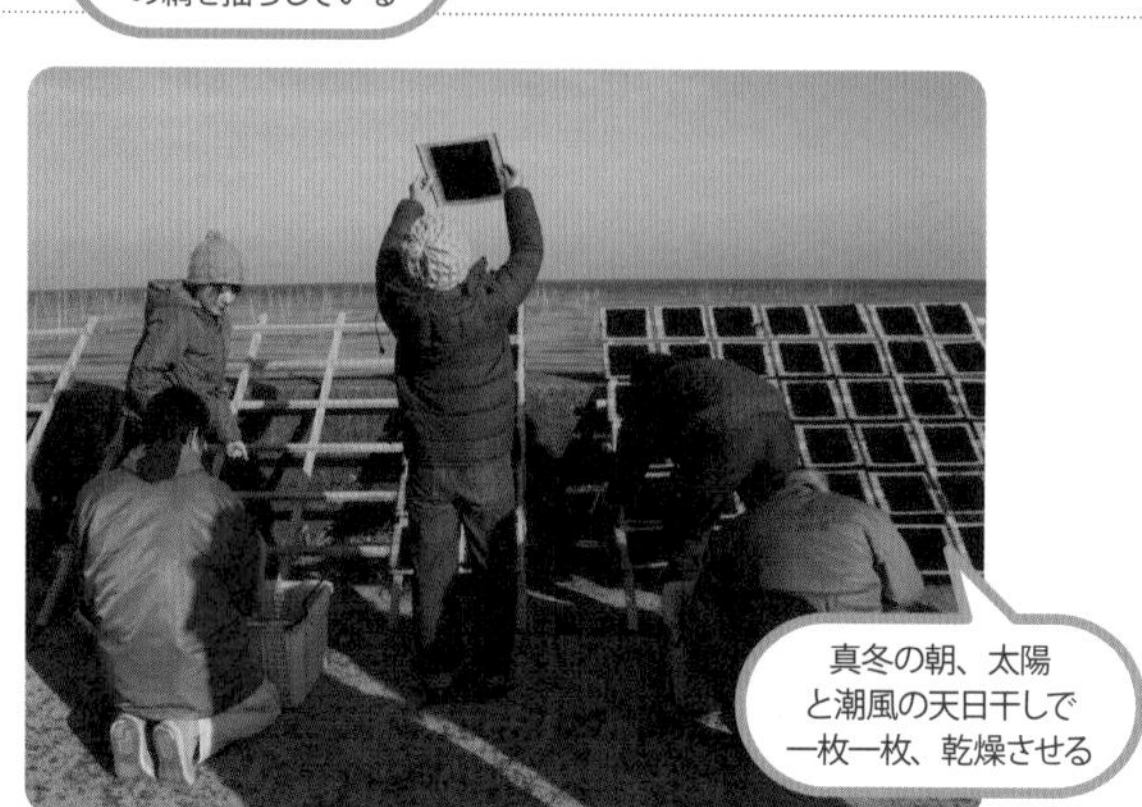

真冬の朝、太陽と潮風の天日干しで一枚一枚、乾燥させる

林の山から栄養豊富な水が注ぎ込み、潮が引くと600メートルの遠浅になり、海苔には理想的な浜です。

出水の漁師が手間をかけてでも、収穫が減っても無酸処理にこだわるのは、この豊かな自然を後世に残さなければいけないという思いからで、今では魚影も濃くなっています。

かつての水産国日本の漁業は、現在では高齢化、後継者不足、漁獲量の激減で課題が山積しています。まずはきれいな海を甦らせることが必要です。

COLUMN 1

天然魚と養殖魚の見分け方

天然魚は海の中を泳ぎ回って餌を探すため、運動量が多く流線型のボディになっています。餌が豊富な旬の時期は脂がのっていますが、餌の少ない時期はあまり脂がのっていません。一方の養殖魚は、狭いスペースの中、大量の魚とともに育てられるので運動量が少なく、さらに餌を十分に与えられるので、脂肪がつき胴体が太くなっています。その身体つきを見ると、見分けることができます。

COLUMN 2

海のエコラベル「MSC」とは

水産物に付けられた「MSC（Marine Stewardship Council：海洋管理協議会）」のマークをご存じですか？ このラベルは、水産資源や海洋環境を守って獲った水産物に与えられる証です。私たちの食生活に必要な海の生き物は、自然に繁殖し、成長するスピードを考えて適切な量を獲れば、いつまでも持続的に食べつづけることができます。その“適切な量”を守っている証となるのが、このMSC認証なのです。

COLUMN 3

冷凍、解凍、冷蔵の違いは

表示には冷凍、解凍、冷蔵が記載されています。冷凍品はそのまま冷凍庫に入れておけば長期保存が可能です。解凍品は一旦冷凍したものを解凍して販売しています。どんどん旨味が失われるので早く調理して食べましょう。冷蔵は獲れたその日に陸揚げされた近海魚冷蔵で輸送・販売されます。新鮮なうちに調理して魚のおいしさを楽しみましょう。

COLUMN 4

ダイオキシン メチル水銀などの有害物質を避けるには

マグロなどの大型回遊魚や近海の深海魚より、サンマやイワシ、アジなどの寿命の短い外洋回遊魚の方が安全です。ダイオキシンなどの有害物質は脂肪にもたまります。魚の脂にはＥＰＡ，ＤＨＡなどの栄養成分が豊富ですが、マグロのトロは脂肪分が多すぎます。妊婦や子どもは食べ過ぎないように注意しましょう。食べるならトロよりも赤身がおすすめです。

水産物に含まれる主な機能性成分

機能性成分	多く含む魚介類	成分の概要・期待される効果
DHA	クロマグロ脂身、スジコ、ブリ、サバ	●魚油に多く含まれる高度不飽和脂肪酸 ●脳の発達促進、認知症予防、視力低下予防、動脈硬化の予防改善、抗がん作用等
EPA	マイワシ、クロマグロ脂身、サバ、ブリ	●魚油に多く含まれる高度不飽和脂肪酸 ●血栓予防、抗炎症作用、高血圧予防等
アスタキサンチン	サケ、オキアミ、サクラエビ、マダイ	●カロテノイドの一種 ●生体内抗酸化作用、免疫機能向上作用
タウリン	サザエ、カキ、コウイカ、マグロ血合肉	●アミノ酸の一種 ●動脈硬化予防、心疾患予防、胆石予防、貧血予防、肝臓の解毒作用の強化、視力の回復等
アルギン酸	褐藻類（モズク・ヒジキ・ワカメ・昆布等）	●高分子多糖類の一種で、褐藻類の粘質物に含まれる食物繊維 ●コレステロール低下作用、血糖値の上昇抑制作用、便秘予防作用等
フコイダン	褐藻類（モズク・ヒジキ・ワカメ・昆布等）	●高分子多糖類の一種で、褐藻類の粘質物に含まれる食物繊維 ●抗がん作用、抗凝血活性、免疫向上作用等
アンセリン	マグロ、カツオ、サケ、サメ	●２つのアミノ酸が結合したジペプチド ●抗酸化作用、尿酸値降下作用、pH緩衝作用等
バレニン	クジラ	●２つのアミノ酸が結合したジペプチド ●抗酸化作用による抗疲労効果

資料：（独）水産総合研究センター等の資料に基づき水産庁で作成

肉

これからはアニマルウェルフェアが選ぶ基準になる。

アニマルウェルフェアとは感受性を持つ生き物としての家畜に心を寄り添わせ、誕生から死を迎えるまでの間、ストレスをできる限り少なく、行動要求が満たされた、健康的な生活ができる飼育方法をめざす畜産

人間の2倍以上の抗生物質、合成抗菌剤を使用

現在、一般的な畜産は経済優先から畜舎で数多くの頭数を飼育しています。あまり運動させずに育てるので病気にかかりやすい環境にあります。1頭でも病気になると畜舎全体に蔓延するため、病気予防を目的に抗生物質、合成抗菌剤が使われます。

食肉生産（畜産）における抗生物質の使用量は人間の医療用に使われる2倍以上にあたり、感染症の原因となる耐性菌を生み出すとの指摘もあります。

最近では、家畜の健康に配慮して十分に運動できる広い畜舎や放牧でストレスなく育てる飼育方法も徐々に増えています。

食肉を選ぶ際には、生産者（飼育農場）、与える餌や飼育環境、抗生物質などの薬剤投与の有無等の生産履歴に注意しましょう。

人気ブランドとなっている黒毛和牛、黒豚、地鶏などは食肉生産量全体のうち、ごくわずかです。消費者心理や人気につけ込んで偽装販売の不安もあります。信頼できる店でなければ購入しない方が賢明です。

牛肉

国産牛には「和牛」とそれ以

山の斜面が放牧の牧場となる山路酪農
島根県雲南市・木次乳業

食材選び 目利きポイント

1- 表示をよく見る
2- 抗生物質、合成抗菌剤不使用の表示のあるもの
3- 放牧、平飼いの肉や卵、牛乳
4- 霜降りより国産牛の赤身
5- あまりに安いものは避ける

外の品種の肉用牛があります。

和牛は明治時代以前から国内で飼われていた伝統的な牛種を食肉用に改良したもので、黒毛和牛、褐毛和牛、日本短角牛、無角和牛の4種類があります。

現在は霜降り肉になりやすい黒毛和牛が圧倒的に多く、それ以外の国産牛はホルスタインなどの乳用種や黒毛和牛と交配されてできた交雑種などです。

霜降り肉も旨味があり人気ですが、実は高カロリーの餌を与え、運動させずに育てられています。それは牛肉本来のおいしさではありません。広大な自然の中で放牧されて育った牛の赤身肉はおいしいだけでなく安全なのです。

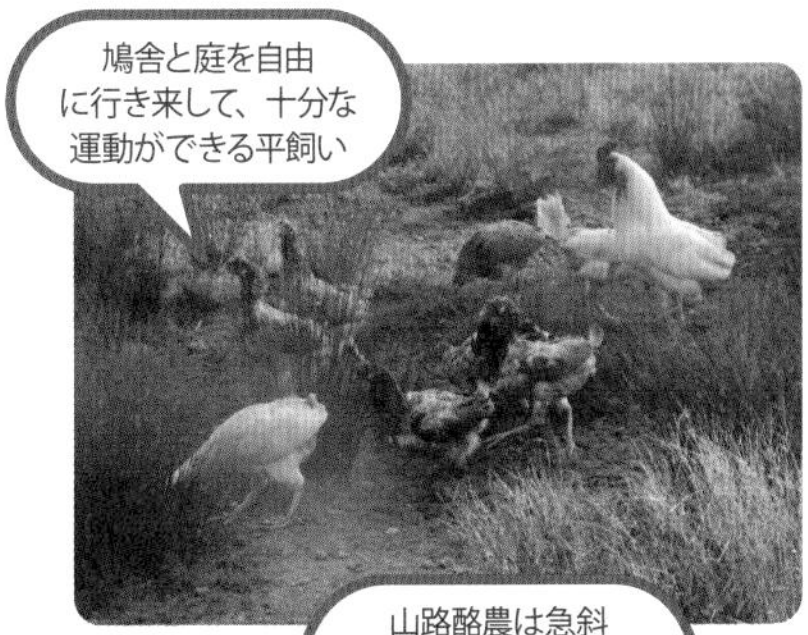

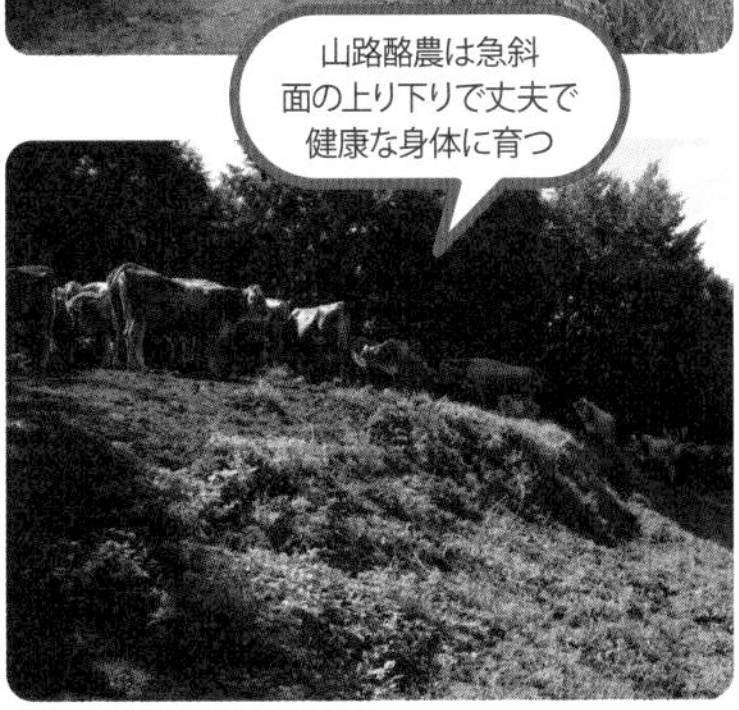

豚肉

食用の豚の品種は特色JASに定められた人気の黒豚（バークシャーの純血種）やデュロック、ランドレース、ヨークシャーなどさまざま。

健康な環境で育てられた方が肉質も良いので選ぶ際には、生産者、飼料、抗生物質等の使用状況を公開している店での購入が安心です。

鶏肉

一般のブロイラー（食肉養鶏）を飼育する養鶏場ではフロアに何千羽という過密な環境で育てています。

さらに早く太らせるために高カロリーの餌が与えられ、運動しないように常に薄暗くしています。その一方で、健康志向の高まりから自由に動き回れる環境での飼育も増加。その違いが肉質に大きく表れるので飼育環境にも注目しましょう。

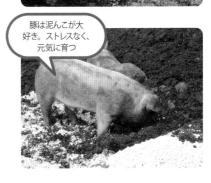

魚介類と肉類の消費量の推移

食用魚介類及び肉類の1人1年当たり消費量（純食料）とたんぱく質の1人1日当たり消費量の推移

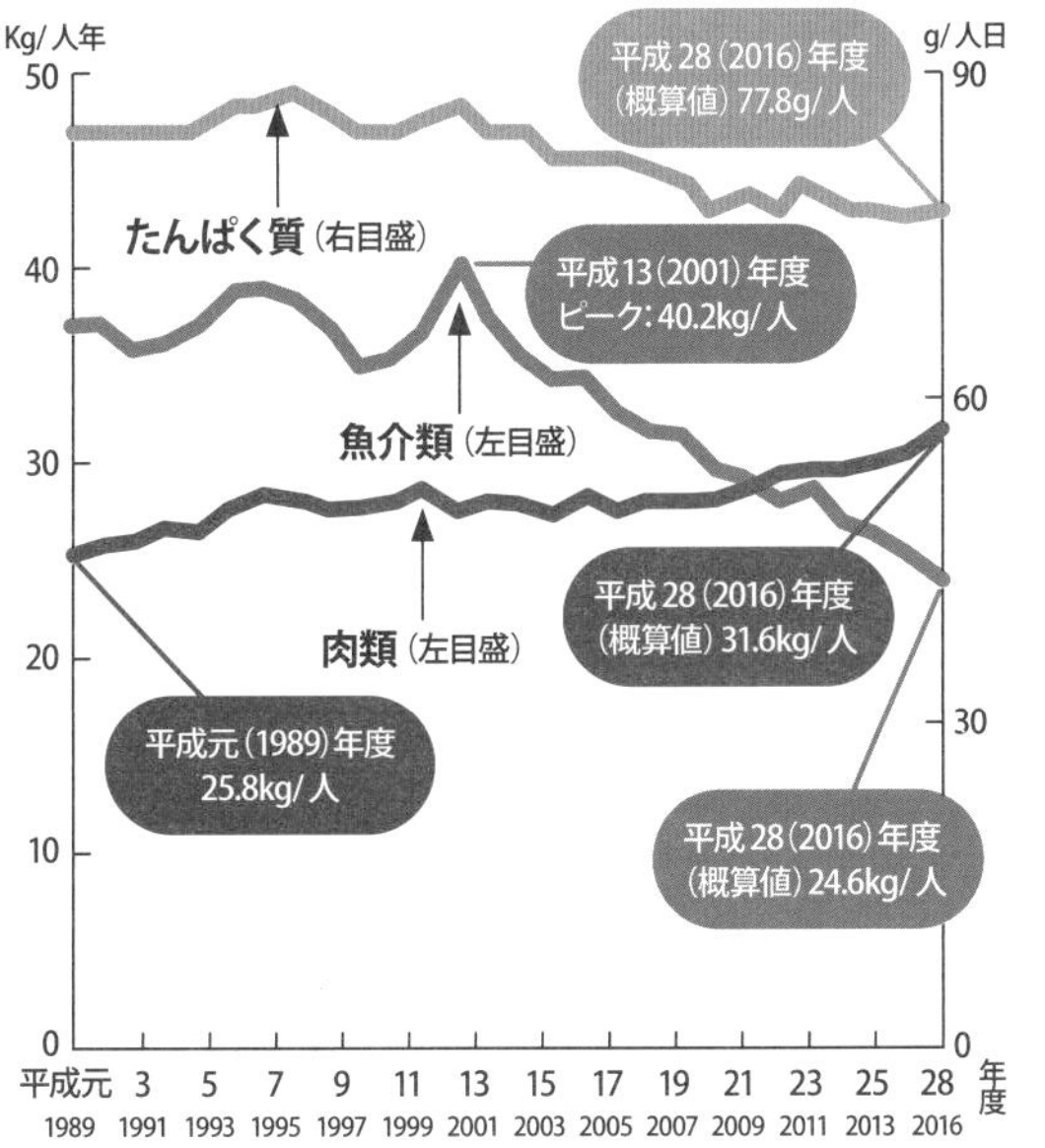

1人当たりのたんぱく質の消費量自体が横ばいとなっている中で、肉類の消費量は増加し、魚介類の消費が減少。2010年以降、肉の消費量が魚介類を上回り、その差はひらいている

資料：農林水産省「食料需給表」

鳩舎と庭を自由に行き来して、十分な運動ができる平飼い
山路酪農は急斜面の上り下りで丈夫で健康な身体に育つ
豚は泥んこが大好き。ストレスなく、元気に育つ

加工食品 調味料

日本の誇る発酵食文化を継承した本物の味を選ぶ基準にする

定番の調味料選び

加工食品は農産加工品、水産加工品、畜産加工品とその他加工食品で分類されています。そして、調味料はその他加工食品に該当しています。

味噌、醤油、酢、ソース、食塩など、普段の料理に欠かせない定番のものです。

日本中のスーパーの棚には、覚え切れないほどの種類の調味料類が所狭しと並んでいます。

見慣れた昔からの定番から新商品までいつもひしめき合っています。家庭で使う種類は限られているので、どれを選べばいいか迷ってしまいます。

常備常用する味噌、醤油、酢、油、みりん（本みりんは酒類）、ぽん酢、めんつゆなどの調味料はどんな基準で選んでいますか。ラベル表示は見ますか。

また1アイテム当たり何種類使っていますか。「我が家の醤油はこれ！」とばかりにお決まりの1種類でしょうか。可能なら、何種類か選んでメニューで使い分けするのがお薦めです。

選ぶ基準

調味料はひとつ買えば普通は数週間使います。毎日使う味噌や醤油でも数十回、2〜3週間

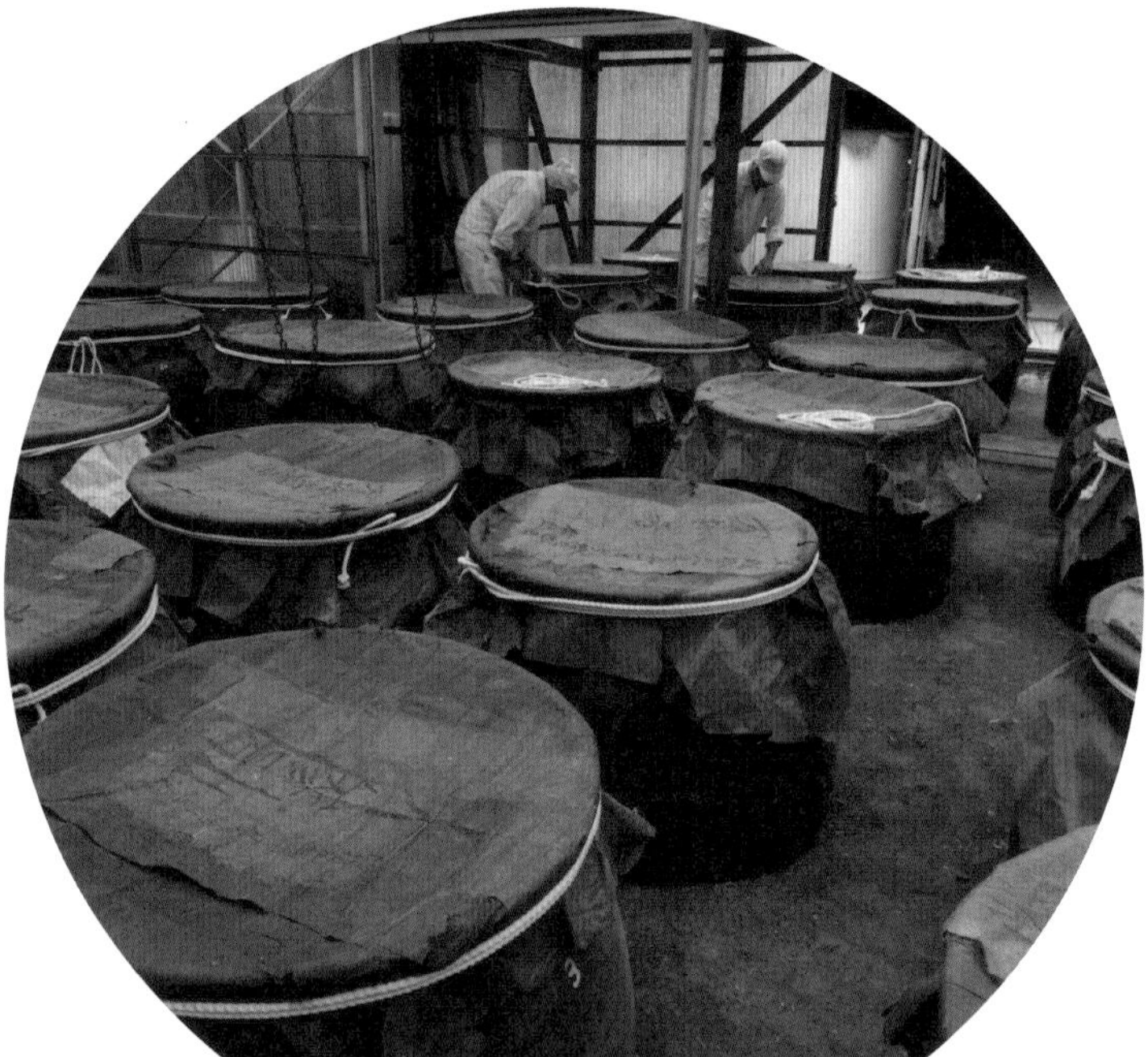

この甕の中で3ヵ月間、発酵が静かに進みます。甕の中で糖化した米が酒になり、お酢に変化していきます。熊本県大川市・庄分酢

食材選び 目利きポイント

1- 表示をよく見る
2- 伝統製法のものを選ぶ
3- 化学合成添加物のないもの
4- 原材料は非遺伝子組み換えを選ぶ
5- あまりに安いものは避ける

使うのではないでしょうか。食品添加物の化学物質アレルギー反応のリスクを考えると、できる限り化学合成添加物を使っていない有機の調味料をお薦めします。

有機加工食品は原材料が非遺伝子組み換え作物で無農薬、無化学肥料です。そして化学合成添加物が無添加です。

これは化学物質アレルギー反応のリスクを減らせ、アレルギーを気にするストレスを軽減できます。

また、間接的に生産者や製造加工メーカーの環境へ負荷を与えない活動を支援する社会貢献につながります。

土蔵造りの蔵にある二十石の木桶が整然と並んでいる

代表的な味噌、醤油、日本酒、みりん、酢などの発酵調味料は昔からその地域に根ざしている蔵元が多く、伝統的な製法で発酵に時間をかけ、丁寧に製造しています。そのため大量生産の商品に比べると生産量が少なく、価格が多少高いのが現状です。

しかし、調味料で料理の味は大きく変わります。同じ味噌でも有機味噌に変えただけで味噌汁がおいしくなり、子どもがおかわりするようになった話も聞きます。おいしさも保証付きです。

価格だけでなく日本の発酵食文化で育まれた本物の味を食卓に常備してください。

COLUMN 1

お酢の伝統製法

1711年（江戸時代・宝永八年）、筑後国久留米藩の港町大川・榎津で造り酒屋から酢商売をはじめたのが「庄分酢」の始まりです。以来300年、この地で昔ながらの伝統的な製法を守り、醸造酢造りをじっくりと続けています。『庄分酢を代表する「有機玄米くろ酢」の原料には、熊本県などの農家から仕入れた有機玄米を使用。

有機玄米くろ酢の仕込みはそれぞれ春と秋のお彼岸前後の年2回。玄米を蒸し、麹米を加え混ぜます。仕込み水を入れた甕に麹米と蒸し米を混ぜ、麹を振り入れて液面に浮かせて仕込みます。

土中に半分埋まった仕込み甕は昔から使ってきた大甕。この陶器甕が太陽熱を吸収し、発酵を促すのです。紙蓋は和紙に柿渋とフノリを塗ったもの。』（庄分酢商品カタログから）

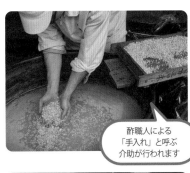

酢職人による「手入れ」と呼ぶ介助が行われます

蔵付き菌の発酵作業を見守るのは子育てに似てるとも

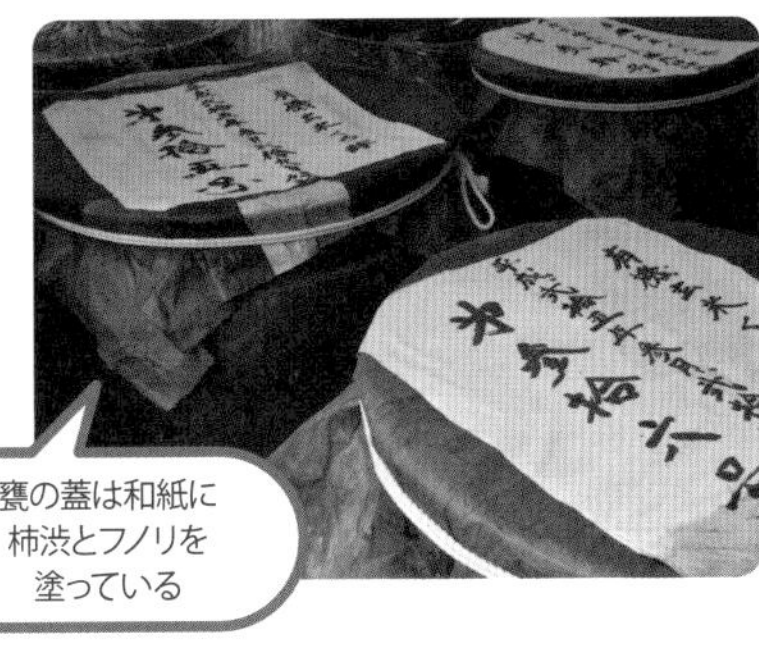

甕の蓋は和紙に柿渋とフノリを塗っている

オーガニックのすすめ

オーガニックには二つの解釈があります。一つはライフスタイルの価値観として衣食住から健康、教育、そして地球環境まで考えるオーガニックです。もう一つは認証基準を持つ有機ＪＡＳ認証制度のオーガニックです。これは第三者機関による検査で認証します。

JAS

知っておきたい
オーガニックの基本

オーガニックは英語の「ｏｒｇａｎｉｃ」です。辞書では「有機、有機的（多くの部分が緊密な連係をもちながら全体を形作っているさま）」と訳されています。日本の農業、食品の世界では「オーガニック＝有機栽培、有機食品」という意味で使っています。

そして、オーガニック食品は環境に配慮し、化学合成農薬、化学肥料を使わず、土の本来の力を利用する有機農業で生産された農産物とそれを原料に使い、食品添加物を必要最小限に抑えた加工食品をいいます。

国が定めたオーガニックの基準、「有機ＪＡＳ」規格です。その基準を基に有機ＪＡＳ認定を取得したものに有機ＪＡＳマークと有機（オーガニック）の表示ができます。

基準は無農薬、無化学肥料に加えて遺伝子組み換え作物は使わない、栽培記録を残す、有機栽培にして２～３年の移行期間が必要で毎年更新という内容です。原則、世界各国共通です。

オーガニックは何がいいの？

オーガニック食品は有機栽培

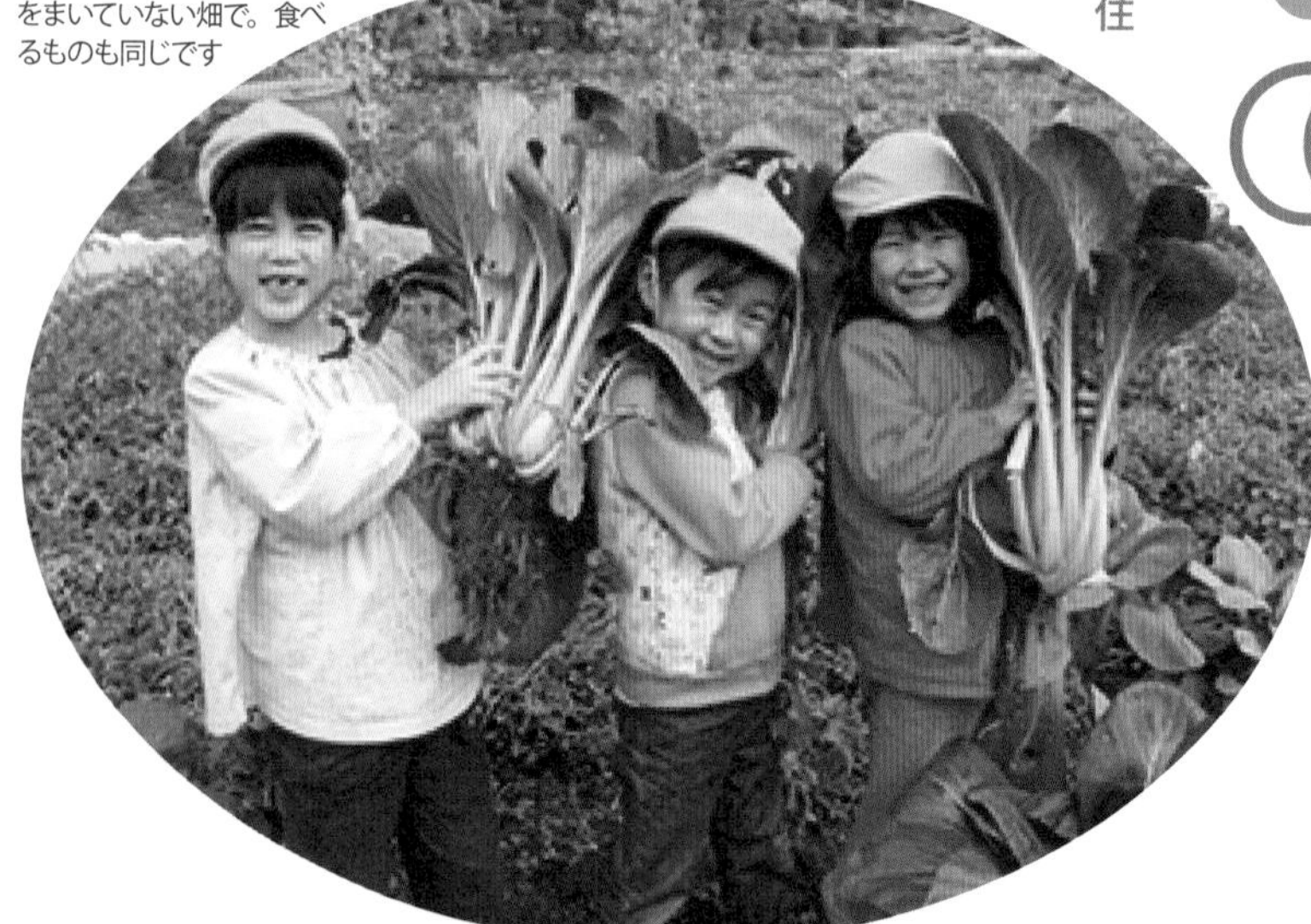

子どもの畑体験は農薬、除草剤をまいていない畑で。食べるものも同じです

食材選び 目利き ポイント

1- 産地・生産者・栽培履歴のわかるもの
2- 旬の露地栽培のもの
3- 地元産
4- 色の濃すぎるものは避ける
5- カット野菜より丸ごと買う

の田畑で土が本来もつ生命力と生産力（たとえば微生物の力）で作物を育て、製造加工工程を経て食卓に上るまで、無農薬、無化学肥料、化学合成添加物、洗剤等を未使用で、人と自然、環境に最大限、負荷を与えずに作ります。それは持続可能（サステナブル）な自然との共生と循環をつくります。

また、安全かと問われるならアトピー性皮膚炎の人が食生活をオーガニックに変えると症状が軽減した例は数多くあります。

ただ、人により効果は違いますし、まだ医学的、化学的に証明しきれていません。それでも自分や家族の食べ物の内容を知ることは大切です。

オーガニックはなぜ高いの？

オーガニックが高いのにはいくつかの理由があります。

まず一般の食品に比べて生産者の手間がかかります。田畑では除草剤をまけば草取りはしなくていいのですが、有機圃場では除草剤は使わないので、何度も何度も生い茂る草を手で抜き、虫がつけば手で取ったりと手間暇をかけています。

また醤油や味噌の加工食品は熟成のために1年、2年、3年と寝かせ、ここでも手間暇をかけています。

次に現在、有機農産物は、生産量が極めて少ないので生産地からお店の棚に届くまでの効率的な流通インフラが未整備です。そのため流通コストが割高になっています。

でも高い分はおいしさだけでなく、田畑や工場の生産現場での環境を守る活動に自分も家族も協力している。健康的な分、医療費が軽減されていると考えると、実は高くないのです。

世界はオーガニックに舵を切っている

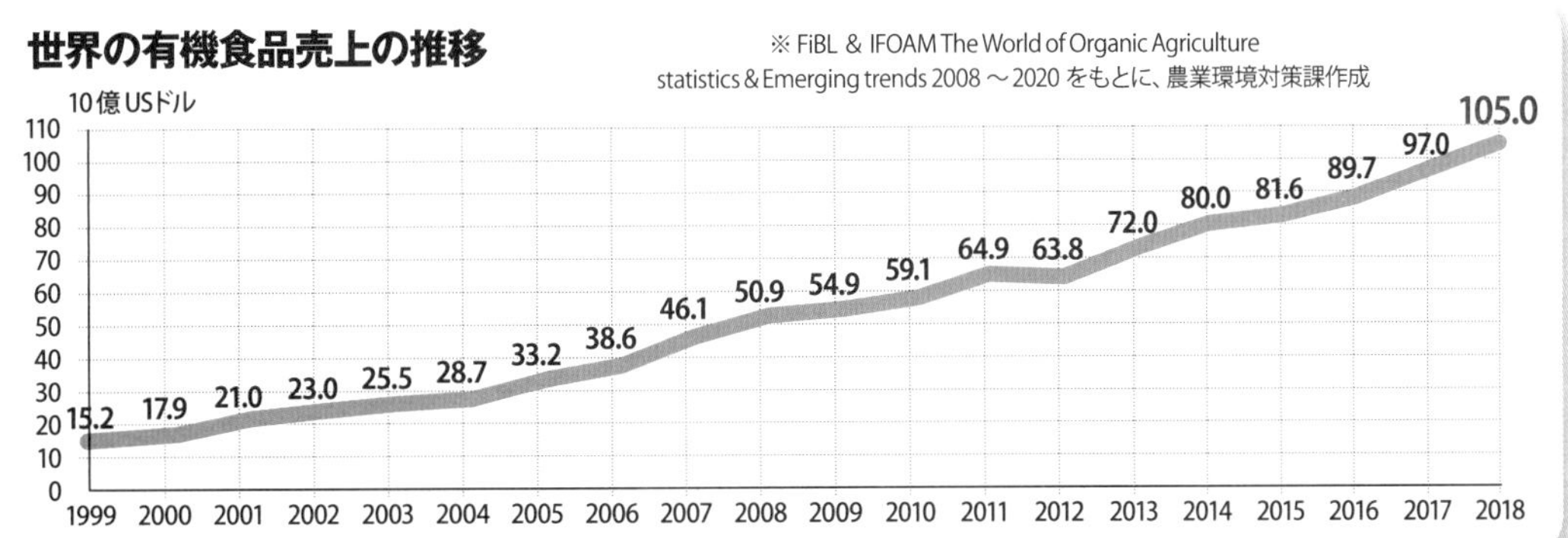

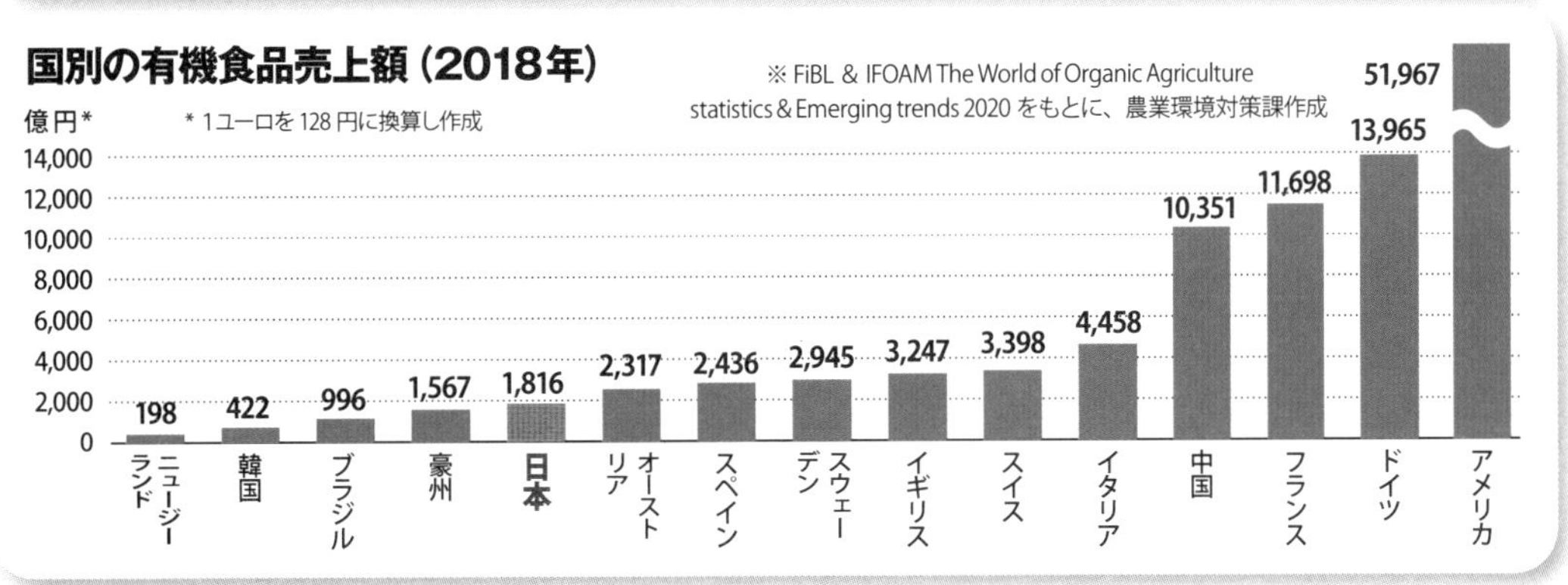

オーガニックと食育の親和性

ビジョンの共有は親和性の証

　オーガニックは、日本ではなかなか浸透しにくいジャンルと見られていました。一般的にオーガニックは「健康に良い」イメージはあるものの、「一般商品より高い」、「身近に売っているお店がなく、手に入りづらい」といった買わない2大理由が長い間つぶやかれていました。

　ところが、学校に食育授業が導入され、食育活動が盛んになるなか、子ども（大人も）のアレルギー疾患（アトピー性皮膚炎、花粉症など）なども増加。

　その原因のひとつに食べ物に残留している農薬、化学肥料と化学合成添加物の影響があげられ、親（消費者）の意識が安全な食べ物選びに向きました。

　それは〝食の安心・安全・健康〟志向を育て、食育との連鎖反応と相乗効果で親（消費者）の意識変化をもたらしました。

　結果、農薬、化学肥料、化学合成添加物を避け、オーガニック食品を選ぶようになったのです。事実、スーパーなどで商品を裏返して、ラベル表示をチェックする姿をよく見かけます。

　またオーガニックでなくとも無添加、無着色、保存料不使用などの表示が増え、食品メーカーも消費者の意識変化に応えようとしています。

　そして食育活動の広がりは、食の安心・安全・健康だけでなく環境問題への強い関心をもたらしています。

　オーガニックは無農薬、無化学肥料、非遺伝子組み換え作物、

高学年になると自信と手際の良さも見えて親も安心できる

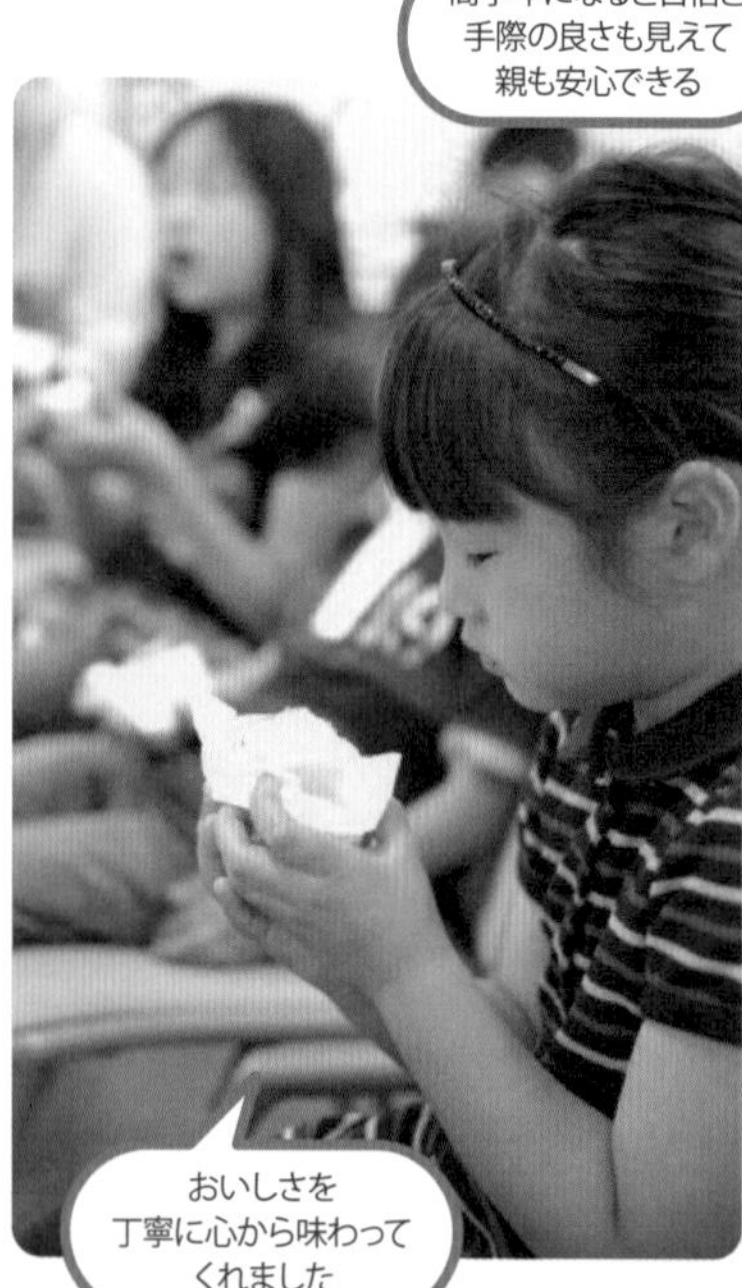

おいしさを丁寧に心から味わってくれました

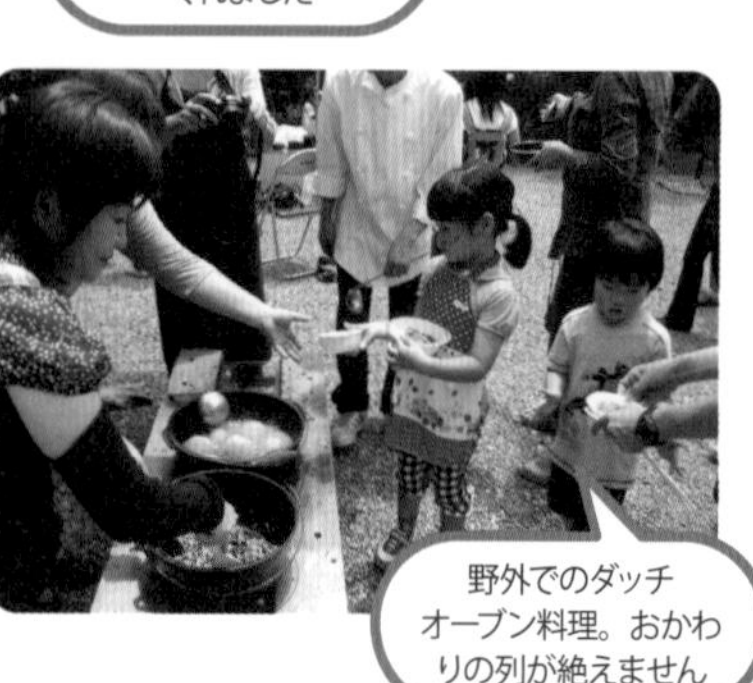

野外でのダッチオーブン料理。おかわりの列が絶えません

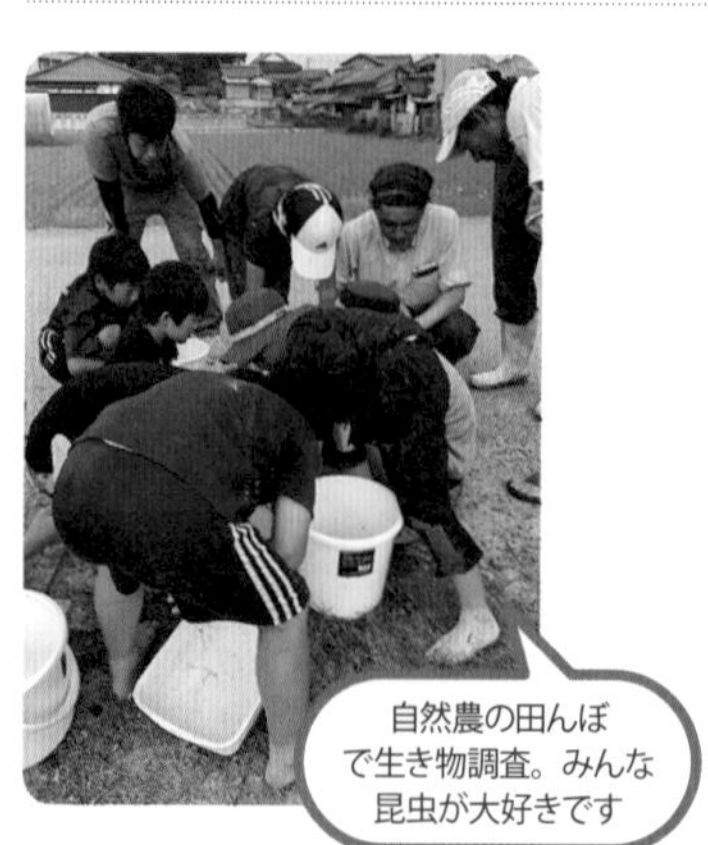

自然農の田んぼで生き物調査。みんな昆虫が大好きです

無化学合成添加物で持続可能な環境循環型社会を作ることを意味します。食育も安全な食品選び（選食力）、食品ロス、CO_2削減、児童労働などSDGsを含め、同じ目的を共有しています。食育活動はオーガニックの実践ともいえます。


今後、オーガニック商品が増えることが予想されますが、同時に海外の輸入品も多くなるでしょう。

そこで目にする機会が増える各国の認証マークを紹介します。海外にも日本の有機JASマークと同様のオーガニック認証マークがあり、輸入される商品にはその国の認証マークがつけられています。無農薬、無化学肥料、非遺伝子組み換え、無化学合成添加物の基本条件は世界共通です。有機JASでなくても安心して購入できる目印となります。＊フェアトレードは有機ではないですが、理念に共通性があります。

よく見る海外のオーガニック認証マーク

EU

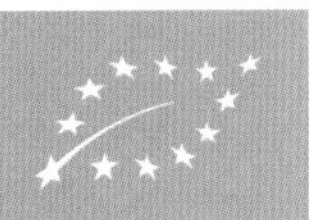

ドイツ　Bio-Siegel

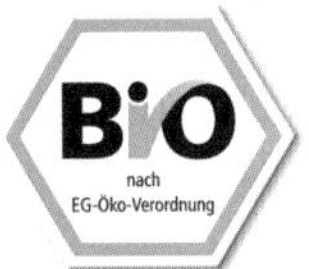

フランス　AB

ドイツ　demeter

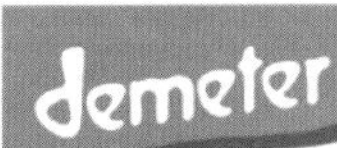

フランス　ECO CERT

アメリカ
USDA. ORGANIC

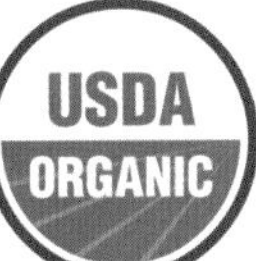

イタリア　ICEA

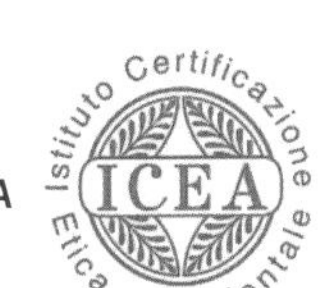

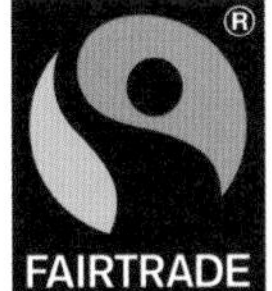

フェアトレード

イギリス　Soil Association
(Soil Association Certification Ltd)

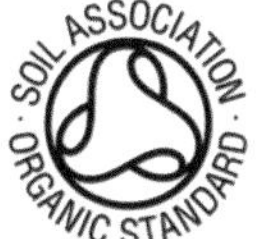

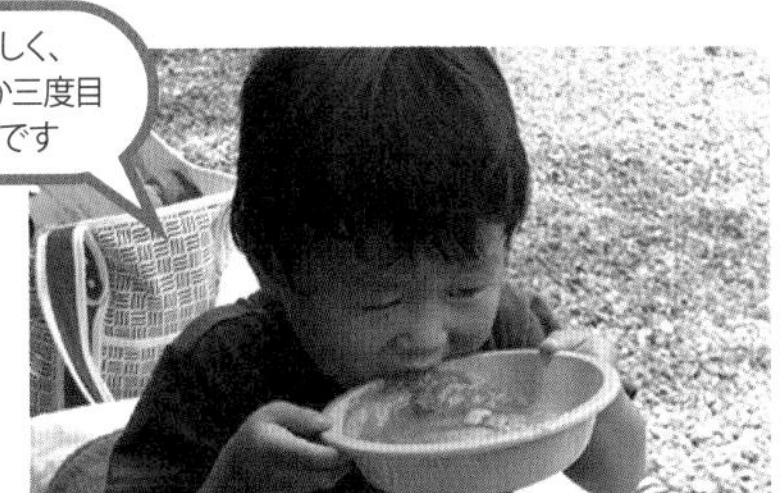

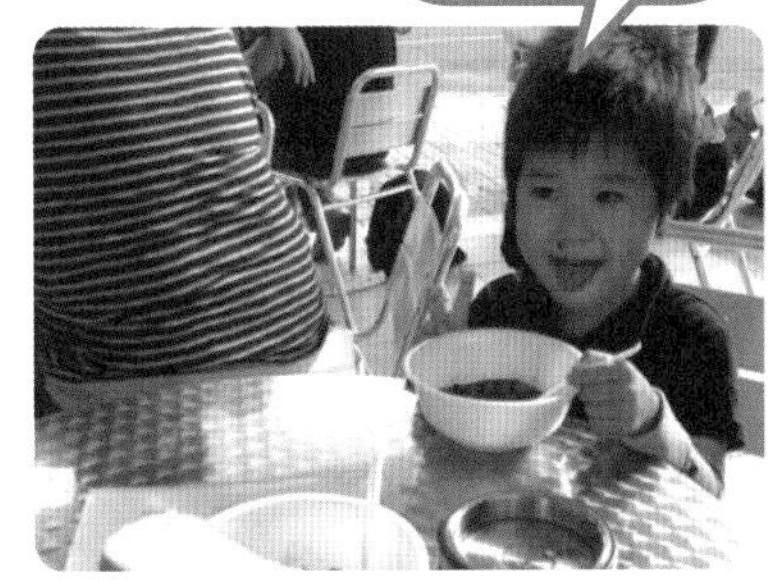

COLUMN 1

イタリアの給食

イタリア中部の田舎町、フォーリンポポリでは幼稚園から高校まで一貫して、自治体が給食に地元産の食材を提供しています。

3年ごとに納入生産者のコンペがあり、子どもたちに安全な食を食べさせるため、食材は有機食材になり、加えてコンペに勝つために、さらに環境に負荷を与えない技術や輸送方法で工夫を凝らし、付加価値を加えて参加。見事に選ばれると町が生産者を表彰し、住民と農家との「顔の見える関係」を築き、農業の価値・大切さへの理解を促し、信頼関係を醸成しています。

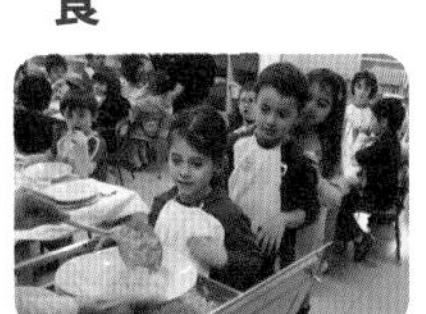

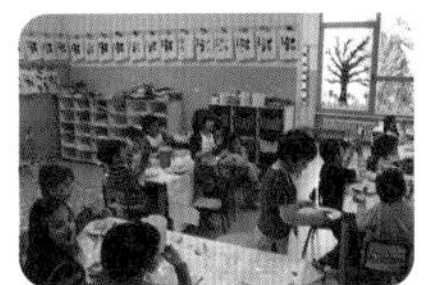

ランチは1時間かけて！

カフェ&レストラン

家庭での食事は、食材や調味料を選ぶことができますが、外食では選べる範囲が極端に制限されています。しかし、今後はレストランの使用食材の情報開示で消費者の選択肢は増えていきます。

食の嗜好に対応

2013年9月、東京オリンピック・パラリンピック2020の開催が決まった直後から、それまで飲食業界があまり留意してこなかった訪日外国人（海外からの観光客や日本在住・在勤者）の外食での食習慣への対応が一気に注目されることになりました。

イスラム教徒のハラール、ユダヤ教徒のコーシャなど宗教上の戒律による食べ方に対応するため、食材、料理法の導入が必要となりました。

またヴィーガンやベジタリアンなど、個人の主義や思想的背景、食の嗜好による食べ方、グルテンフリー、アレルゲン食材の表記により安心して食事ができる店であることの情報提供も必要となりました。

海外での和食人気と2016年の和食が世界遺産に登録されたことも重なり、特に大都市や観光地のホテル・旅館、レストランでは体制づくりが急務となりました。将来さらに訪日外国人を迎え入れるにはクリアすべきハードルです。

また一般消費者の嗜好も身体と環境への健康志向からヴィーガンやベジタリアン、マクロビへとチェンジする人の増加傾向が顕著です。

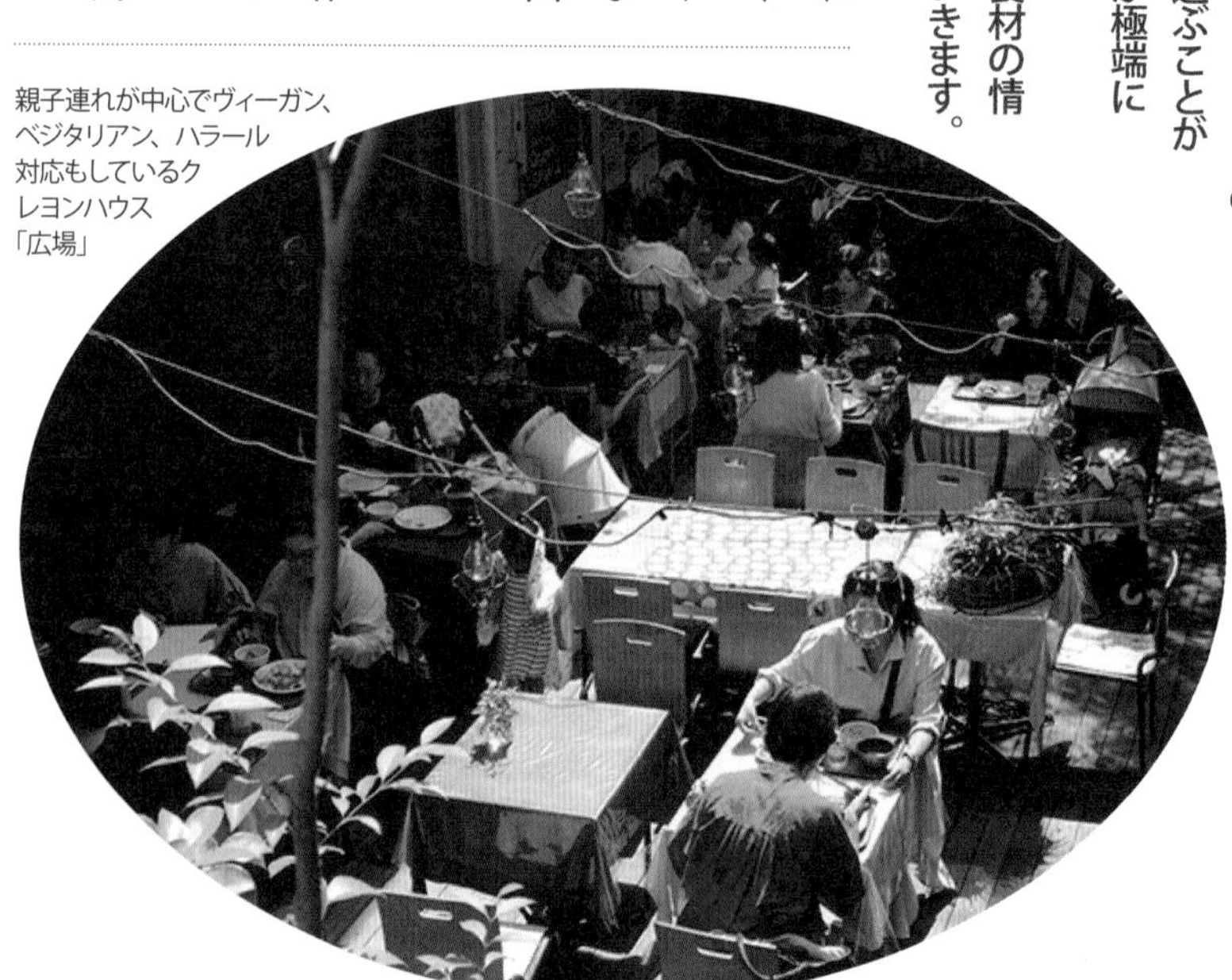

親子連れが中心でヴィーガン、ベジタリアン、ハラール対応もしているクレヨンハウス「広場」

お店の選び方
目利きポイント

1- 食材の産地・生産者情報開示
2- 調味料等の情報
3- アレルゲン食材の情報開示
4- トータルにホスピタリティが高い

こうした流れの中でレストラン選びに役立つ認証マークが誕生しています。代表的なものはハラル、コーシャ、ベジタリアン、ヴィーガン、そしてオーガニックレストラン認証などです。

また店内ポップやメニュー、ホームページ等でグルテンフリーやアレルゲン表示などもチェックできます。

JR 神田駅近くの古民家を改造した店 ROSY

食材から調味料まで自社栽培・製造に徹底の豊受レストラン

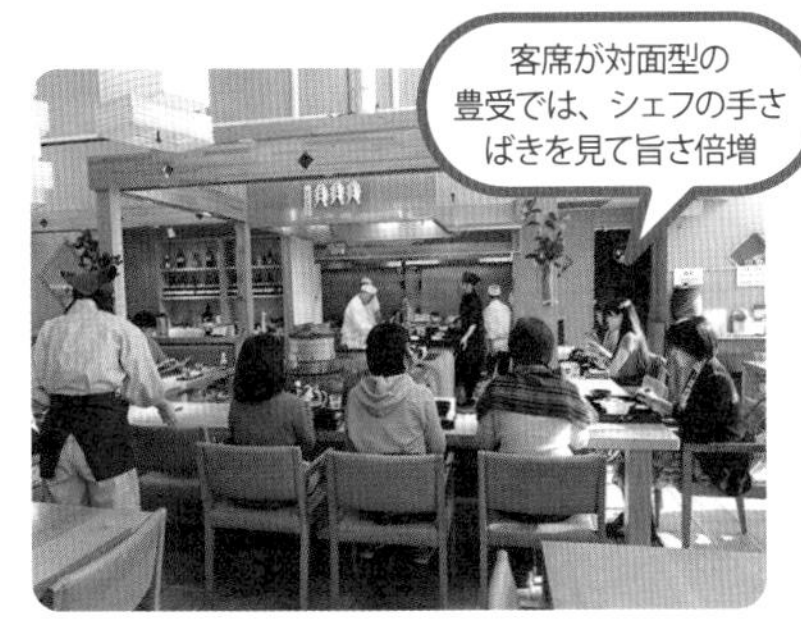

ブラウンライスの蒸し野菜は素材のおいしさで大人気

そして、一部ファストフード、ファミリーレストランではオーガニックとまではいかないけれど化学調味料未使用、無添加・無着色などの安全性を掲げるメニュー展開が進行しています。

これは消費者の心と身体と環境への健康志向に合わせた動きであり、今後さらに広がっていくでしょう。

客席が対面型の豊受では、シェフの手さばきを見て旨さ倍増

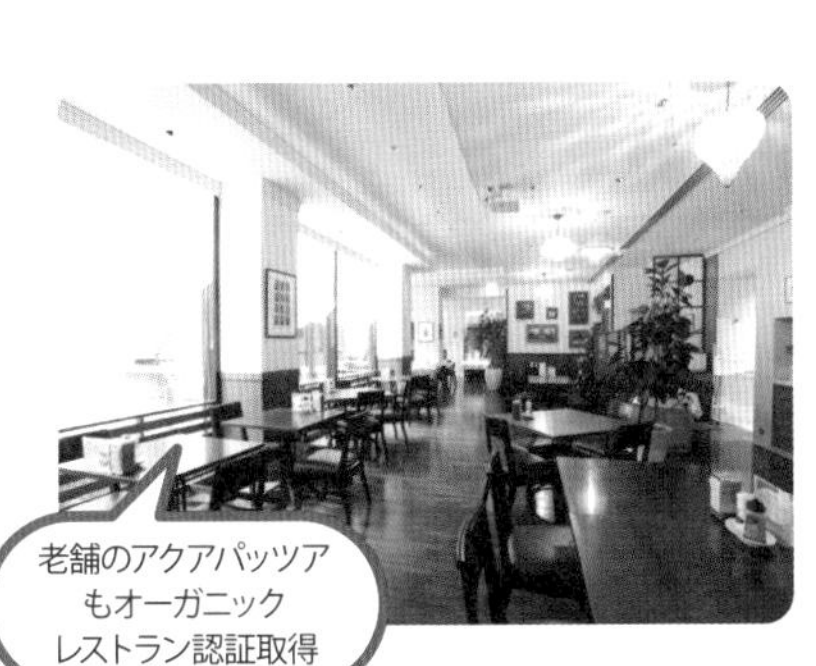

老舗のアクアパッツアもオーガニックレストラン認証取得

レストランを選ぶ際の目印

動物性食材を使用しないヴィーガンメニューがあります

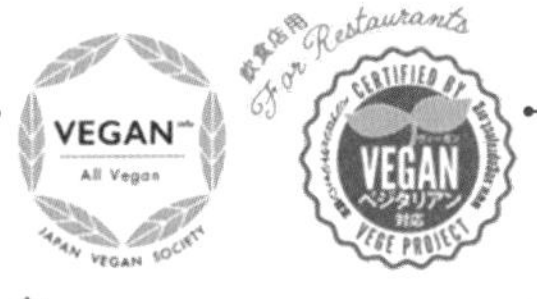

植物由来の食材でベジタリアンメニューがあります

ハラール認証の調理法・食材のメニューがあります

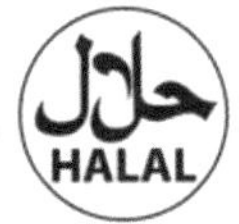

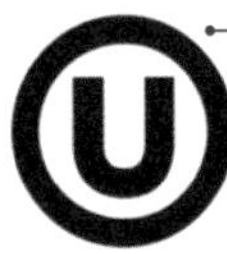

ユダヤ教徒のためのコーシャ認証のメニューがあります

COLUMN 1

オーガニックレストラン認証

日本農林規格(JAS 規格)「有機料理を提供する飲食店等の管理方法」が 2019 年 1 月に施行されました。
飲食店等で有機料理の取扱いを積極的に進める動きが拡大する一方、有機食材の由来や使用量を証明する等の共通ルールはなく、店ごとに管理方法が異なっています。そのため消費者に情報を正確に提供し、信頼を担保できるようにルールを規格化しました。
また、食材以外にも食器、設備、廃棄、サービスなどについても第三者認証機関が検査・認証します。
写真は認証第 1 号のクレヨンハウス「広場」

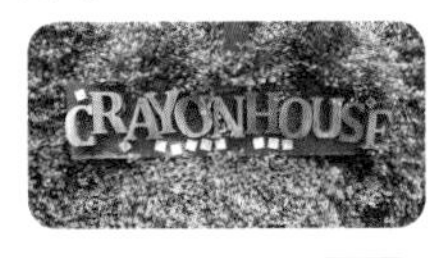

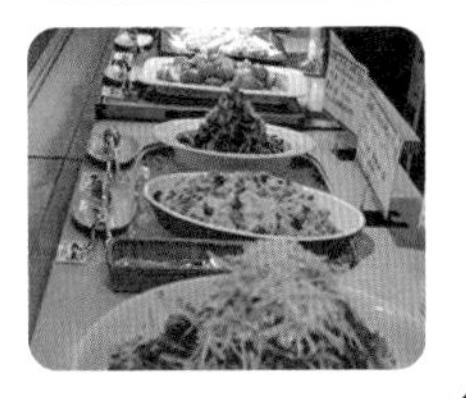

ショップ＆マルシェ

都市と地方の買い物スタイルの違いと共通点、リアルショップとネット通販ショップの進化、少子高齢化、人口減少でさらなる変化が。

ショップスタイルがバラエティに

消費者の安心・安全・健康志向が高まるなか、すべての食料品店は安心・安全を考えて販売していますが、なかでも産地直売、地産地消、オーガニック、顔の見える関係などを掲げ、安心・安全な商品選び、商品揃えが特長の新しいスタイルのお店が増え、定着しています。

たとえば産地直売所と道の駅は産地直送の朝採り新鮮、地産地消をテーマに全国各地に広がっています。また定期的に地元の生産者や製造メーカーが集まり市（フリーマーケット）を開く「都市型マルシェ」も各地に定着。そして、新鮮さや顔の見える関係、モノづくりの物語をアピールし、これまでにないSNSによる産直ネット通販などいろいろなスタイルの店舗が登場。生協などの会員制宅配も規模拡大しています。

また大手スーパーがオーガニック商品の常設スペースを設置、地元の地域スーパーにもコーナーができています。そして、新しいオーガニック専門スーパーも登場して他店舗展開しています。そして全国各地の主要都市ではマルシェというスタイルでいろいろなイベントフェアが催されています。

この流れは消費者の食の安心・安全への意識の高さが後押

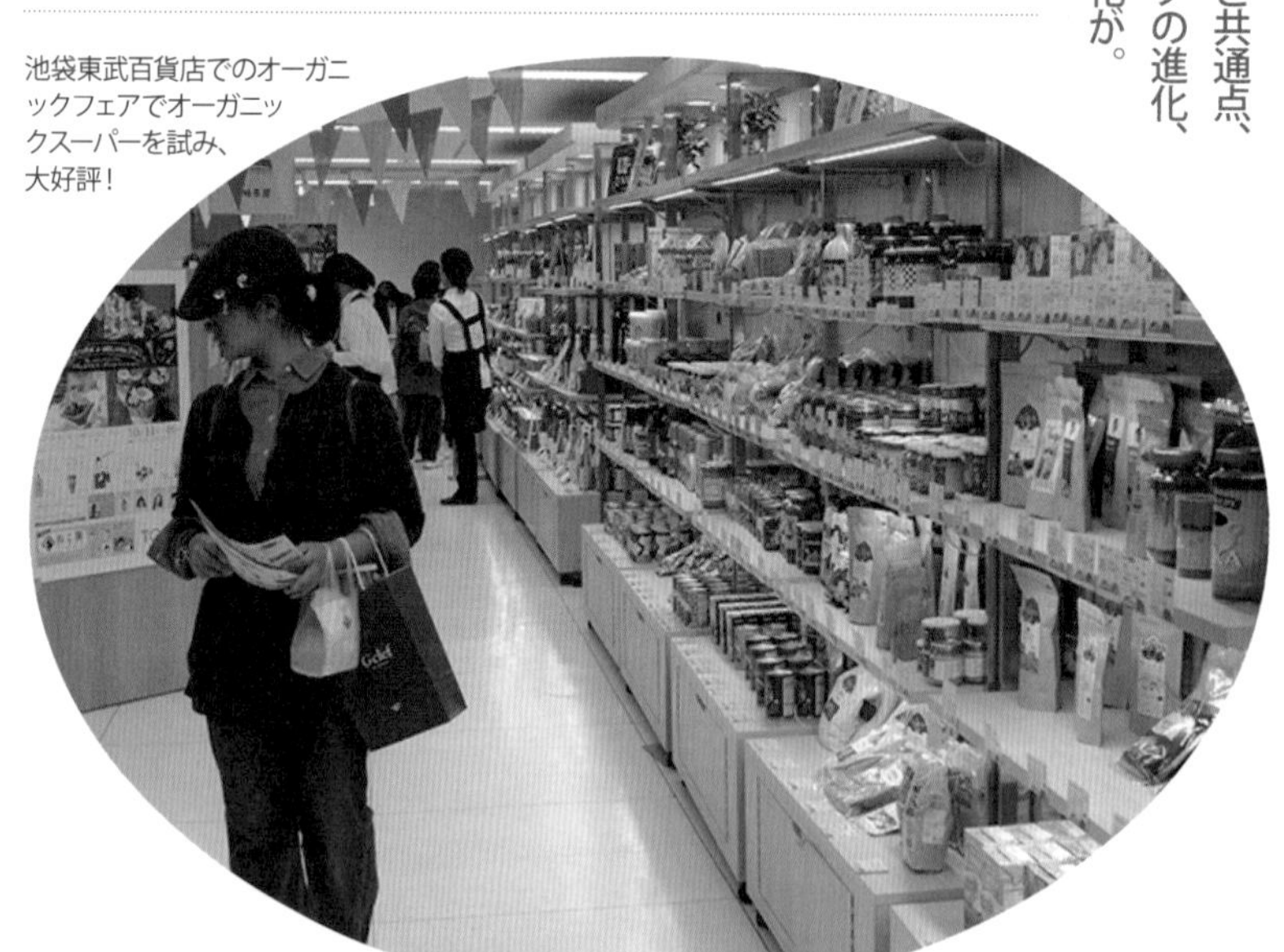

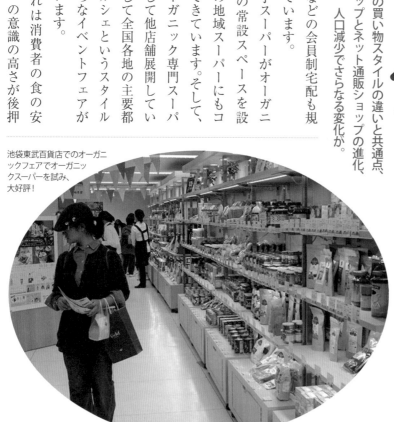

池袋東武百貨店でのオーガニックフェアでオーガニックスーパーを試み、大好評！

お店の選び方 目利きポイント

1- 店内 POP などの情報量が多い
2- 道の駅などでは地元産で品揃えしている
3- マルシェでは生産者と直接会話できるブース

しして、店舗、商品の種類と量、情報量の増加を促し、オーガニックマーケットが成長拡大する相乗効果を生み出しています。

コロナ・レガシー?

とくに2020年からの新型コロナウイルスのパンデミックにより、その対策として免疫力アップが効果的であり、普段の食事が重要であると言う認識からさらに安心・安全のオーガニックは世界的に注目されています。日本でも20~21年とオーガニックの卸流通、ショップ、通販の売上は軒並み上昇し、会員宅配の会員数も増加しました。

つい最近までオーガニック商品がどこで売っているかわからない、近くにショップがないといわれていましたが、いまやリアルショップもバーチャルショップも身近になっています。

こうした流れは食品選びの確かな目を持てば、自ずと希望の商品を揃えているショップと出会うことができます。

そして、お店の選び方、見極め方は住んでいる地域の商業施設によるところがありますが、リアルとバーチャルを上手に使い分けましょう。

また通販サイトや生協を始めとする会員制宅配などの会員数も利用者も増えており、ますます食の安心・安全に、そして健康に対しての消費者意識の高さが顕著に現れています。

特に食育はまず子供の健康を考え、家族の健康を考えるというスタート時点から考えると、食の安心・安全はもちろん、オーガニックとの親和性は非常に高く、食育にオーガニックは必須という理解が深まっています。

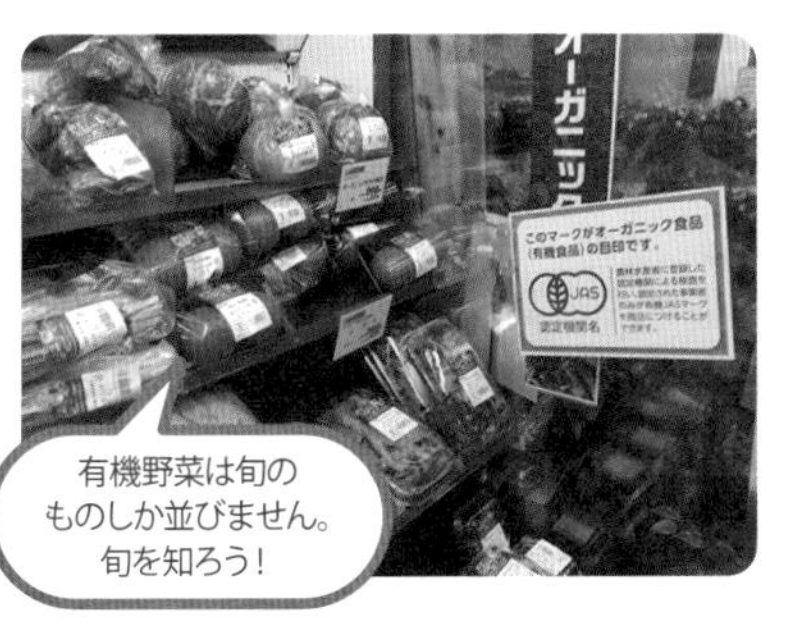
オーガニック
このマークがオーガニック食品(有機食品)の目印です。
有機野菜は旬のものしか並びません。旬を知ろう!

マルシェでは生産者が直接売り場に。いろいろ学べる!

フェアのブースはモノづくりをじっくり聞ける場となる

顔の見える関係が築ける都市型マルシェは定着しました

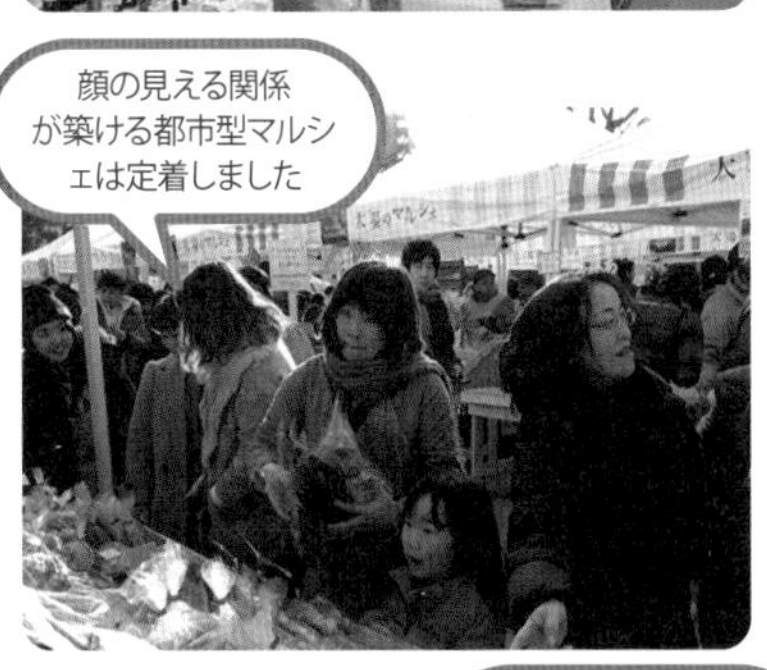

生産者もお客さんの直接の反応が励みになります

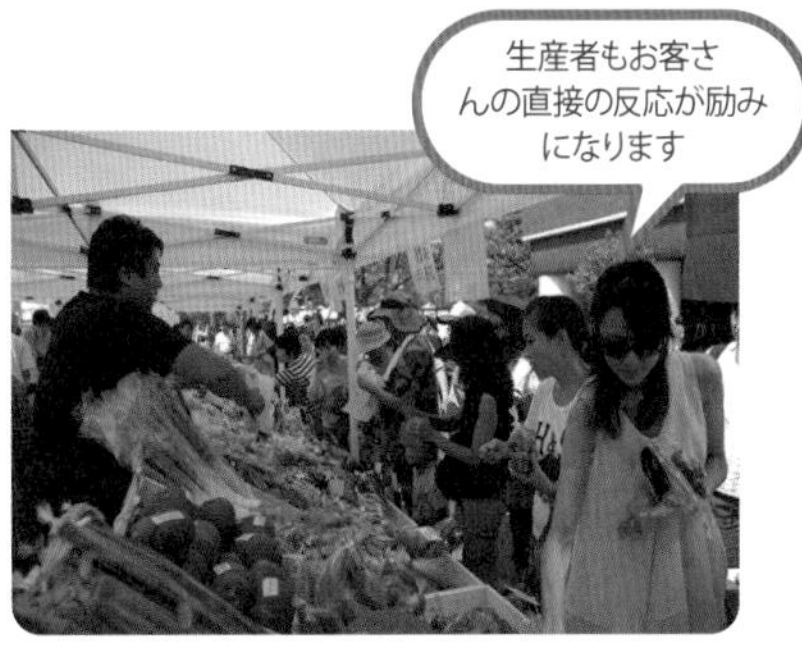

「和食が一番ヘルシー」

「和食はヘルシー」だとは誰もが知っているのではないでしょうか。でも、何が、どうヘルシーなのでしょうか。「PFCバランス」、「一汁三菜」、「まごはやさしい」で解説します。

アメリカが認めていた日本食

世界遺産に登録され、世界中で人気の和食ですが、肉中心の欧米の食習慣に比べ、昔から日本食は野菜や魚が中心でとてもヘルシーなものでした。そんな事実を改めて気づかせ、はじめに世界に広めたのは、1977年にアメリカ上院特別委員会で報告された「マクガバンレポート」でした。

当時のアメリカで主流になっていた脂質・糖質に偏った食生活を改善し、増大する医療費を削減する目的で制作された5000ページに及ぶこのレポートでは理想的な食事は日本人の食事であると結論づけられました。

このレポートは45年ほど前のアメリカ国民に向けたものですが、残念ながらその内容はまさに、現代の日本人が改めて気づかなくてはならないものです。

食生活の欧米化で米や野菜の消費量が減少し、肉類・油脂類の消費量が増加。栄養バランスが崩れた結果、生活習慣病が死亡原因の約6割を占めるまでになりました。

理想的な食事を実現した幻の20年間

健全な食生活を取り戻すための手がかりとなるのが、昭和

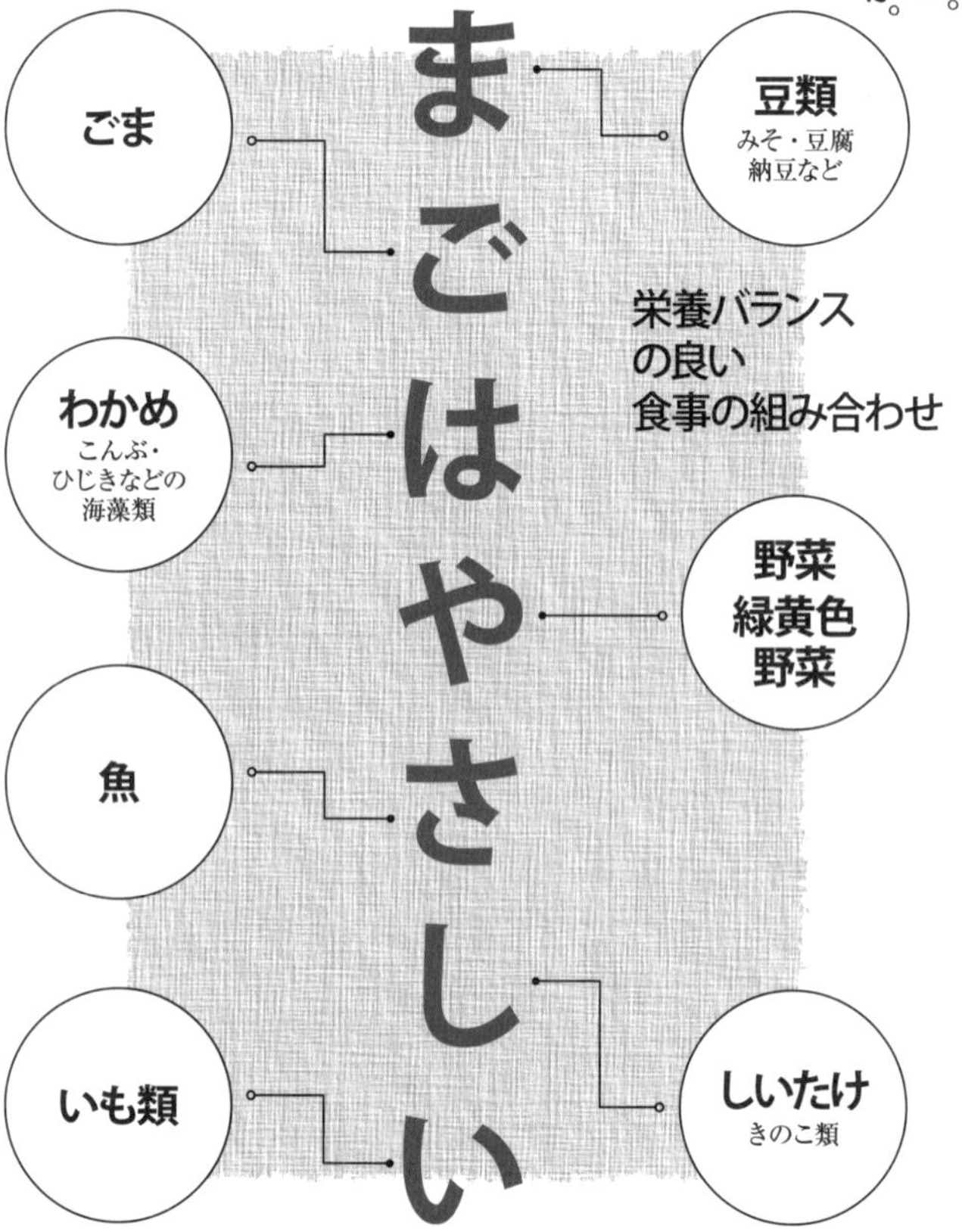

まごはやさしい

栄養バランスの良い食事の組み合わせ

- ま：豆類（みそ・豆腐 納豆など）
- ご：ごま
- は：わかめ（こんぶ・ひじきなどの海藻類）
- や：野菜 緑黄色野菜
- さ：魚
- し：しいたけ（きのこ類）
- い：いも類

50年代の食生活です。1965年から1985年の20年間が最もバランスの良い食生活をしていました。PFCバランスの変化を見ると主食である米を中心に、水産・畜産物、野菜・果実を多様に取り入れ、多くの種類の食材を摂取でき理想的な形が形成されていました。

特に1980年は理想的なバランスの三角形（下図参照）となっています。これは洋風メニューが食卓に登場し、いわゆる和洋折衷でバランスのとれた食生活だったことを表しています。

和食の基本一汁三菜の構成

主菜（一菜）
肉や魚、卵などを使ったタンパク質を摂るための料理

副菜（三菜）

副菜（二菜）
煮物や和え物など
野菜を主に使ったビタミン、ミネラルなどを補う料理

主食（ごはん）

一汁（汁物）
水分補給のほか、食べ物を飲み込みやすくする

＊香の物・お漬物

「一汁三菜」と「まごはやさしい」が合言葉

その和食の基本的な食べ方が「一汁三菜」です。主食、おつゆ、主菜、副菜を組み合わせ、バラエティ豊かな食事が摂れます。特に主食のごはん（お米）は、肉、魚、野菜、何にでも合う食材です。お米があるから健康的な食習慣を築くことができました。

体に必要な「エネルギーになるもの」、「体をつくるもの」、「体の調子を整えるもの」という栄養素をバランス良く摂ることができます。

そして、日本の風土に合った栄養バランスの良い食事を摂るには、医学博士の吉村裕之氏が提唱した「まごはやさしい」という食材の合言葉で一汁三菜のメニュー選びを効率良く実践してください。

PFCバランスの推移

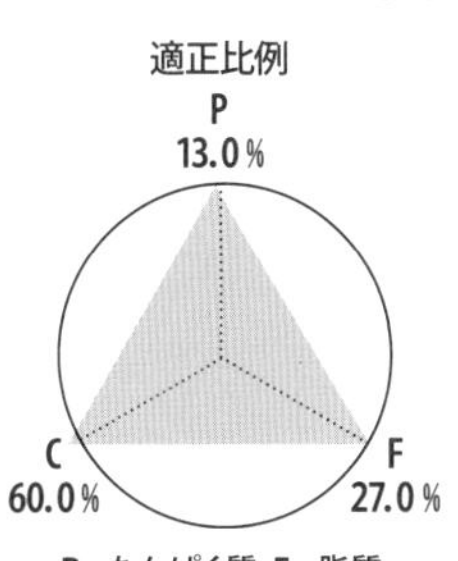

P= たんぱく質　F= 脂質
C= 炭水化物

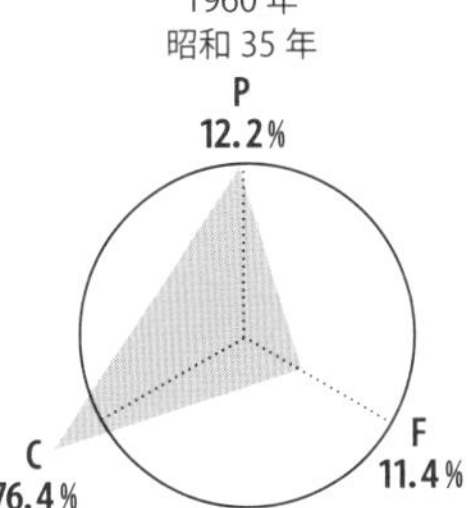

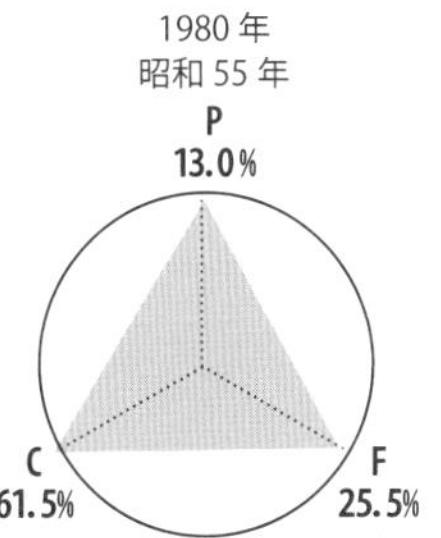

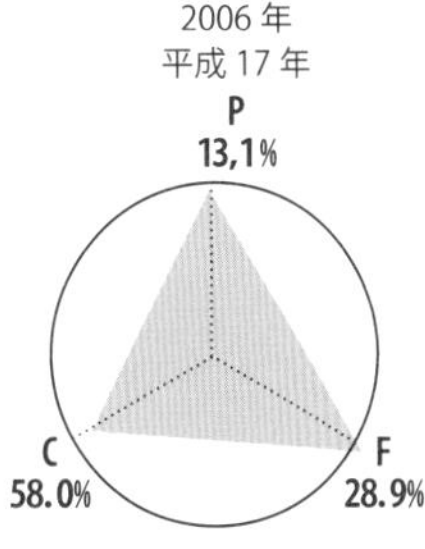

人間に不可欠な3大栄養素であるタンパク質（P）、脂質（F）、炭水化物（C）の摂取比率は、タンパク質15%、脂質25%、炭水化物60%が理想的といわれています。

かつての日本は、炭水化物に偏っていましたが、1980年頃には肉、乳製品が加わり、和洋折衷メニューで理想的なバランスになりました。しかし、現在では脂質過多の欧米型に近づいています。

郷土料理を知る

日本全国、それぞれの地域で育まれた郷土料理があります。そこには、その地域ならではのおいしさや栄養がたっぷり。心も身体も元気に、しあわせにするたくさんの知恵と愛情がつまっています。

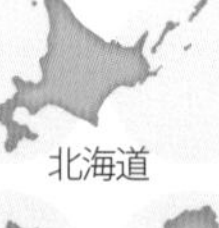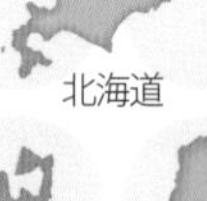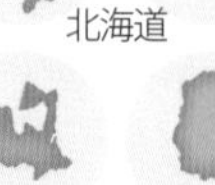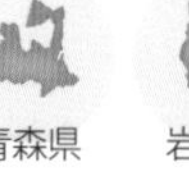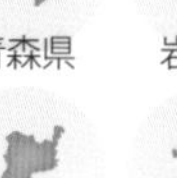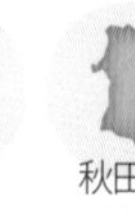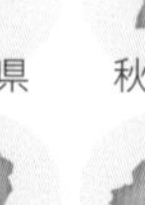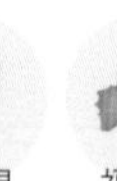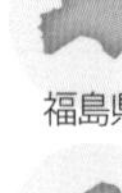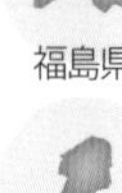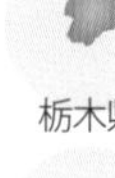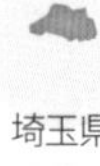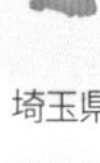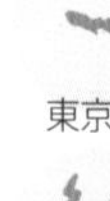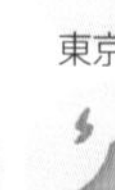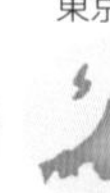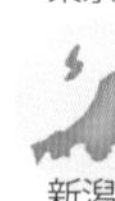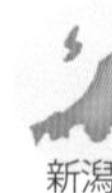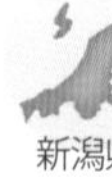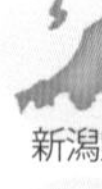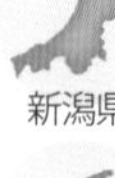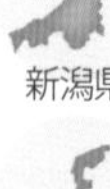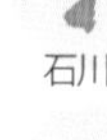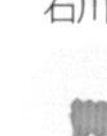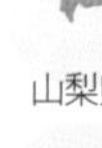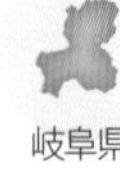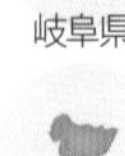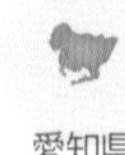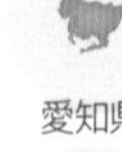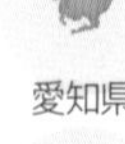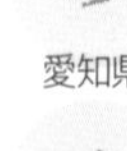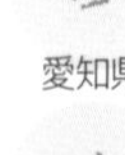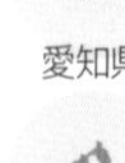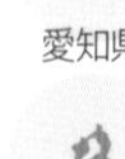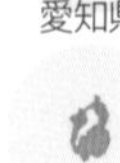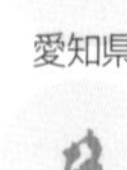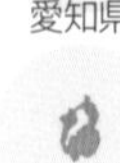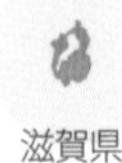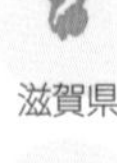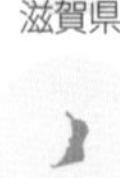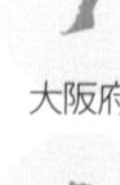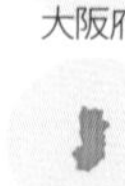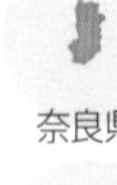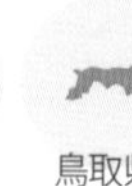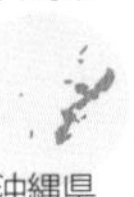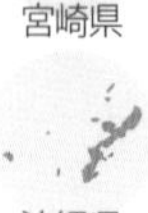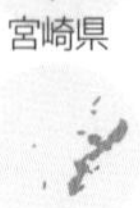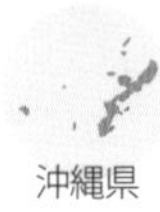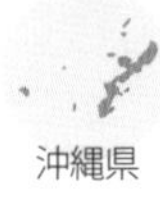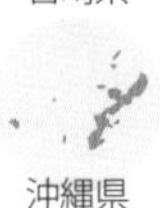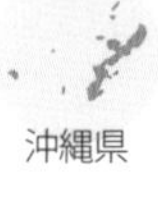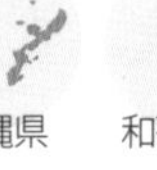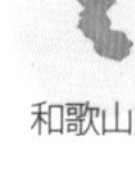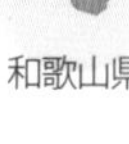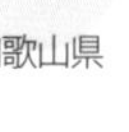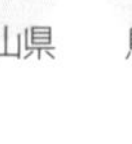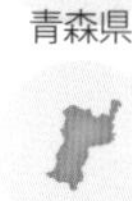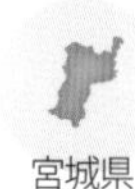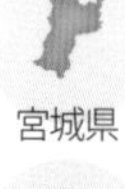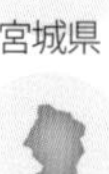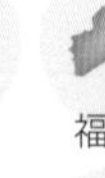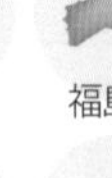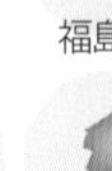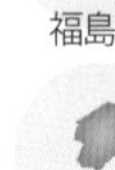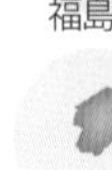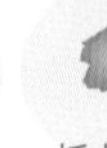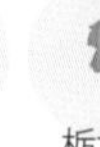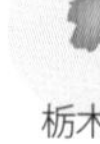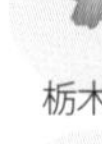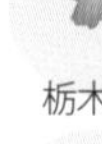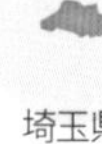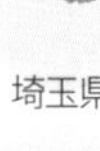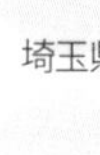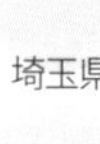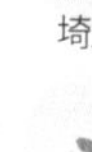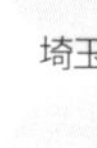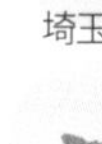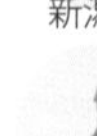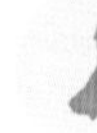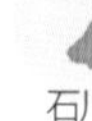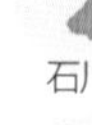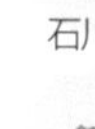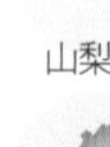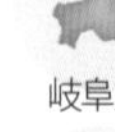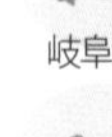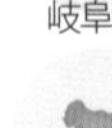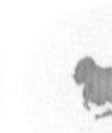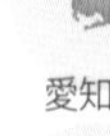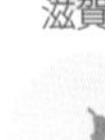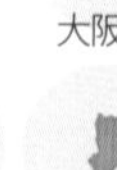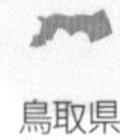

南北に長く、北海道のような極寒の地・北陸のような豪雪地帯もあれば沖縄のような熱帯地域もあり、山あり・川あり・周囲は海に囲まれる島国、更に四季がはっきりしている日本。

津々浦々、その地域の気候風土・風習が異なり、様々な祭事をはじめとする文化、食文化が生まれ、育まれてきました。

郷土料理は、それぞれの地域独特の自然風土・食材・食習慣・歴史文化等を背景に、地域の人々の暮らしの中で創意工夫により必然的に生まれたものです。

家族への愛情や地域への誇りを持ちながら作り、伝えられ、かつ地域の伝統として受け継がれてきた調理・加工方法による料理です。それぞれの土地の〝自慢の味〟とも言えるでしょう。

町起こしのためや特定の事業者が近年考案されたご当地グルメや土産物とは一線を画すものもあり、現代に生きる私たちが地元愛を込めて工夫を凝らしたものです。

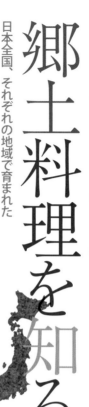

食の欧米化、核家族化、地域社会の関係性の変化、気候の変化や生産者の減少等による食材の変化、郷土料理は古いという考えなど、様々な理由が重なり、郷土料理の継承・伝承が難しくなっている現代。

日本人の心でもあり、素晴らしい食文化である「郷土料理」を受け継ぐことは、大切です。

農林水産省では、2007年「農山漁村の郷土料理百選」として、「農山漁村の生産や暮らしの中で生まれ、そして農山漁村で育まれ、地域の伝統的な調理法で受け継がれてきた料理で、かつ、現在もそれぞれの地域でふるさとの味として認知され食されている料理」を選定。

この郷土料理100選に含まれていない素晴らしい郷土料理がまだ数多く存在しています。

地域社会、家庭、学校等様々な場面で、郷土料理の発見・伝承・継承に努めていきましょう。

農林水産省「農山魚村の郷土料理百選」

都道府県名	農山漁村の郷土料理百選	地域からのメッセージ（一般的な方言で掲載しています。）
北海道	ジンギスカン／石狩鍋／ちゃんちゃん焼き	これはなまらうまいわ。きたらいいっしょ。まってるべさ。
青森県	いちご煮／せんべい汁	これはうまがべ。なんたかんた食いにおんで。まってるすけ。（南部弁）
岩手県	わんこそば／ひっつみ	たいしてうめぇがら。まんず食べにきてくんなせ。
宮城県	ずんだ餅／はらこ飯	うめぇーがら。食いさきてけさいん。まってっから。
秋田県	きりたんぽ鍋／稲庭うどん	うめえものあるがら、きてたんせ。まってるんす。（湯沢・雄勝地方）
山形県	いも煮／どんがら汁	うめぞ。食いさこい。まいでっさげの。（庄内地方）
福島県	こづゆ／にしんの山椒漬け	うめがら。食いさこなんしょ。まってっがら。（会津地方）
茨城県	あんこう料理／そぼろ納豆	うめえよ。食いにきたらよかっぺよ。まってっからよ。
栃木県	しもつかれ／ちたけそば	うんめえがら、食ってみろや。こでらんねえで。
群馬県	おっきりこみ／生芋こんにゃく料理	これは、なっからうんめぇよ。食いにきてね。
埼玉県	冷汁うどん／いが饅頭	おらほうまで食いにきやっせ。うまくっておったまげるよ。（埼葛地域）
千葉県	太巻き寿司／イワシのごま漬け	千葉の海、自慢のいわし料理がまってっと。（九十九里沿岸地域）
東京都	深川丼／くさや	ふんとーにうんめーから。まあ食びーとこいよ。まっちゅーかーよ。（新島村）
神奈川県	へらへら団子／かんこ焼き	こりゃあうめえべー。食いにきちゃー。まってんよ。（津久井地方）
新潟県	のっぺい汁／笹寿司	これうんめっけ。食べにきてくんなせや。まってるいね。
富山県	ます寿し／ぶり大根	うんまいちゃー。たのんこっちゃ食べにこられ。まっとっちゃー。
石川県	かぶら寿し／治部（じぶ）煮	これおいしいし。食べにきまっし。まっとるさかい。（加賀地方）
福井県	越前おろしそば／さばのへしこ	ひっでもんにうまいんやざ。いっぺん食べにきてみての。（越前地方）
山梨県	ほうとう／吉田うどん	ふんとにうめえ～から。いっぺん食い～こらっせ～。（富士吉田市周辺）
長野県	信州そば／おやき	おらほのそばとおやきはうんまいから。たんと食べておくれや。
岐阜県	栗きんとん／朴葉（ほおば）みそ	うまいにぃー。食べにきておくれんさい。まっとるで。（恵那地域）
静岡県	桜えびのかき揚げ／うなぎの蒲焼き	このがーうまいから。いっぺん食いにきて。（由比地方）
愛知県	ひつまぶし／味噌煮込みうどん	うみゃーよ。食べにきてちょーだゃあ。まっとるがね。（名古屋弁）
三重県	伊勢うどん／てこね寿司	うまいんやんな。なっとしても食べにおいない。まっとるんな。（伊勢弁）
滋賀県	ふなずし／鴨鍋	うまいでー。いっぺん食べにきてや。まってるで。
京都府	京漬物／賀茂なすの田楽	おいしおすえ。よーけ食べにきておくれやす。おまちしてますえ。（京都弁）
大阪府	箱寿司／白みそ雑煮	めっちゃうまいで。食べにきてや。まってまっせ。
兵庫県	ぼたん鍋／いかなごのくぎ煮	おいしいで。ほんま食べにきてや。まっとるで。（丹波篠山地方）
奈良県	柿の葉寿司／三輪そうめん	うまいで。いっぺん、食べにきいや。まっとるで。（吉野地方）
和歌山県	鯨の竜田揚げ／めはりずし	やにくいおいしいでぇ。食べにきておくれぇやぇ。まったあるでぇ。（太地弁）
鳥取県	かに汁／あごのやき	ごっついうまいでぇ～。食べにきてつかんせぇ。まっとるでぇ。
島根県	出雲そば／しじみ汁	か、まいわね。ちょっこ、くーにきてごしない。まっちょーけん。（出雲弁）
岡山県	ばらずし／ママカリずし	でーれーうめぇで。ぜって一食べーこられー。まっとるでー。（備前地方）
広島県	カキの土手鍋／あなご飯	ぶちうまいけぇー食べにきんさい。まっとるけんね。（広島弁）
山口県	ふく料理／岩国寿司	ぶちうまいよ。ぜひ食べにおいでませ。まっちょるよ。
徳島県	そば米雑炊／ぼうぜの姿寿司	ごっついおいしいんじょ。ぜったい食べにきいよ。まっとるけんな。
香川県	讃岐うどん／あんもち雑煮	うまいけん。ほんま食べにきてつか。まっとるけん。
愛媛県	宇和島鯛めし／じゃこ天	がいにうまいけん。食べにきさいや。まちよるけんな。（宇和島地方）
高知県	かつおのたたき／皿鉢（さわち）料理	こじゃんとうまいき、食べにきいや。まちゆうで。
福岡県	水炊き／がめ煮	うまかよ。食べにきんしゃい。まっとうけん。
佐賀県	呼子（よぶこ）イカの活きづくり／須古寿し	どがんでんうまかけん。食べぎゃきてくんしゃい。まっとばんた。（白石地方）
長崎県	卓袱（しっぽく）料理／具雑煮	うまかよ。ぜしとん食いにこらっさんですか。まっちょります。（島原地方）
熊本県	馬刺し／いきなりだご／からしれんこん	こらうまかばい。なんさま、食いにきてはいよ。まっとるけん。
大分県	ブリのあつめし／ごまだしうどん／手延べだんご汁	うめえで。食べきちょくれ。まっちょるで。
宮崎県	地鶏の炭火焼き／冷や汁	てげ、うめっちゃが。いっぺん食べにこんね。まっちょるよー。
鹿児島県	鶏飯（けいはん）／きびなご料理／つけあげ	まさりょっと。みしょりがいもし、くりんしょれ。まっちょりょっとー。（奄美）
沖縄県	沖縄そば／ゴーヤーチャンプルー／いかすみ汁	まーさんどぅ。みそおーいがめんそーりよー。まっちょーんどぅ。
計	99品	あなたの一押しの郷土料理を加えて百選を完成して下さい。

旧暦で旬の味覚を楽しむ

季節の移ろいを知り、
季節の恵みを楽しむには旧暦を見るのが一番。
旧暦とは月の運行で1年を計る太陰暦のことで、
「農暦」とも呼ばれるほど、自然に即した暦です。
日本でも明治時代まで活用されていました。
この暦を読み解けば
旬の食材や自然の移り変わる動きがわかり、
毎日をもっとおいしく、
健康に過ごすことができます。

どうして暦ができた？

暦とは、自然界のさまざまな現象を整理して、その運用や区切りを表したものです。かつての人々は、地球が自転しつつ太陽の周囲を公転していることを知りませんでした。そのような状況ながらも、自然の動きに生活を合わせていく必要がありました。最大の問題は、食料の生産です。農業の生産力を高めるには、自然界の季節の周期に合わせて作物の種類を選び、作業をしていかなくてはなりません。大自然の動きを理解して生存していくために、指標となる暦が必要となったのです。

二十四節気（にじゅうしせっき）七十二候（しちじゅうにこう）とは？

現在、世界の多くの人々は、西洋発の「グレゴリオ暦」を基準として生活をしています。中国は1911年に採用しましたが、それまでの約2000年にわたって暮らしの指標となっていたのが、季節の循環を自然現象の変化によって知るために誕生した「二十四節気」でした。一年を24に分け、生活の基礎となる農耕や狩猟、漁（いさり）に糧を求めるため、季節の目安としてそれぞれの時節に独特の名前が付けられました。「二十四節気」を、さらにそれぞれを3分割したのが「七十二候」。5日ごとに季節の変化を教えてくれる、先人の知恵がたっぷり詰まった暦です。

暦の種類

人類ははじめに、太陰（月）の満ち欠けを知り、四季の変化の一年を知るようになりました。そして、文化の高度化とともに暦法として発展させてきました。暦は気候や風土、伝統や宗教によって、さまざまに変化、発展してきましたが、これまでにあった暦法の多くは、月の満ち欠けを基にした「太陰暦」、太陽の運行を基にした「太陽暦」、太陰暦と太陽暦を調和させた「太陰太陽暦」の大きく三つに分けられます。

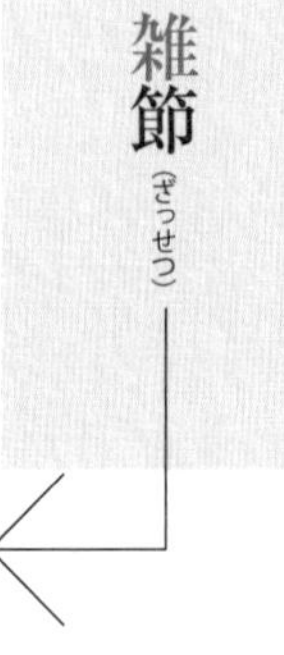

雑節（ざっせつ）

日本の気候風土にあわせて、より的確に季節を把握するために日本で独自に考案されたもの。二十四節気など特定の日にちから経過日数で決められたものや、太陽黄経（たいようこうけい）の角度などで決められたものがあります。

一般に雑節と呼ばれるのは、
節分（せつぶん）
彼岸（ひがん）
社日（しゃにち）
八十八夜（はちじゅうはちや）
入梅（にゅうばい）
半夏生（はんげしょう）
土用（どよう）
二百十日（にひゃくとおか）
二百二十日（にひゃくはつか）
の九つ。

立春 りっしゅん……2月4日 ふきのとう・さよりなど
ここから春の産声が聞こえます

東風解凍 はるかぜこおりをとく……2月4日〜8日
あたたかな春の風が、氷を溶かし始める頃

黄鶯睍睆 うぐいすなく……2月9日〜13日
ウグイスが鳴き、春の訪れを告げます

魚上氷 うおこおりをいづる……2月14日〜17日
川や湖の氷が割れ、魚が跳ね上がります

雨水 うすい……2月18日 春キャベツ・にしんなど
雪が雨に変わり、雪や氷が溶けはじめる

土脉潤起 つちのしょううるおいおこる……2月18日〜22日
春の雨が大地に潤いをもたらします

霞始靆 かすみはじめてたなびく……2月23日〜27日
山々を背景に霧や霞があらわれる頃

草木萌動 そうもくめばえいずる……2月28日〜3月4日
草や木が活動を始めます

啓蟄 けいちつ……3月5日 ぜんまい・はまぐりなど
虫たちが春の気配を感じて動きはじめる

蟄虫啓戸 すごもりむしとをひらく……3月5日〜9日
冬眠をしていた虫が地上に出る頃

桃始笑 ももはじめてさく……3月10日〜14日
桃のつぼみが開き、花が咲きます

菜虫化蝶 なむしちょうとなる……3月15日〜19日
さなぎが羽化して、蝶となります

春分 しゅんぶん……3月20日 菜の花・まだいなど
昼夜の時間がほぼ同じ。農家は種まきの時期

雀始巣 すずめはじめてすくう……3月20日〜24日
スズメが巣をつくり始めます

桜始開 さくらはじめてひらく……3月25日〜29日
桜の花が満開となり、本格的な春の季節に

雷乃発声 かみなりすなわちこえをはっす……3月30日〜4月4日
春の到来とともに、雷が遠くで鳴り響きます

清明 せいめい……4月5日 ぜんまい・ひじきなど
生命が春を謳歌し、花が咲き、鳥が歌う

玄鳥至 つばめきたる……4月5日〜9日
南からツバメが日本にやってきます

鴻雁北 こうがんかえる……4月10日〜14日
日本で冬を過ごした雁が北へと戻ります

虹始見 にじはじめてあらわる……4月15日〜19日
大空に虹が見られるようになります

穀雨 こくう……4月20日 たけのこ・めばるなど
しとしとと降り続く長雨で、百穀を潤す春雨

葭始生 あしはじめてしょうず……4月20日〜24日
水辺に葭が生え、緑が色濃くなります

霜止出苗 しもやみてなえいずる……4月25日〜29日
霜が降りなくなり、苗が育ち始めます

牡丹華 ぼたんはなさく……4月30日〜5月4日
牡丹が美しく花開きます

立夏 りっか……5月5日 アスパラガス・あさりなど
夏の始まり。立秋の前日までが夏です

鼃始鳴 かわずはじめてなく……5月5日〜9日
冬眠から目覚めた蛙が鳴き始めます

蚯蚓出 みみずいずる……5月10日〜14日
土の中から冬眠していたミミズが這い出します

竹笋生 たけのこしょうず……5月15日〜20日
タケノコが天に向かいどんどん伸びます

小満 しょうまん……5月21日 グリーンピース・もずくなど
麦の穂が実り、新緑から万緑に移り変わる頃

蚕起食桑 こいこおきてくわをはむ……5月21日〜25日
蚕が動き出し桑の葉を食べます

紅花栄 べにばなさかう……5月26日〜30日
鮮やかな紅花が一面に咲きます

麦秋至 むぎのときいたる……5月31日〜6月4日
麦が実り、金色に輝く穂をつけます

芒種 ぼうしゅ……6月5日 トマト・むろあじなど
穀物の種を蒔く、田植えのはじまる時期

蟷螂生 かまきりしょうず……6月5日〜9日
カマキリが生まれ、活動を始める頃

腐草為蛍 かれたるくさほたるとなる……6月10日〜14日
腐りかけた草からホタルが飛び立ちます

梅子黄 うめのみきなり……6月15日〜20日
梅の実が黄色く色づきます

夏至 げし……6月21日 オクラ・あゆなど
一年で昼が一番長い日。太陽が最も高く昇る

乃東枯 なつかれくさかるる……6月21日〜25日
冬至の頃に咲いたウツボグサが枯れる頃

菖蒲華 あやめはなさく……6月26日〜7月1日
アヤメが咲き始めます

半夏生 はんげしょうず……7月2日〜6日
はんげと呼ばれる薬草が生える頃

小暑 しょうしょ……7月7日 みょうが・うなぎなど
七夕の頃

温風至 あつかぜいたる……7月8日〜11日
あたたかい風が届きます

蓮始開 はすはじめてひらく……7月12日〜16日
蓮が花を咲かせます

鷹乃学習 たかすなわちがくしゅうす……7月17日〜22日
飛び方を学んだ鷹が巣立ちます

大暑 たいしょ……7月23日 ゴーヤ・はもなど
暑さが本格的に。いよいよ夏本番、真夏です

桐始結花 きりはじめてはなをむすぶ……7月23日〜27日
桐が花を咲かせ夏を迎えます

土潤溽暑 つちうるおうてむしあつし……7月28日〜8月1日
湿気が強くなり蒸し暑くなる頃

大雨時行 おおあめときどきふる……8月2日〜6日
夕立などの大雨がときどき降るように

立秋 りっしゅう……8月7日 とうもろこし・すずきなど
暑さのピークを越え、秋がかすかに芽ばえる頃

涼風至 すずかぜいたる……8月7日〜11日
秋の涼しげな風が吹き始めます

寒蝉鳴 ひぐらしなく……8月12日〜16日
ヒグラシが夏の終わりを告げます

蒙霧升降 ふかききりまとう……8月17日〜22日
深く濃い霧がまわりを包み込みます

処暑 しょしょ……8月23日 ブドウ・いわしなど
朝晩の涼しさを感じる南風、送南風（おくれまじ）が吹く頃

綿柎開 わたのはなしべひらく……8月23日〜27日
綿を包む萼が開き始める頃

天地始粛 てんちはじめてさむし……8月28日〜9月1日
暑さがおさまり、秋を感じます

禾乃登 こくものすなわちみのる……9月2日〜6日
稲穂が実り、色づき始めます

白露 はくろ……9月7日 カボチャ・さんまなど
草に降りる露が寒さで白く見えるようになる

草露白 くさのつゆしろし……9月7日〜11日
草葉に露が白く輝きます

鶺鴒鳴 せきれいなく……9月12日〜17日
セキレイが鳴き始める頃

玄鳥去 つばめさる……9月18日〜22日
「清明」の頃に来たツバメが帰っていきます

秋分 しゅうぶん……9月23日 えのきだけ・秋さばなど
秋のお彼岸。この日から日がだんだん短くなっていく

雷乃収声 かみなりすなわちこえをおさむ……9月23日〜27日
鳴り響いた雷がおさまる頃

蟄虫坏戸 むしかくれてとをふさぐ……9月28日〜10月2日
虫たちが冬眠の準備を始めます

水始涸 みずはじめてかるる……10月3日〜7日
田んぼの水がなくなり、収穫の時期に

寒露 かんろ……10月8日 まつたけ・かじきなど
晩夏から初秋に移る頃。白露より冷たい露

鴻雁来 こうがんきたる……10月8日〜12日
「清明」のときに去った雁が戻ってきます

菊花開 きくのはなひらく……10月13日〜17日
菊の花がきれいに咲く頃

蟋蟀在戸 きりぎりすとにあり……10月18日〜22日
キリギリスが戸先で鳴き始める頃

霜降 そうこう……10月23日 栗・あまだいなど
秋も深まり、霜が降りる頃。秋の夜長を感じる頃

霜始降 しもはじめてふる……10月23日〜27日
霜が降り始めます

霎時施 こさめときどきふる……10月28日〜11月1日
ときどき小雨が降るようになります

楓蔦黄 もみじつたきばむ……11月2日〜6日
もみじやツタが黄色く色づきます

立冬 りっとう……11月7日 銀杏・やりいかなど
冬の使者、木枯らしが吹く頃。冬のはじまり

山茶始開 つばきはじめてひらく……11月7日〜11日
ツバキの花が咲き始めます

地始凍 ちはじめてこおる……11月12日〜16日
大地が始めて凍ります

金盞香 きんせんかさく……11月17日〜21日
スイセンの花が咲きます

小雪 しょうせつ……11月22日 じゃがいも・まがれいなど
初冠雪が見え、北日本から雪の頼り届く頃

虹蔵不見 にじかくれてみえず……11月22日〜26日
虹が見られなくなる頃

朔風払葉 きたかぜこのはをはらう……11月27日〜12月1日
北風が木の葉を落とします

橘始黄 たちばなはじめてきばむ……12月2日〜6日
橘の葉が黄色く変色し始めます

大雪 たいせつ……12月7日 大根・鮭など
雪がさかんに降る時季。師走になりました

閉塞成冬 そらさむくふゆとなる……12月7日〜11日
空気が張りつめ冬となります

熊蟄穴 くまあなにこもる……12月12日〜16日
クマが冬眠のため穴に入ります

鱖魚群 さけのうおむらがる……12月17日〜21日
鮭が群がり川を上ります

冬至 とうじ……12月22日 春菊・たらなど
昼が一番短い日。冬来たりなば、春遠からじ

乃東生 なつかれくさしょうず……12月22日〜26日
ウツボグサが芽を出します

麋角解 さわしかつのおる……12月27日〜31日
大鹿が角を落とします

雪下出麦 ゆきわたりてむぎのびる……1月1日〜4日
雪の下で麦が芽を出します

小寒 しょうかん……1月5日 小松菜・むつなど
この日から寒の入り。厳しい寒さが続く

芹乃栄 せりすなわちさかう……1月5日〜9日
芹が勢いよく生育します

水泉動 しみずあたたかをふくむ……1月10日〜14日
地中で凍った水が動き始めます

雉始雊 きじはじめてなく……1月15日〜19日
キジが鳴き始めます

大寒 だいかん……1月20日 春菊・ほっけなど
一番の冷え込みの時期。ここから春に向かう

款冬華 ふきのはなさく……1月20日〜24日
ふきのとうの花が開きます

水沢腹堅 さわみずこおりつめる……1月25日〜29日
沢に厚い氷が張ります

雞始乳 にわとりはじめてとやにつく……1月30日〜2月3日
ニワトリが卵を産み始めます

【食育、三つの柱】

共食力を身につける

「いただきます」「ごちそうさま」の挨拶や箸の使い方などは、親から子、子から孫へと、家族の食卓で伝承されてきた日本が誇る食事作法です。それはスタイルとしてだけでなく、食に対する感謝、相手を思いやる気持を育む第一歩です。マナーは、家族との団らんからはじまる「共食」を通して学ぶものです。

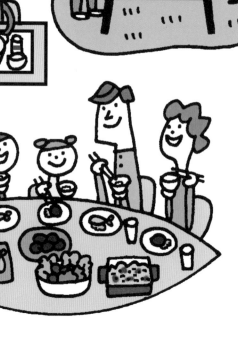

食卓の崩壊は社会の崩壊につながる

昔の日本では三世代が一緒に暮らす家族が当たり前でした。そのため祖父母も子どもの躾や食文化の伝承に大きな役目を果たしてきました。

ところが1960年代、高度成長時代になると核家族化が進み、現代では三世代が一緒に暮らす風景は激減しました。

それは躾や食文化の伝承の観点から見ると伝えるのが難しくなりました。実際、今の小学生の70％近くが正しく箸を持てないというデータもあります。

このままでは、日本の食文化は次代に受け継がれず、衰退していくかもしれません。

食卓は子どもにとって社会の一員となる最初の場

家庭を取り巻く環境が変って

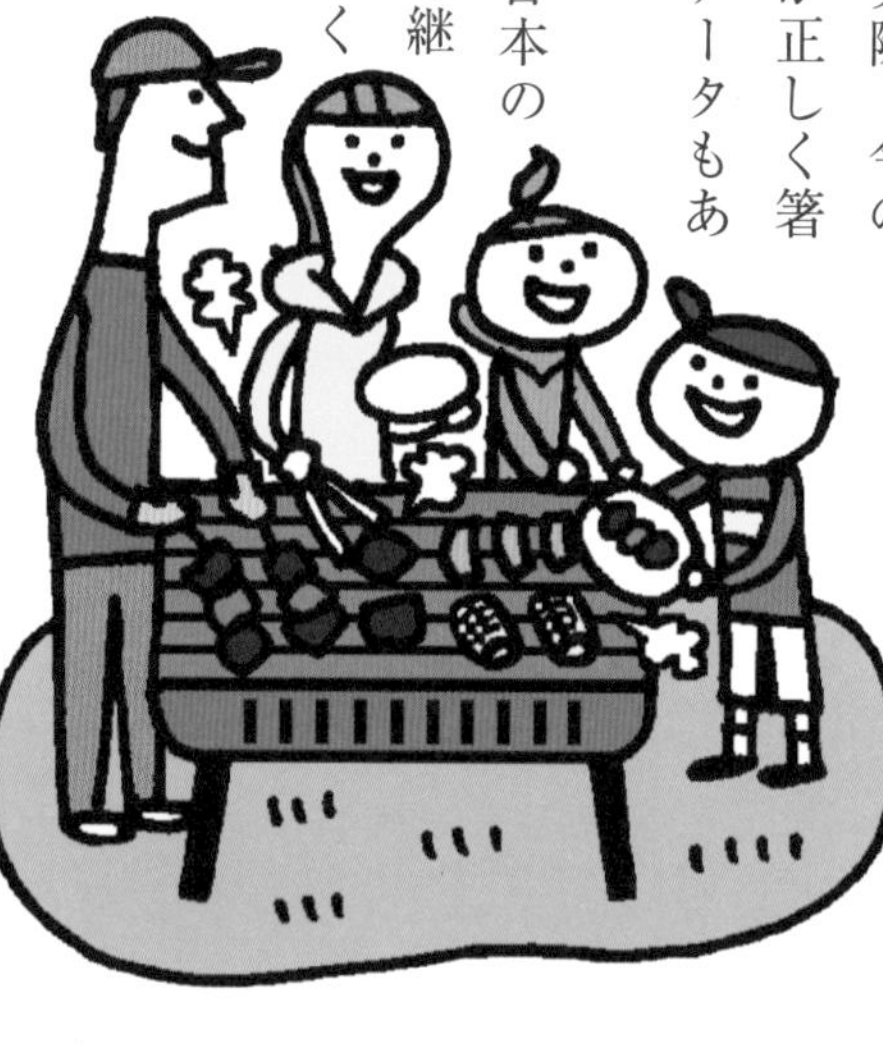

も、食卓の重要性は変わりません。子どもは食事を通して躾けられ、人格を形成し、社会のルールを学んでいきます。食卓が社会の一員となるのに必要な資質を備えていく大切な場であることは変わりません。その意味で食卓は子どもにとってまさに「小さな社会」そのものです。

核家族化により、昔であれば祖父母の手も借りられた子どもの躾を親だけで行わなければなりません。

その親もすでに核家族で育った世代です。子どもを常識ある社会の一員に育て上げるためには、まず親が正しい知識を持ち、日々の食卓でルールを教えていくことです。

子どもと一緒に買い物や料理をする

子どもに食への関心をもたせ、食文化を伝えていく方法としては、一緒に買い物に行ったり、料理を手伝わせるのは、とても有効です。

お店で相談しながら食材を選ばせたり、旬や表示の見方を教えてあげれば、食材に親しみを感じるようになります。

さらに料理をする中では、食材を切ったり、においを嗅いだり、味見をしたりと五感をフルに働かせるので、触覚、味覚、臭覚などが鍛えられます。しかも、自分が手伝ってできた料理だから、いつもよりおいしく感じるでしょう。

全員がそろう休日だからこそ家庭の食卓を囲む

両親が共に働いている家庭では、全員が顔をそろう休日には「外食でもしようか」となることも多いのではないでしょうか。

しかし、できるならみんながそろう休日だからこそ家で食卓を囲むようにしたいものです。

そしてその時は、全員が同じものを食べましょう。ファミリーレストランなどで外食に慣れると家族それぞれがバラバラのメニューを選ぶのが当たり前になります。こうした習慣が家庭にも入り込んでいるのか、家でも夫婦、親子がバラバラのメニューを食べる、個食、または〝バラバラ食〟の家庭が増えています。

しかし、家族で囲む食卓は行儀作法を学んだり、家庭の味を共有できる大切な機会です。そして、みんなが同じ物を囲んで一緒に食事することは、社会で色々な人と食事するのに必要な協調性を育むことにもなります。

核家族になった今、みんなで相談してわが家のルールを作っていくのもいいでしょう。家族の絆も深まり、さらに強くなります。

食卓を囲むのが基本です。

オキシトシンに注目！

しあわせな母子関係を形成する食育

「食育」で大切になるコミュニケーション。その原点となるのは、良好な母子関係です。あたたかな関係が子どもを健やかに育てます。

はじめに

現代社会において希薄になってきた母子関係、いびつな心の青少年の増加、ニートやパラサイトといわれる無気力な青年の発生が目立ちます。

一方、いじめを始めとして、教師に向かう暴力の増加、青少年犯罪の凶悪化は社会的現実です。これらさまざまな問題の多くに母子関係形成不全が絡んでいます。

母性発生システム

女性は出産したら、その時から「母」になったとふつう思われていますが、実はそうではなく、子を産んだだけではまだ母になってはいません。生まれた子を「新生児」というように、特に初産の場合は「新生母」なのです。この「母予定者」は子の発達段階と同時進行して母になっていきます。

女性には母になるためのすべての仕組み、すなわち「母性発生システム（母性発生装置集合体）」が生まれながらに備わっていますが、それを起動する解発（かいはつ）因子に出会わなければ、システムは始動しません。このような仕組みを生得的解発機構といいます。つまりスイッチが入らなければ母性は発生しないのです。

母子双方にとって最初の大事な解発因子、すなわちスイッチ

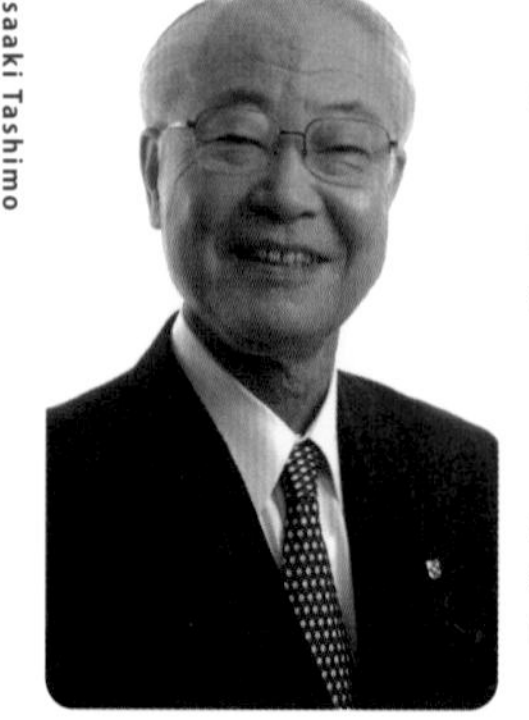

Masaaki Tashimo

PROFILE

田下 昌明（1937年～2023年）

医療法人歓生会 豊岡中央病院 会長、
北海道大学医学部卒、同大学大学院修了。医学博士。
日本小児科学会認定小児科専門医、
日本小児科医会「子どもの心相談医」。
日本家庭教育学会理事、北海道小児科医会理事、
北海道病院協会常務理事、日本会議北海道本部理事長、
新しい歴史教科書をつくる会旭川支部長、
「日本の教育改革」有識者懇談会協力委員、
日本教育再生機構代表委員、親学推進協会代表委員。

が入るのは生後30分以内の初回授乳（もちろん母乳）です。出産と同時に母体は乳汁製造準備完了になっていますが、しかし赤ちゃんが吸い付くというスイッチが入らないと製造開始になりません。

また授乳の時に赤ちゃんの肌が母親の胸に触れたことがスイッチオンとなって、産後の出血を止めるホルモン「オキシトシン」が分泌され、同時に赤ちゃんの体温調節が自動的に働き始めます。この後の30分を加えて生後一時間、赤ちゃんの精神は機敏に働く極めて敏感な状態にあり、記憶と学習能力が高まっています。この一時間が出発点になって、原信頼（基本的信頼）すなわち赤ちゃんの母親に対する絶対的な信頼と、母親はそれを限りなく受けとめる状態が芽生えていきます。この原信頼の成立が次のインプリンティング（刷り込み）の解発因子になっています。

子が母親を母にする

母子がそれぞれの発達の解発因子に最も多く出会うのは赤ちゃんの生後6週から6ヵ月まで、私はこの期間をインプリンティングの時期と言ってますが、この期間中に母子はお互いに離れられない存在であることが双方に刷り込まれ、ここから母子関係の形成が始まります。

この刷り込みの進行に重要な役割を担っているのが次の七つの動作です。

①赤ちゃんが母親の乳首に吸いついて乳を飲むこと
②赤ちゃんが母親の顔を見つめること
③母親が赤ちゃんに話しかけること
④母親が赤ちゃんの微笑みに、微笑みで応答すること
⑤赤ちゃんが母親にしがみつくこと
⑥母親の動きに、赤ちゃんが自分もついて行きたいと思うこと
⑦赤ちゃんが泣き叫ぶこと

これらの動作のやりとりが、母子それぞれの遺伝子に組み込

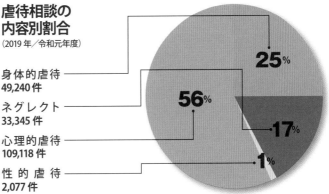

虐待相談の内容別割合
（2019年／令和元年度）

身体的虐待 49,240件
ネグレクト 33,345件
心理的虐待 109,118件
性的虐待 2,077件

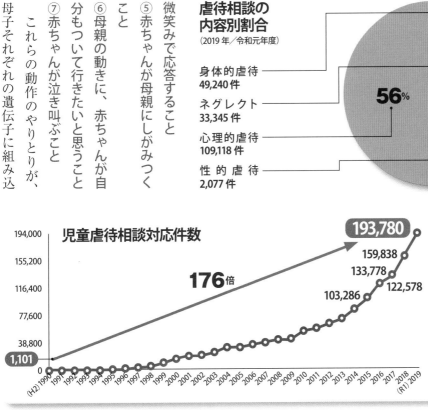

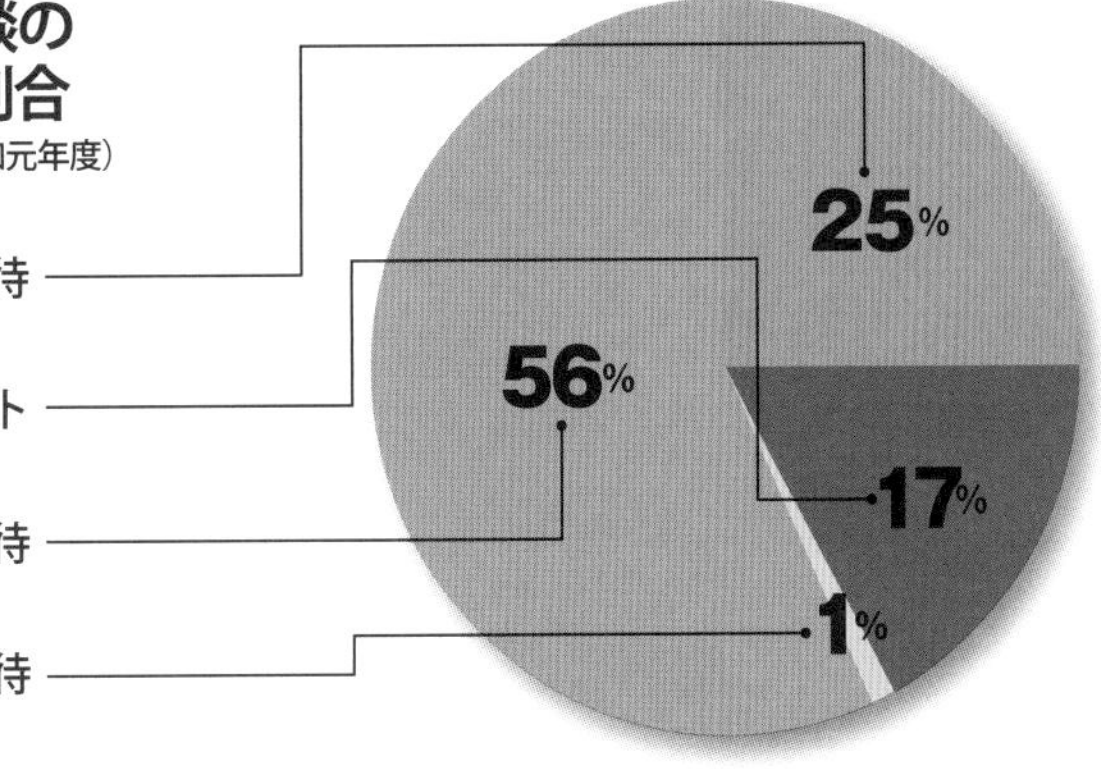

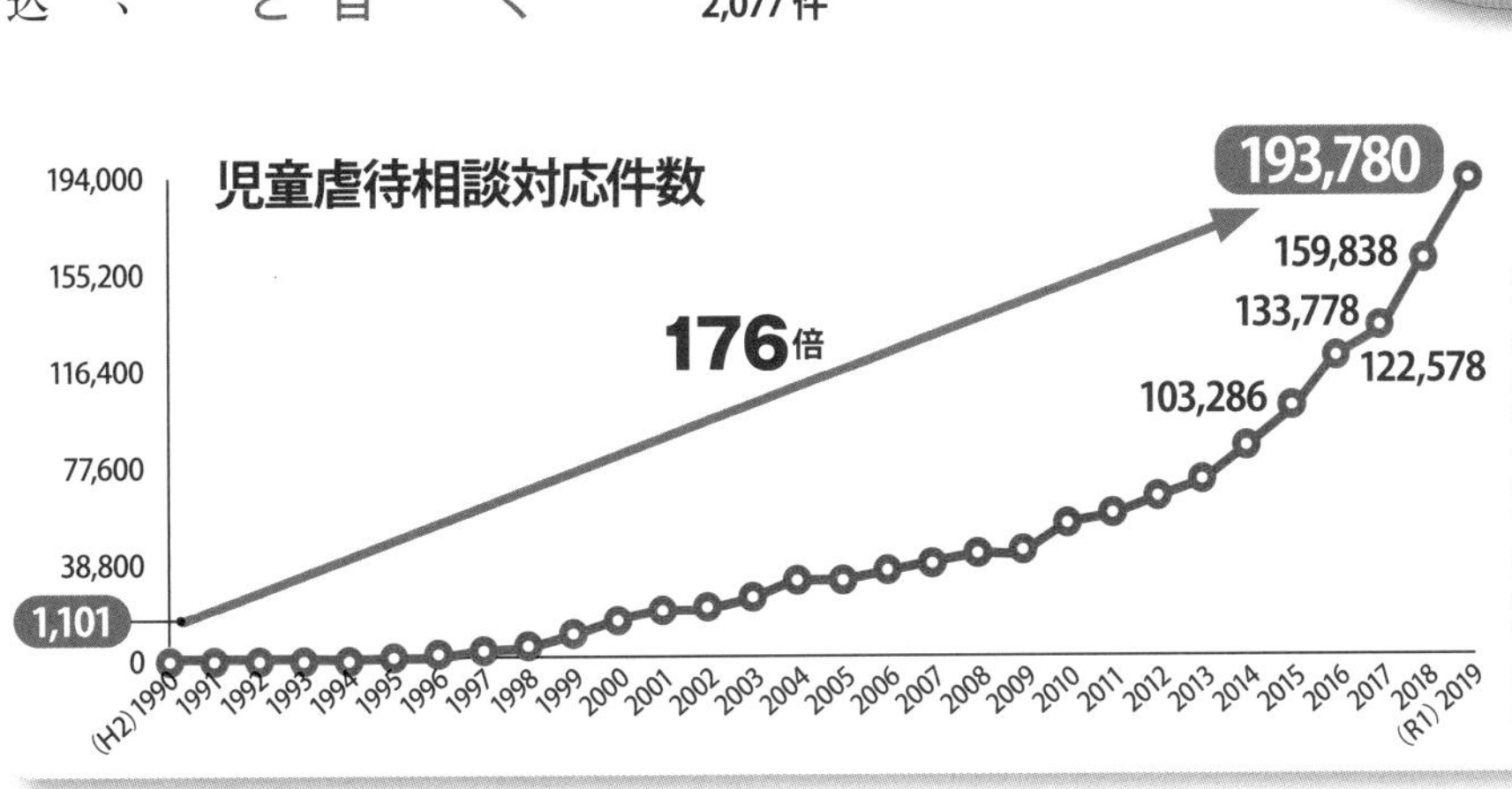

児童虐待相談対応件数は1990年（平成2）に1,101件だったのが、児童虐待防止法が制定された2000年には17,725件でした。その後も増え続け2017年は133,778件、18年は159,838件で1.2倍近く増加しました。そして2019年（令和元年）は全国で190,000件を超え、過去最多を更新したと厚生労働省が発表しました。

まれている母子関係成立のためのシステムの解発因子になっています。すなわち子が発達発育していく都度、同時に母親の「母性発生システム」を順次起動し、それによって母性が発達していきます。もうおわかりでしょう。スイッチを入れるのは自分の赤ちゃんなのです。赤ちゃんが自分を産んでくれた女性を母にするのです。

　動物の場合、ヒナや仔は生まれるとすぐに動きまわるので、親はそれらを守らなければなりません。そのためインプリンティングによる親子の確認と、その後につづくアタッチメントは生後数分から数日のうちにすべて終了します。

　しかし人間の赤ちゃんは、ハイハイをして自力で移動するようになるのに約6〜8ヵ月かかるので、この期間でインプリンティングが完了し、母子一体感が成立します。

母子はお互いに離れられない存在

　インプリンティングの終了が次の段階であるアタッチメント（愛着行動）を解発します。アタッチメントのシステムとは、たとえばカモやガチョウのヒナが母鳥の後を追う行動がよく知られていますが、これは自分の決めた愛着対象に接近、接触しようとする行動で、幼弱な個体である自分を捕食獣から守ってもらおうという、動物としての基本行動です。これが愛着行動の最も重要な目的です。

　人間の赤ちゃんの場合、アタッチメントが成立するのに3歳までかかりますが、愛着行動の中身は本質的に動物とまったく同じです。要するに自分を養育してくれる人にくっついた状態を維持しようとする行動で、子にとっては誰にくっついていれば安全なのか、母にとっては誰を守らなければならないのか、ということが確定、「守り守られる関係」が成立します。これ

母子関係を築く 七つの動作

1 赤ちゃんが母親の乳首に吸いついて乳を飲むこと

2 赤ちゃんが母親の顔を見つめること

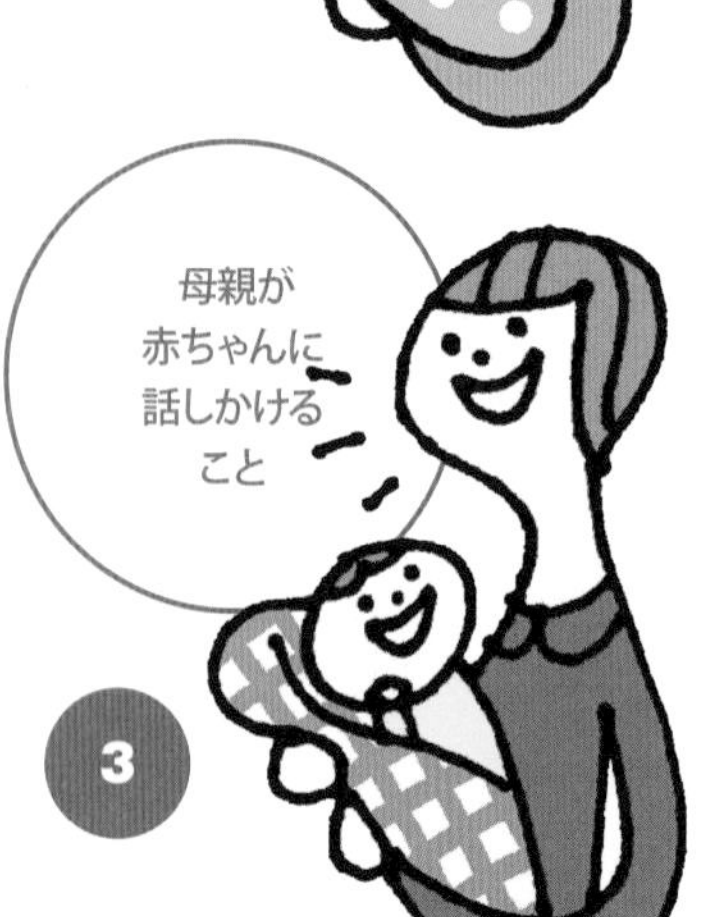

は何か起こった時に「考えてからそうする」のではなく「とっさにそうする」関係です。アタッチメント形成も母子双方に内在しているシステムです。人間の場合、アタッチメントは「人を信頼する」という人間性の基本となり、一生つづきます。

　母子関係形成の機序（メカニズム）も、鳥類から哺乳類まで共通のものです。人間では成立まで3年かかりますが、この期間を短縮する方法もなければ、代りの方法もありません。人間だけ短期間に母子関係を完成させてしまおうなどと思っても、そういううまい手はないのです。

　故に生後3年間、母子は一日24時間一緒にいるのが望ましいのです。

　育児の途中で母子が離ればなれになって育児に空白が生ずると、母子ともに発達が阻害されます。特に母親はその空白の間に赤ちゃんから発せられていた「母性発生システム解発因子」を受け取れないので、結果、「発達障害母」になり、母になりきらないまま母をやることになります。こうして母子関係形成不全が発生します。

4
母親が赤ちゃんの微笑みに、微笑みで応答すること

食育は母子関係形成の大事な要素

　3歳までのアタッチメント形成の経過中に、もう一つの重要な段階である「食事の始まり」を迎えます。子どもがおとなの仲間入りをしていくためには社会の掟を知り、それを身につけていかなくてはなりません。その入り口が食事の作法であり、食育の始まりです。

　しかし母子関係形成不全の状態で食育の段階を迎えても、そもそもその実態が子どもに単に餌を与えるだけのような食事形態になりがちなので、食育をやるというところまではなかなか至りません。

　良好な母子関係が真っ当な食育の条件なのです。

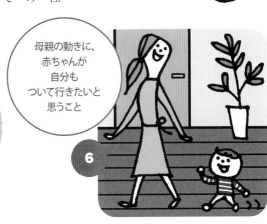

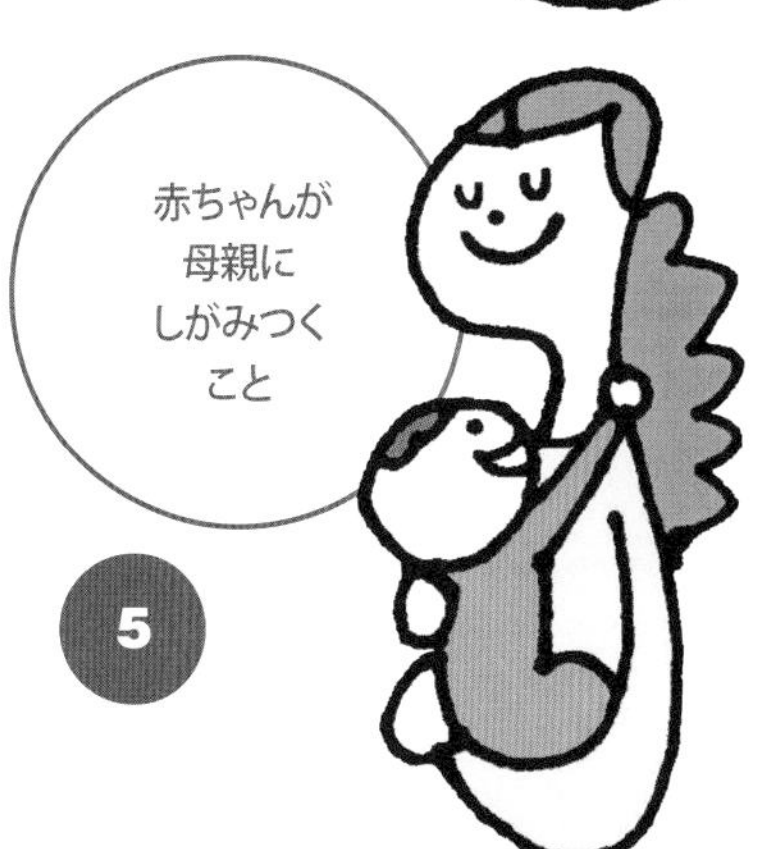

6
母親の動きに、赤ちゃんが自分もついて行きたいと思うこと

7
赤ちゃんが泣き叫ぶこと

夫婦ではじめる食育

結婚は人生の新たな出発点であり、生活が大きく変化する節目です。夫婦二人の生活から始まり、妊娠・出産を経て子どものいる生活へ。ステージの変化は早く、同時に食生活も変化していきます。どんな食生活が良いのか、子どもたちの未来をつくる食卓を夫婦で一緒に考えてみましょう。

STAGE 1 結婚

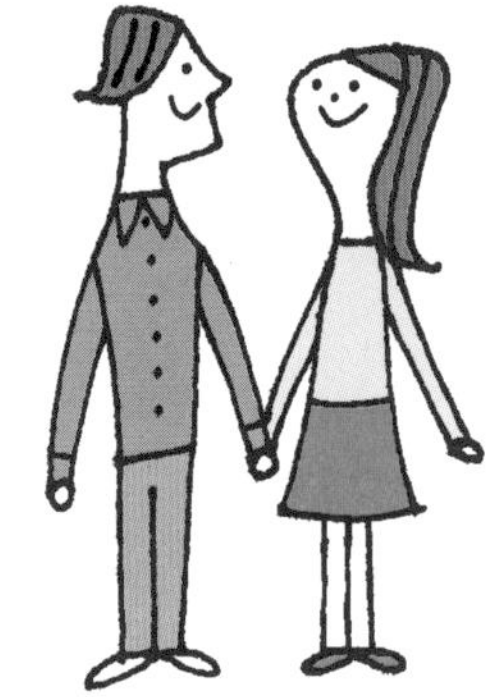

新生活のスタート。まずはお互いの食習慣や健康状態、嗜好などについて、夫婦でしっかり話し合っておきましょう。互いの違いを理解した上で、新しい家庭の食卓のルールを共に考えていきましょう。

STAGE 2 妊娠

心身ともに大きな変化を迎える時期。母体が摂取した食べ物が、血液を通じて胎児の身体をつくります。母体を健やかに保つ栄養バランスを考えた食事は、産後、育児期の食生活の基本にもなります。

旦那さんも食卓の当事者に

妊娠中は
様々なトラブルが起きやすい時期。
産後もしばらくは台所仕事を避けたいものです。
健康的な食生活を維持するために、
旦那さんも料理を
できるようにしておきましょう。

食育
パパ・ママ
講座

次世代の命のために 夫婦で始める食育

新しい生活共同体のはじまりとなる結婚。別々の家庭で生まれ育った2人が共に新しい家庭という新たな生活の場を築きながら、次世代へと命をつないでいきます。

家庭の基本となるのは、食生活です。健康で安心できる生活は食卓から始まります。

お互いのそれまでの食生活や習慣、嗜好や持病などについて丁寧に話し合い、お互いの違いをはじめに理解し合うことは重要です。そのうえで新しい家庭の食卓のルールを創造していきましょう。

妊娠・出産を経て家庭は次のステージへと進みます。子どもの健やかな成長のために何をどう食べるべきか。新しい命の誕生と成長は食生活と真剣に向き

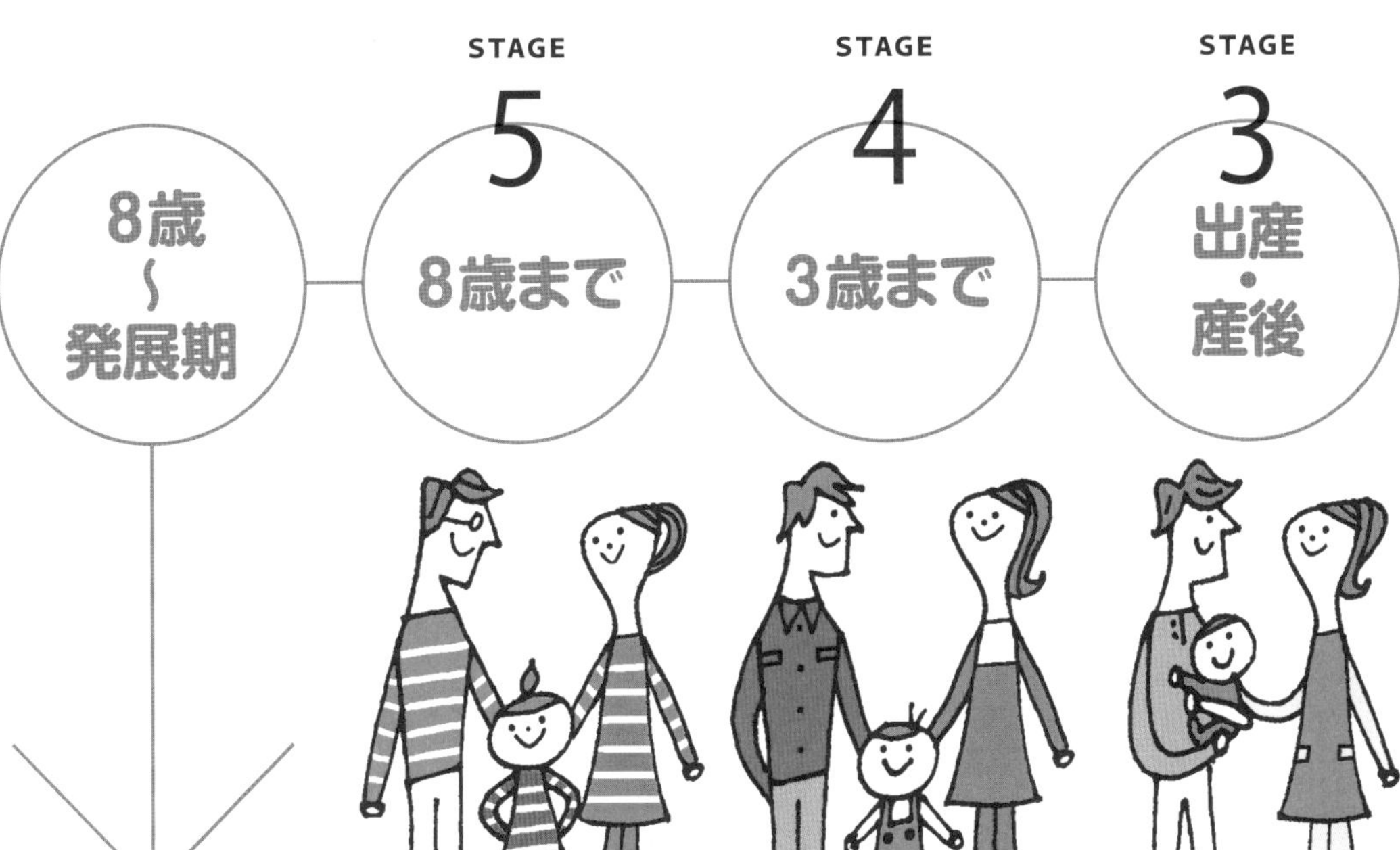

STAGE 3 出産・産後

お産で消耗した身体を回復させ、良質な母乳を出すために、母体は多くの栄養素と休息を必要とします。赤ちゃんの成長と共に離乳食もスタート。食材の安全性にも気をつけた食生活を心がけましょう。

安心・安全な食材選び

小さな赤ちゃんの身体を作る母乳と離乳食。農薬や保存料などに注意して食材を選んで。

STAGE 4 3歳まで

子どもの味覚が著しく発達する反面、噛む力や咀しゃく力はまだ未発達なので、苦手な食べ物が増える時期です。無理して食べさせることを目的にせず、食卓の楽しさを親子で共有するようにしましょう。

うま味の強い食品に注意

味覚が著しく発達する時期。うま味が強調された加工食品や外食は、味覚の発達を阻害します。

STAGE 5 8歳まで

幼稚園や小学校入学など、子どもの生活環境が変化する時期。脳が大人の95%まで発達。この時期に経験したことが、未来の生活に大きく影響します。正しいマナーや食習慣は、8歳までに躾ましょう。

大人も食習慣の再確認を

子どもに正しい食習慣やマナーを伝えるために大人も自分について振り返ってみましょう。

8歳〜発展期

合うきっかけになるでしょう。

核家族や共稼ぎの家庭が多い現代、慌ただしい生活の中で食生活を守るには、食に関する知識や知恵が必要になってきます。

子どもが対象だと思われがちな食育ですが、まずは大人のための食育の重要性を理解して取り組みましょう。

これからは奥さんだけでなく、夫婦が共に食卓の当事者意識を持つことが大切です。二人で食や子どもの発達・成長に関する知識を学び、共有し、しっかりとした土台づくりを心がけたいものです。

基礎がしっかりしていれば、子どもが成長して生活のステージが移っても、慌てず自信をもって生活することができます。

次世代へ続く家族の歴史を夫婦で楽しく紡いでいきましょう。

STAGE

1 結婚

新しい生活、
新しい食卓の
スタートラインとなる結婚。
まずは食習慣やマナー、
健康状態等について話し合いを。
お互いの違いをよく知った上で、
生活のペースにベースとなる
我が家の食卓について
2人で考えてみましょう。

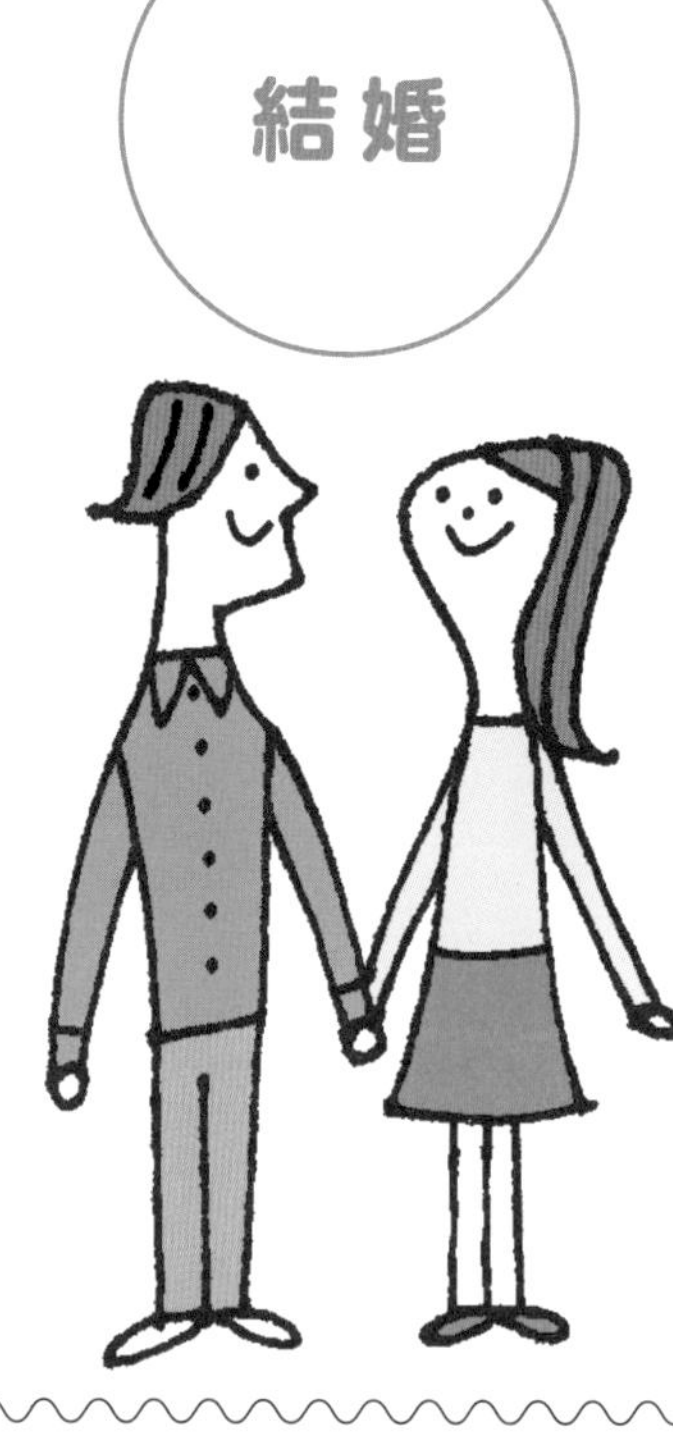

お互いを理解して新しい食卓づくりを

結婚前の食習慣、
体質や健康状態、生活パターン。
情報共有して、
家庭の食生活の基本ルールについて
話し合いましょう。

夫婦2人が食卓の当事者になる

料理作りを
奥さんだけに任せず、夫婦で担いましょう。
妊娠・出産の際、
旦那さんが料理できることは
大きな力となります。

女性は「育む性」を意識した食生活を

貧血や冷え性、
無理なダイエットによる生理不順は
不妊の原因にもなります。
妊娠を考えている人は
食生活の見直しを。

生活のベースとなる家庭の食卓を考える

「朝食はパンとコーヒーでしょう」

「お茶とお味噌汁がいいよ」

結婚生活のスタートは幸せを感じる反面、生活習慣の違いに戸惑うことも多いかもしれません。特に食卓においては違いが大きく現れます。朝食を食べる習慣がない旦那さんは、朝食に手をつけず仕事に出かけるかもしれません。

育った家庭の食生活やマナー。自立して自分で食を選ぶようになってからの食生活習慣や嗜好品。人の数だけ食の履歴書があり、違いに戸惑うのも当然です。

でも相手を「おかしい」と決めつけるのではなく、お互いの違いを伝え合い、理解する努力が必要になってきます。

その上で新しい食卓において、自分たちが何を重視していくかをじっくり話し合ってみましょう。

献立や調味料の種類、食事のマナー、お弁当と外食の頻度、いろいろな違いの気づきは食卓の多様性につながります。

結婚は食を見直し、健やかな生活を始める機会です。お互いの体質や健康状態についての情報も共有し、食生活に反映させましょう。

家での食事やお弁当を中心とした食生活は、生活習慣病対策にもなります。また、妊娠を考えている女性は、自分が「育む性」であることを意識して、食生活を見直してみましょう。

二人でつくる家庭の食卓は、次のステージの妊娠、出産、そして次世代の食卓へとつながっていきます。

STAGE
2 妊娠

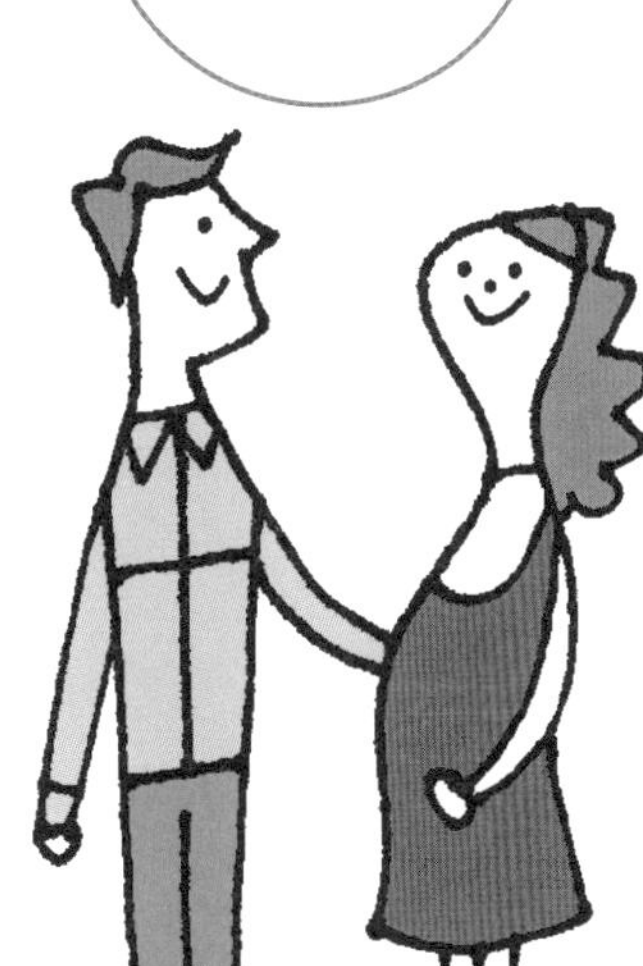

母体としての身体が
スタートする妊娠期。
この時期の食事は、
母体と胎児の命を育む大事な
栄養素となります。
身体の変化とともに、トラブルも
起きやすい時期なので
夫婦で協力して大事な時期を
過ごしましょう。

ポイント

和食中心の食生活で健康な妊娠期を

自分と胎児を育む食事。
2人分の量を
食べる必要はありませんが、
和食が基本の栄養バランスのとれた
食生活を心がけて。

ポイント

母体と胎児を育む栄養素を十分に摂取

妊娠中に体が多量に必要とする
鉄分、カルシウム、
水溶性ビタミンB群の葉酸を含んだ
食材を積極的に
食べましょう。

ポイント

アレルゲン食材を過剰に摂取しない

卵、牛乳、ナッツなど
アレルゲンとなる食材は、
禁止する必要はありませんが、
過剰に食べないように
注意しましょう。

母体を通じて食事が育む新しい生命

妊娠期は食の重要さを体感する時期です。食事の栄養素は母体である自分の身体を、そして血液を通じて胎児を育んでいきます。

この時期、つわりや体型の変化などで、今までの自分のペースでは動けなくなるかもしれません。妊娠期から産後にかけては、父親となる旦那さんも家事を積極的に担いましょう。

奥さんが動けないからと、外食やコンビニ弁当で乗り切るのは、妊娠中の身体には好ましくありません。味付けが濃く、高カロリーな食べ物は妊娠中毒症やむくみ、過度な体重増加の原因になります。

ただ、つわりにより、一時的に濃い味つけを欲する人もいますが、時期を過ぎたら、和食を基本とした薄味の食事を心がけて、栄養バランスを考えた身体に優しい食生活を実践しましょう。産後の母乳の出を良くする食事や離乳食、幼児食にも応用できます。

この時期、注意したいのは食物アレルギーの原因となる食材の摂取量です。

妊娠中の食生活だけでなく、母親の体質、環境などさまざまな要因が子どものアレルギー発症には関係しますが、アレルゲンとなりやすい食材（牛乳、卵、ナッツ類など）は、過剰に摂取しないようにしましょう。

今、必要としている栄養素や食材は何か。ひとつの身体で2人分の命を育む妊娠期、自分と胎児の身体の声に耳を澄まして食生活を考えましょう。

STAGE

3 出産・産後

産後は身体の回復と
母乳のために、
鉄分やカルシウムをはじめ
多くの栄養を必要とする時期。
妊娠中と同様、
栄養バランスがとれた食事で産後の身体を
労りましょう。
十分な休息も必要なので、
家族の協力が不可欠です。

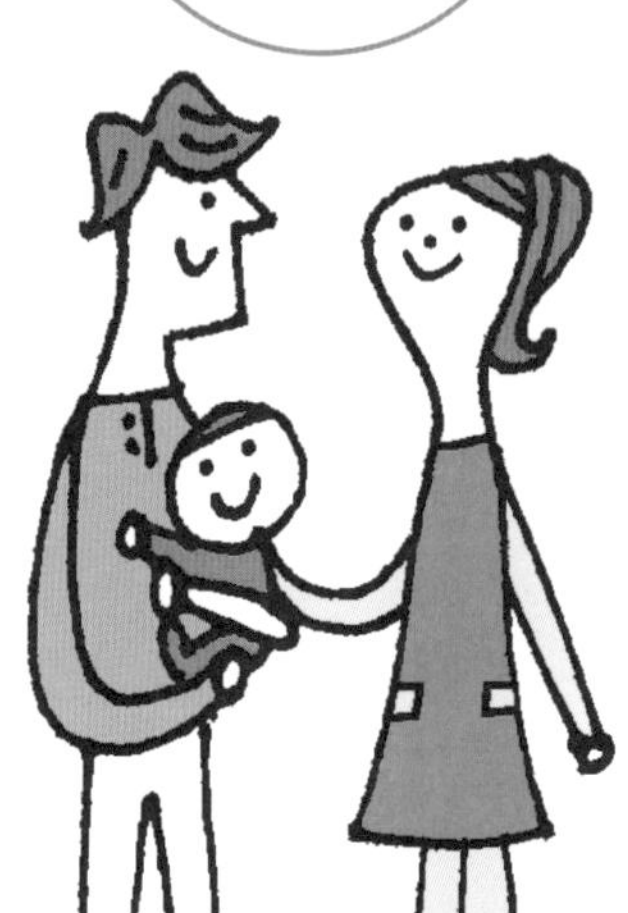

和食が生み出す おいしい母乳

母乳は血液そのもの。
野菜中心の
栄養バランスがとれた食事からできた
サラサラの血液は
おいしい母乳をつくります。

授乳で消費される 栄養素の補給を

鉄分やカルシウムなどの
栄養素が、
授乳により多く消費される時期。
不足しないよう積極的に
食事に取り入れましょう。

はじめての母乳育児を おおらかに考える

思い通りにはいかないのが
母乳育児。
母乳の出がよくない時は、無理をせず、
ミルクを併用して
心身を休めましょう。

産後の身体を労り母乳を作る食事を

産後、母体の子宮が元に戻るまで約2ヵ月かかります。新生児育児が始まり、思うように身体を動かせない時期なので、周囲の協力が不可欠になります。

お母さんは自分だけで頑張ろうとせず、家族や自治体などのサポートを受けて、自分の身体の回復と授乳を優先して生活しましょう。

この時期は母乳の出をよくし、質を良くする食生活を心がけましょう。

母乳中の免疫物質は新生児を病気から守ります。授乳で子宮が収縮することにより、身体の回復も早まります。

妊娠中と同様、和食を中心にしたごはんと具沢山の汁物が中心の低脂肪、高タンパクで栄養バランスが取れた献立がおすすめです。

妊娠中に増えた体重を落とそうと、食事量を減らすのは控えましょう。母乳が十分に出るようになれば、自然に体重が減少していきます。

母乳にはお母さんの食事内容が味で反映されます。栄養バランスのとれた食事で作られたサラサラの血液は、新生児の味覚を育む良質な母乳をつくります。

脂質、糖分、刺激物は母乳の質を低下させるので控えめに。授乳で不足しがちな水分は、糖分の多い清涼飲料水ではなく、お茶や水、汁物から摂取しましょう。

栄養バランスとともに、安全性の高い食材選びも心がけましょう。赤ちゃんが食べ物を直接摂取する離乳期以降にもその選択眼は役立ちます。

積極的に摂りたい栄養素

新生児を育む母乳は、血液からつくられます。栄養バランスがとれた食生活を心がけ、造血をうながしましょう。

お母さんの食事によって母乳の味も変化します。脂質と糖質の多い食事は母乳の味の質を下げるだけでなく、乳腺を詰まらせてしまいます。

偏った食べ方にも注意が必要です。過剰摂取や、他の栄養素が不足する原因となるので、同じ食品からつづけて栄養素をとるのは避けましょう。1日を通してさまざまな食材から栄養素を摂れるよう、献立を工夫したいものです。

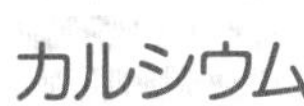

サプリメントも多種出ていますが、基本は食事。あくまで補う程度に留めましょう。

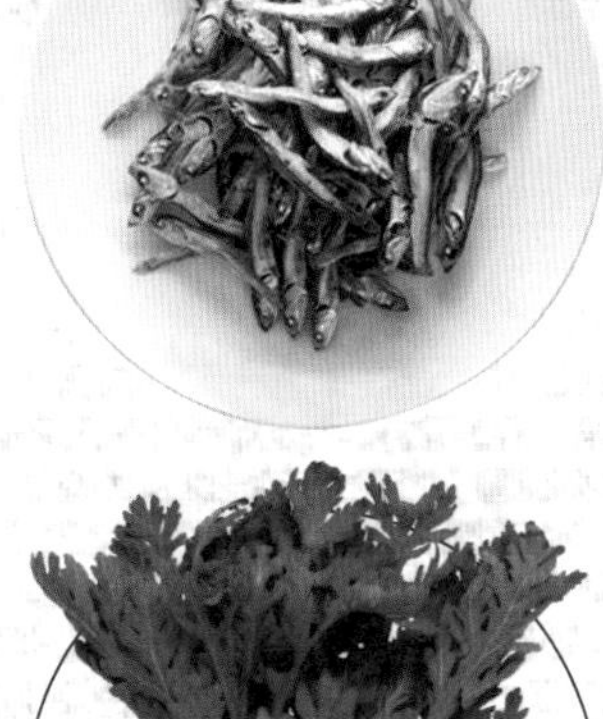

鉄分

血液中の栄養素を運ぶ役割をします。動物性のヘム鉄と、植物性の非ヘム鉄があります。吸収率を高めるビタミンCやタンパク質と共にとりましょう。

➡レバー、かき、煮干し、ひじき、ほうれん草など

ビタミンK

骨づくりに大事な栄養素。新生児は不足しがちなので、授乳するお母さんが積極的にとりましょう。緑黄色野菜や豆製品に多く含まれています。

➡春菊、かぶの葉、納豆など

タンパク質

身体を回復させ、母乳のもとになります。脂肪分の少ない肉や、赤身や白身の魚、大豆製品などから低脂肪で良質なタンパク質をとりましょう。

➡ささみ、木綿豆腐、鮭、豚肉など

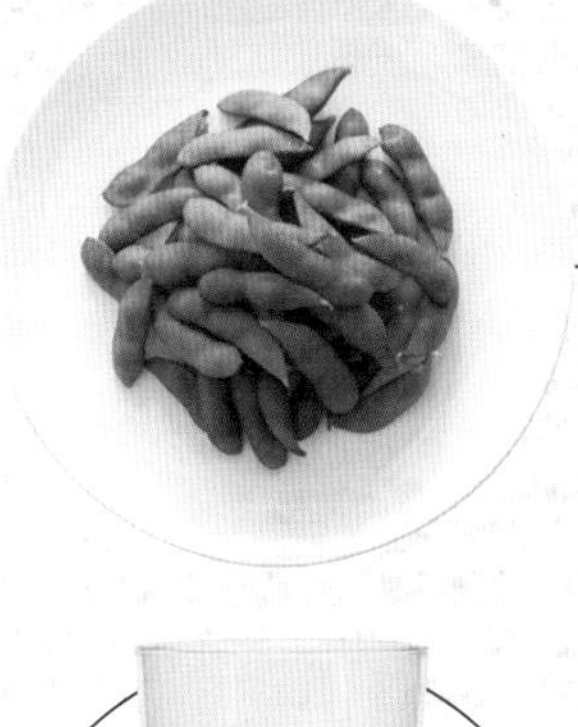

カルシウム

骨や歯の発達に不可欠な栄養素。母乳からも出てしまうので、自分の骨のためにも多く摂取を。血液をサラサラにし、精神状態を安定させる効果もあります。

➡牛乳、木綿豆腐、小松菜、しらすなど

葉酸

ビタミンB1の一種で、血液をつくるのに欠かせない栄養素です。光に弱く、水に溶けやすく、加熱すると失われやすいので、保存法や調理法に注意を。

➡枝豆、小松菜、いちご、納豆など

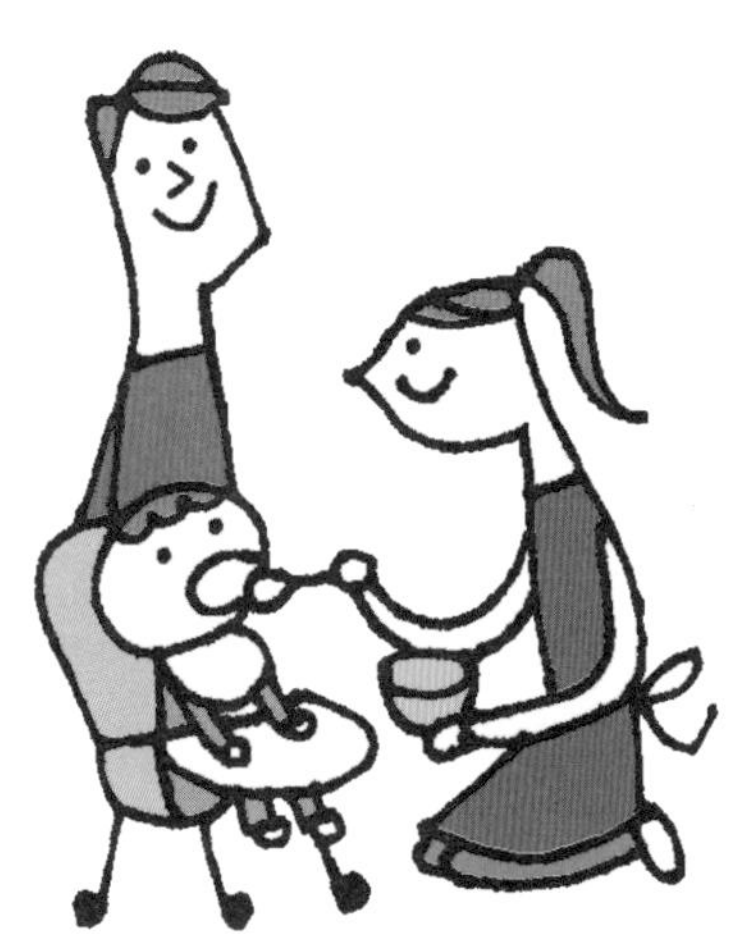

離乳食

赤ちゃんの
消化力や摂食力が発達してきたら、
いよいよ離乳食。
母乳やミルクからだけでなく、食事からも栄養摂取を始めます。
食べ物に慣れるのが目標の食の練習期間なので、
おおらかに家族が増えた食卓を楽しみましょう

目指したいのは親子の和やかな食卓

離乳食は食べ物に
慣れるための時期です。
食べさせることを目的とせず、
食の楽しさを赤ちゃんと共有する
時間にしましょう。

薄味の和食は離乳食の強い味方

大人の食事を
薄味の和食にすれば、
わざわざ離乳食をつくらなくてもOK。
ごはん&汁物から離乳食へと
展開できます。

安心・安全な食材選びを心がけて

小さな身体に入る食材は、
できるだけ
農薬や添加物を避けたいもの。
信頼できるお店や宅配サービスを
利用しましょう。

楽しく踏み出そう 食のはじめの一歩

離乳食は、大人と同じ食事をするための準備段階。子どもの発育や食への意欲はそれぞれなので、その子の様子をしっかり観察して、食へのはじめの一歩を親子で踏み出しましょう。

離乳食は咀嚼や消化機能の発達に合わせて4つの段階があります。

離乳食のスタートの目安は押し出し反射の衰退です。乳首以外のものが口に入ると、反射的に口の外に出してしまう行動が、生後5ヵ月頃から弱まり、スプーンを口に入れられるようになります。また、大人が食事している姿に関心を持ち始めるのも、準備ができたサインのひとつです。

離乳食は食事で成長させるのではなく、食べる力を引き出すことが目的です。月齢にとらわれず、その子の消化機能や咀嚼力、歯の生え方に適した食べやすい食事を心がけましょう。

食材の偏りはアレルギーの原因にもなるので、多様な食材を取り入れて味覚を育てましょう。好き嫌いや食べむらは成長とともに変化するもの。おおらかに受け留めましょう。

味付けは極力控えて、食材そのものの味を活かすのも大切です。大人の食事を薄味の和食にすれば、離乳食づくりも手間がかかりません。

親子で同じものを食べることは新しい家族が加わっての食卓の始まりです。赤ちゃんが「食事って楽しい」と思える環境を心がけましょう。

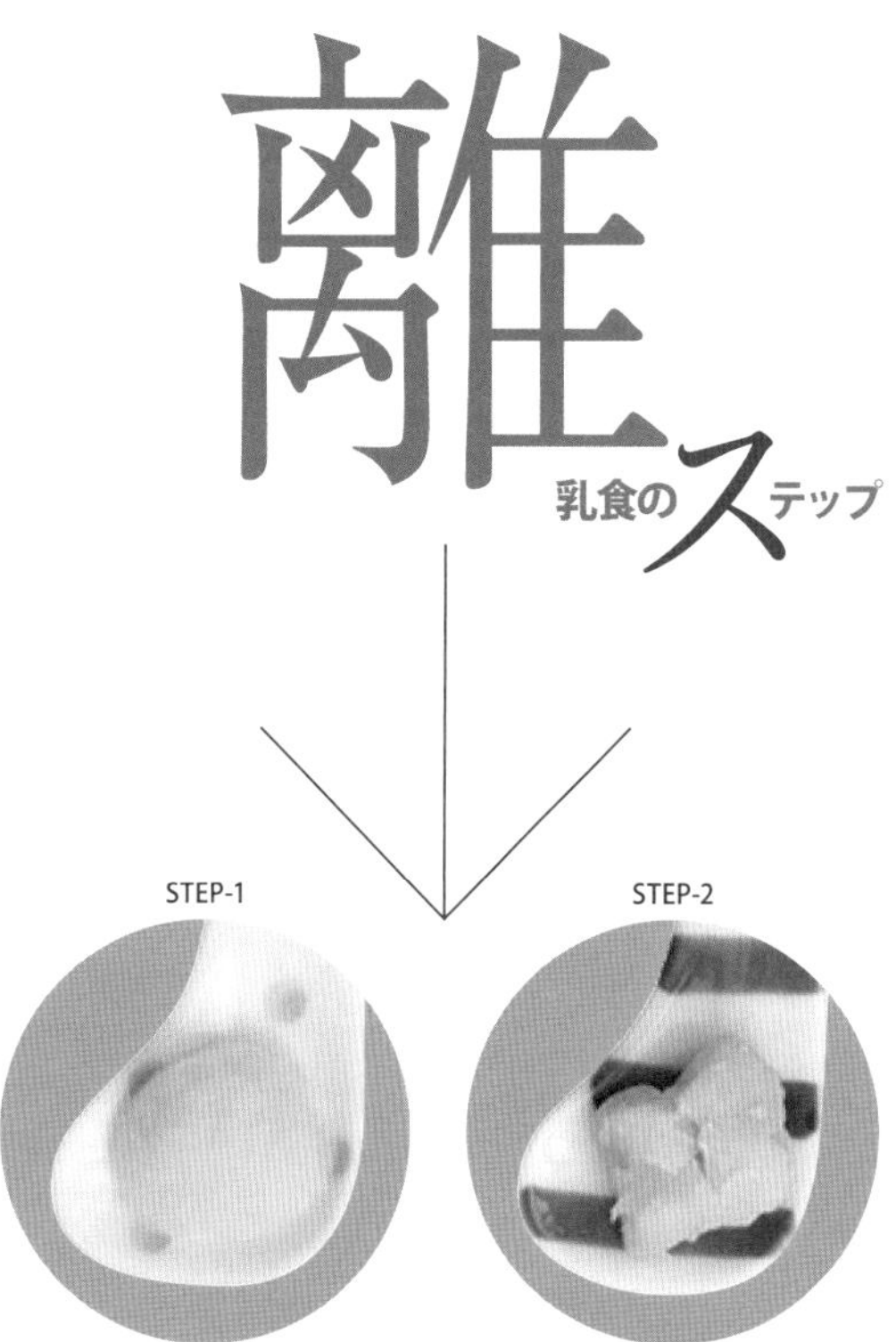

離乳食のステップ

STEP-1

ゴックン期

生後５～６ヵ月ごろ。食べることに関心を示したら開始のサイン。母乳やミルク以外の食べ物を飲み込み、スプーンに慣れるのが目的の時期。10倍粥から始め、いやがる時は無理をしないで。

STEP-2

モグモグ期

生後７～８ヵ月ごろ。歯が生えてきて、柔らかい粒や形のある物を、舌とあごで潰して食べられるようになる。味覚も発達してくるので、栄養素を意識しながら様々な食材を取り入れてみたい。

STEP-3

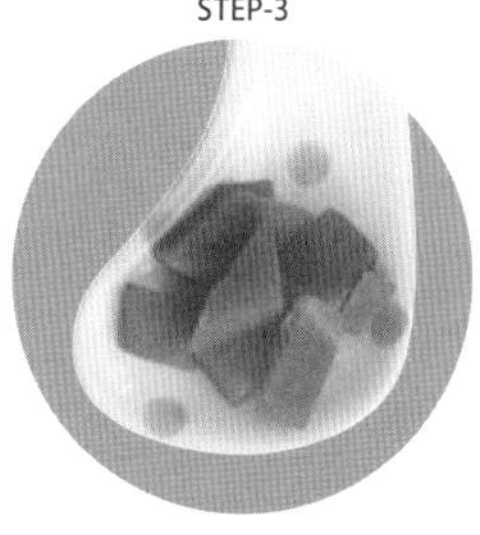

カミカミ期

生後９～11ヵ月ごろ。食事のメインが母乳やミルクから、離乳食に移る時期。歯ぐきで食べ物を潰せるようになる。食べる意欲も高まってくるので、手でつかみやすいメニューも多く取り入れて。

STEP-4

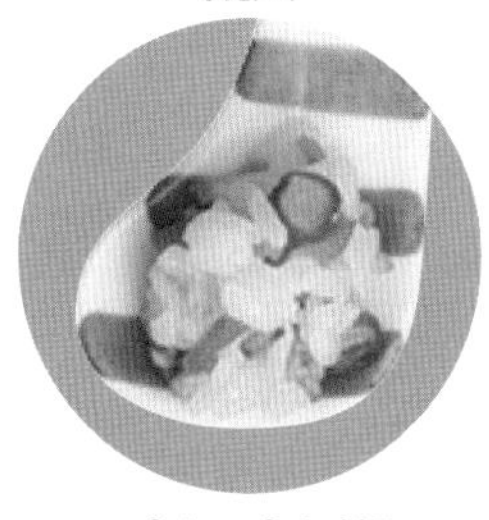

パクパク期

１歳～１歳６ヵ月ごろ。奥歯が生え始めて噛み潰す力が強くなり、大人より少し柔らかい物を食べられるようになる。手先が器用になり、手づかみ食べも上手に。スプーンの練習も始めたい時期。

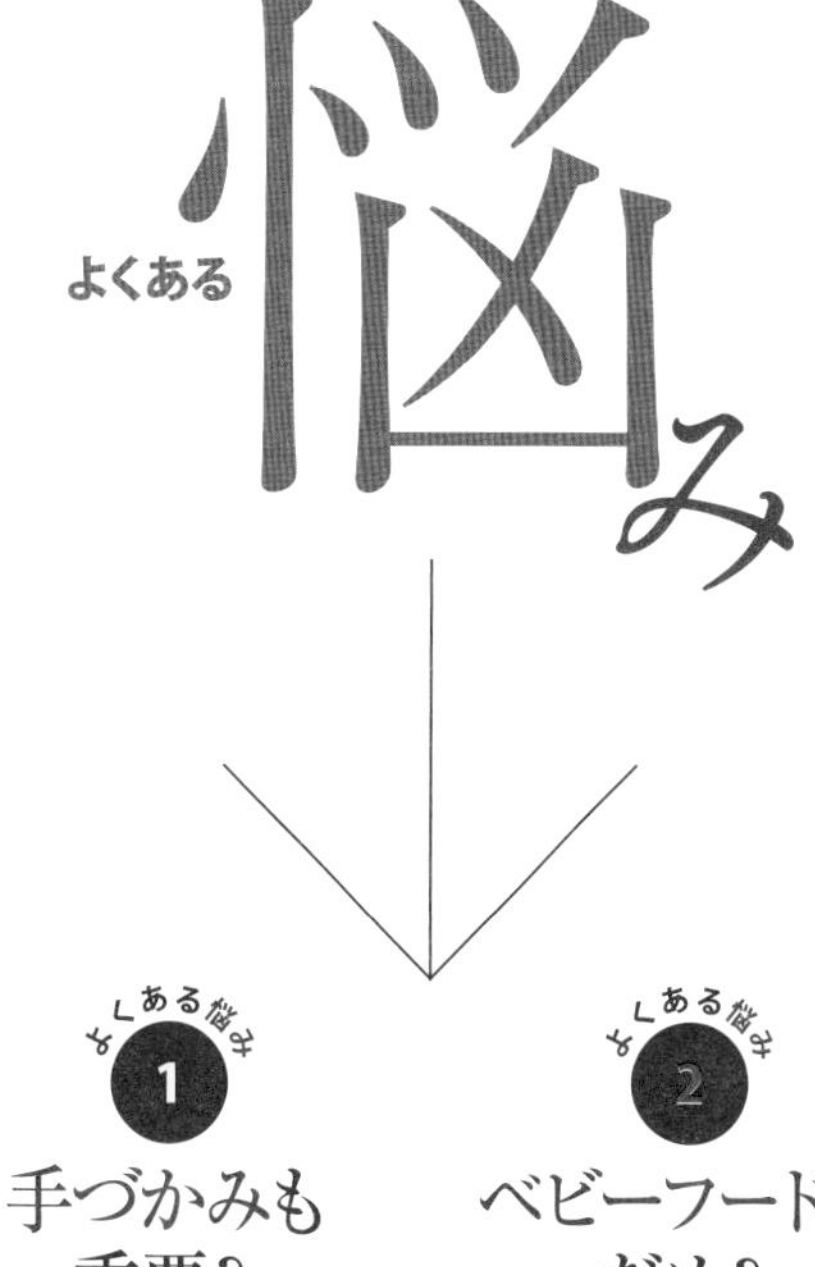

よくある悩み

よくある悩み 1

手づかみも重要？

手づかみは、食べ物に関心が出てきた証拠。手でつかみ、口に運ぶという動作は、発達の上で欠かせない行為です。つかみやすいスティック野菜や、一口サイズのおにぎりを取り入れましょう。最初は口に詰め込みすぎたりしますが、次第に適量を覚えていきます。

よくある悩み 2

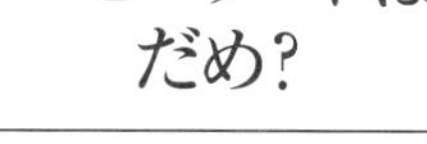

ベビーフードはだめ？

素材や味付けなど、最近のベビーフードは厳選されています。大きな違いは、家で調理したか、工場で加工したかということ。食事は栄養をとるだけでなく、親子で豊かな食の世界を体験する時間でもあります。外出先では便利ですが、家ではぜひ家庭ならではの味を。

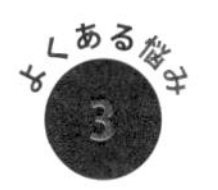

よくある悩み 3

アレルギーを防ぐには？

卵、乳製品、小麦は、乳児期のアレルギーの原因物質となる3大アレルゲンです。反応が出ていない場合、極端な制限の必要はありませんが、同じ食材を過剰に摂取するのは控えましょう。アレルゲンになりにくい和食中心の食事がおすすめです。

よくある悩み 4

好き嫌いが多い

この時期の好き嫌いは、食材の味と共に、食感も関係しています。用意した食事が、固すぎたり大きすぎたりしていないか、様子を観察しながら食事しましょう。好みが徐々に変化する時期なので、好き嫌いを決めつけず、長い目で見るようにしましょう。

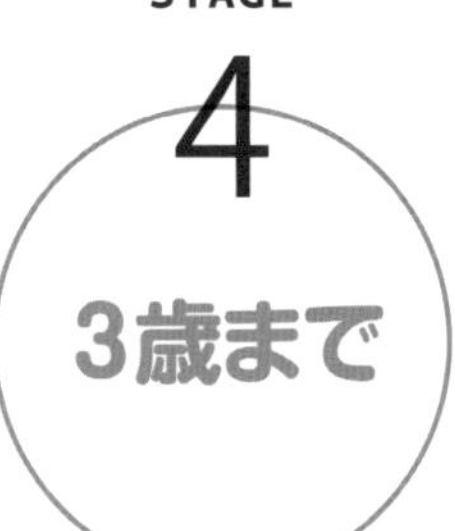

STAGE 4

3歳まで

乳歯の奥歯が
生えそろい、
大人と同じような食べ物を
噛めるようになってきます。
多様な感覚が発達して味覚に敏感になり、
好き嫌いが出てくる時期。
食べさせることを目的にせず、
食を通じて親子の絆を
深めましょう。

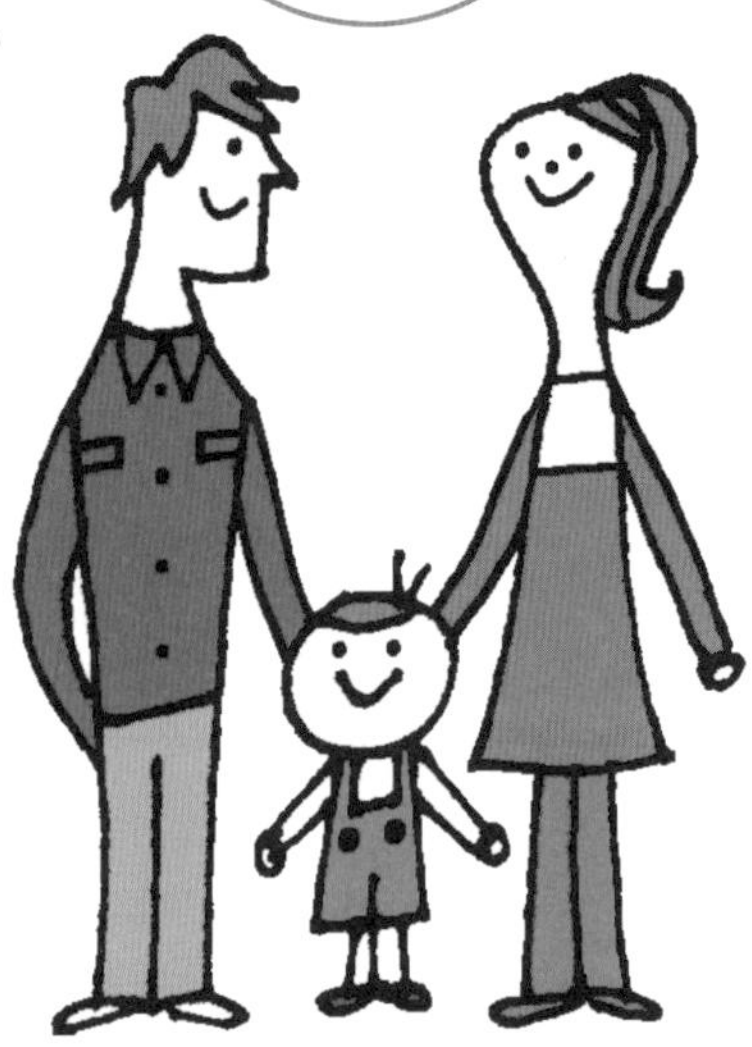

好き嫌いの増加は味覚の発達の証拠

乳児期には
食べていた食べ物が
この時期苦手になる子もいます。
順調に成長している証なので、
気長に見守りましょう。

味覚を狂わせる加工食品に注意

ファストフードやインスタント食品は、
強いうま味があり、
糖分や脂質も過剰。
味覚が著しく発達する時期には
控えたいものです。

おやつは第４の食事。栄養価があるものを

多くの栄養素を
必要とするこの時期、
３食では充分摂取できません。
エネルギー源となるおやつで
栄養を補いましょう。

イヤイヤ期は感覚が発達する時期

離乳食を終えると味覚が発達してきます。野菜などに含まれる苦味や辛味、酸味を「害のある味」として認識し食べなくなることも。味覚がワンステップ発達した証拠なので、気長に見守りましょう。

子どもは長い目で見れば、バランスよく食べる能力を備えています。苦手な食べ物を除去したり、無理強いする必要はありませんが、日々いろんな食べ物と出会わせてあげたいものです。大人が楽しく食べる姿を見ていれば、いつか「食べてみよう」と思う日がくるでしょう。

噛む力や咀嚼力がまだ弱く、食べ物を飲み込む前に吐き出してしまう時期でもあります。葉物野菜や固い根菜、きのこ類などは調理法を工夫して食べやすくしてあげましょう。

食事の楽しさを伝えるには、行事食を取り入れるのもおすすめです。お正月のおせち料理、ひなまつりの寿司やハマグリのお吸い物。苦手な食材に興味を示すきっかけになるかもしれません。

気をつけたいのは便利な加工食品や外食です。甘味や塩味、うま味が強く、子どもが本能的に好む味ですが、脂質や糖分が多いのでエネルギー過多になります。

また、画一的で変化の少ない味は、脳に刺激を与えません。過度に神経質になる必要はありませんが、味覚が大きく発達するこの時期、プラスにはならないことを心に留めておきましょう。

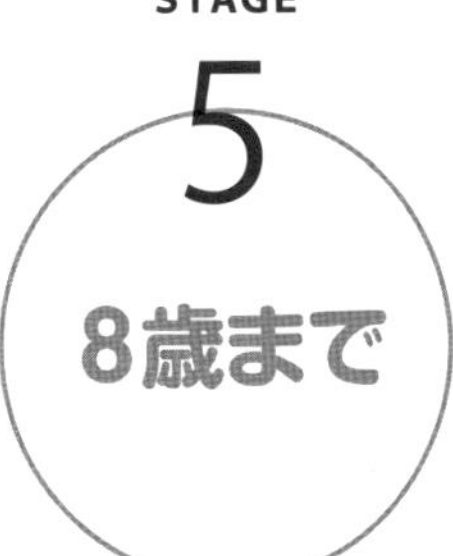

脳は8歳までに
大人の95％まで成長します。
この時期までの食習慣が、
その子の未来に大きく影響します。
家以外で一食を
食べてくるようにもなる時期。
園や学校の食生活を知り、
家庭の食事とのバランスを
考えましょう。

学校における食の内容を把握する

幼稚園の預かり保育や
小学校の学童保育では
家で控えている甘いお菓子が
出ていることも。
何を食べたか知っておくのも大切。

料理を手伝って食への関心を広げる

食べる側だけでなく、
つくる側の体験も
積極的にさせたい時期。
買い物や料理を一緒にすることで、
食の関心が深まります。

脳がいちじるしく発達する3歳から8歳

この時期に身につけた
生活習慣や躾は、
その後の人生に大きく影響します。
食卓を通じて社会性を
身につけましょう。

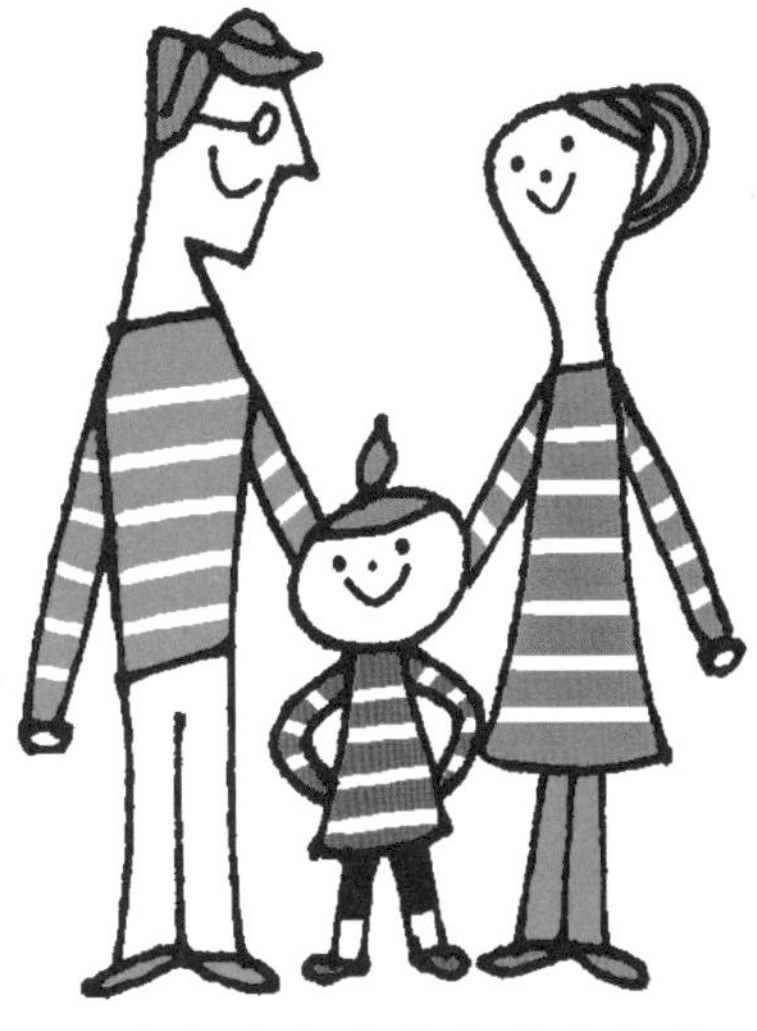

8歳までの食卓が社会生活の土台

　幼稚園入園、小学校入学など、子どもの環境が変化しやすい時期。健康的な生活には、食事とともに、生活リズムが重要です。起床、就寝、3食の時間を正しく整えて、しっかりお腹がすいた状態でご飯を食べるようにしましょう。

　歯は乳歯列が完成。咀嚼力も発達し、大人と同じものが噛めるようになります。苦手だった食べ物も、次第に食べられるようになってきます。

　好奇心も旺盛になり、「なぜこれを食べると身体にいいの」が言葉で理解できるようになる時期です。旬や栄養、どこで生産されるかについても教えてあげましょう。

　いろいろな種類の食べ物を体験することで、食の世界も広がります。家庭で野菜を育ててみるのも良い経験になります。

　食卓は栄養を摂るためだけではなく、ルールやマナーを学ぶ場所でもあります。箸の使い方、食事中の礼儀作法、準備、後片付け。作ってくれた人への感謝の気持ち。強要するのではなく、まずは大人がお手本を示しましょう。料理のお手伝いも関心を持つきっかけになるので積極的に体験させましょう。

　脳が95％完成する8歳までに、きちんとした躾を行うことが大切です。そのためには、親も自分のマナーや食習慣を振り返ってみてください。

　人生において重要なこの時期、生活の土台である食卓を通じて、社会生活のルールを学んでいきましょう。

小さな園庭から始まる命を育む食農保育

季節の果実、太陽の下で輝く稲、園庭で暮らす動物たち。「生きる力を育むこと」を目指す保育園では瑞々しい命に満ちた環境で子ども達が生活しています。

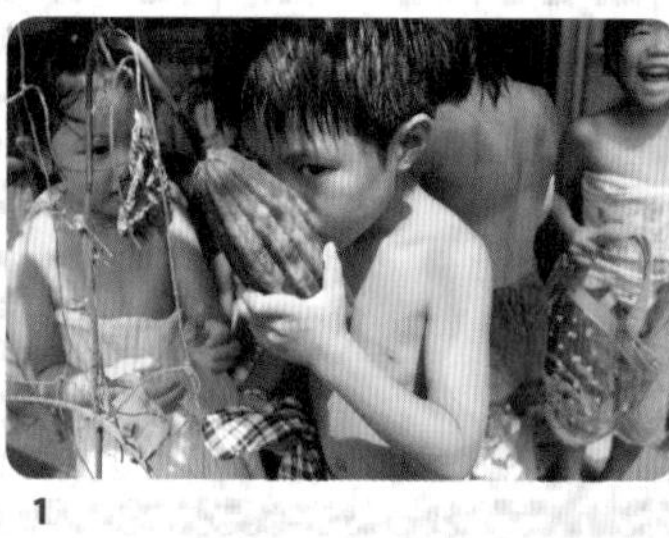

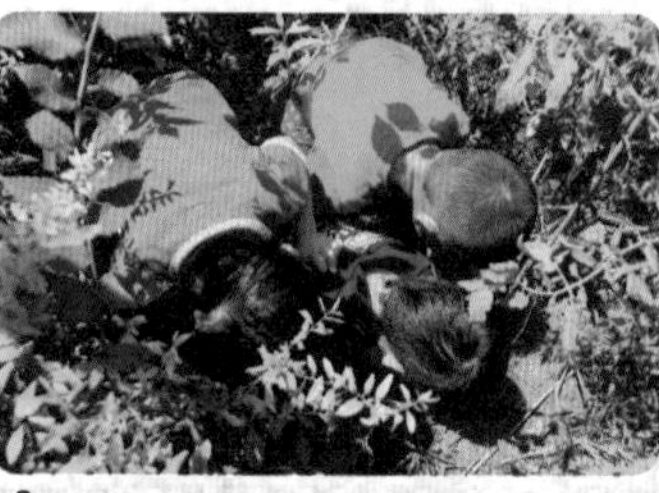

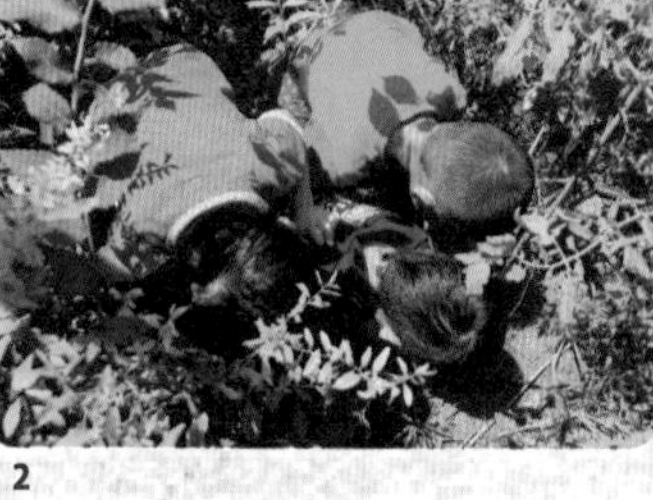

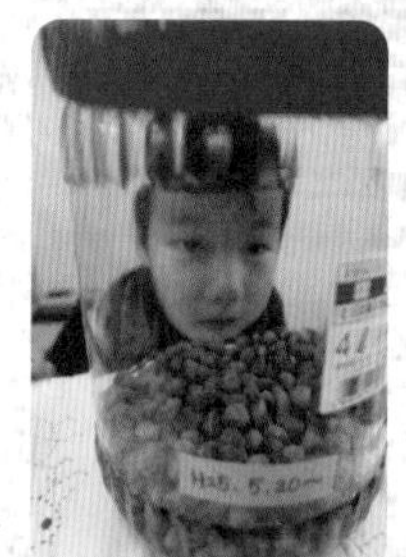

1-見て、触って、嗅いで。自分の感覚をフルに使って熟れ具合を確かめる子どもたち。
2-自分たちで決めた、虫の死骸を埋める場所。
3-「もうなくなっちゃう?」みんなで作った大事な梅ジュースが、クラスの中に置いてある。

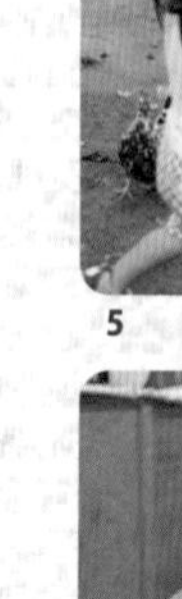

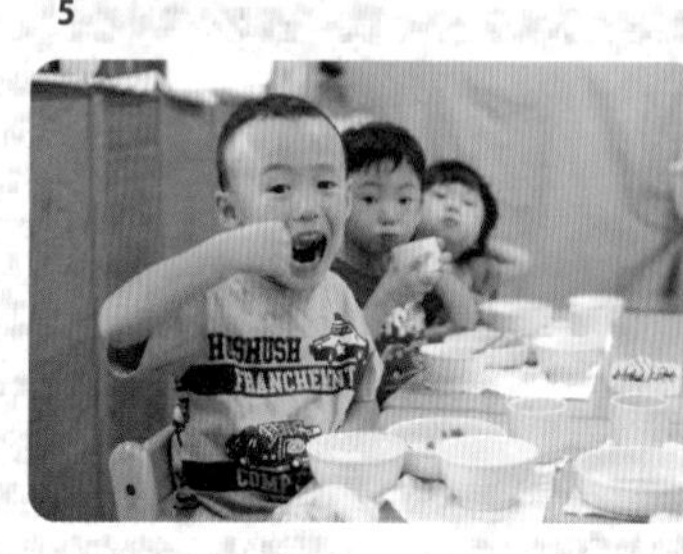

4-太陽の下、稲と小さな命が瑞々しく輝く。
5-チャボやミニブタ、犬やウサギ、カエル、そして人間。いろんな生物が園で生活している。
6-給食のおかずは和風・洋風・中華とバリエーション豊か。でも主食は必ず「お米」!

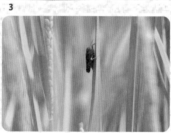

八国山保育園

東京都東村山市、野村明洋園長。1997年4月から公設民営保育園として、社会福祉法人ユーカリ福祉会が受託運営し、2012年4月より完全民営化。命の存在を感じられる環境で保育を行う『食農保育』を実践する。

園庭を命を育む環境にしたい！

緑豊かな武蔵野大地にある、東村山市の八国山保育園。柔らかな土と緑の息吹に満ち、小さなジャングルのように植物が生い茂る園庭では、子供たちとチャボが駆け回っています。

野村明洋園長さんは、園庭は子どもたちの原風景となりえる。だから命が感じられる環境にしようと決意。

1997年、自ら掘り起こし、黒土の園庭に再生させました。そして田んぼや畑を作り、チャボやミニブタなどを飼育。園で栽培・飼育をし、収穫物を食べるという「食農保育」の実践が始まりました。

給食で使う旬の野菜の9割は市内の協力生産者さんがつくっています。園児は片道30分歩いて農業体験に通っています。

人生の土台となる時期に、食と農のつながりを日常で体感する子どもたち。

「自分の目と耳、頭を使って、生活を考えられる人間になってほしいですね」と語る野村園長。

8歳〜発展期

8歳までに食べることの楽しさ、
食事作法を食卓で
身に付けた子どもたち。
栄養を考えて食事を組み立てる力をつけ、
日本や世界の食糧事情への
関心を持つことで、
次世代の食を担う
大人に
成長していくことでしょう。

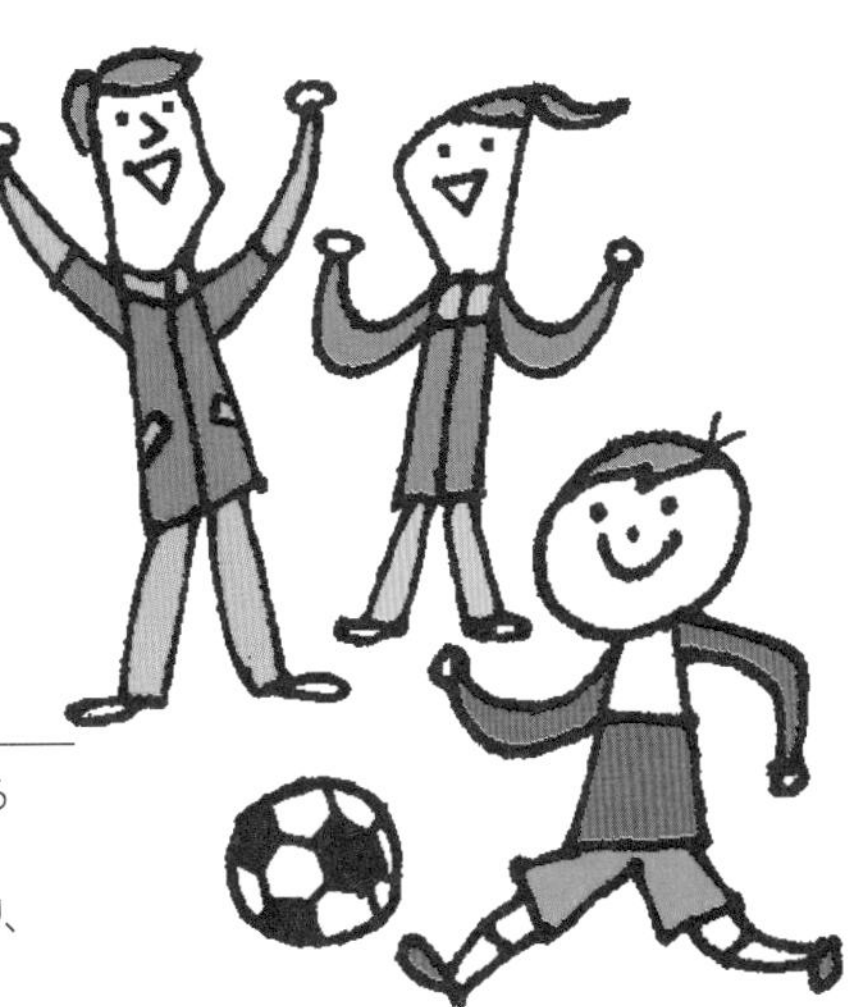

食卓と世界のつながりを考える

多くの食品を輸入品に頼っている
日本の現実。
身近な食品と世界との関係を知り、
食糧問題について
考えてみましょう。

台所や農業を通じて食を体験する機会を

農業体験や料理をつくる経験も
多く積みたい時期。
食べ物への愛着や
生産者や料理を作る人への
感謝の気持ちを養います。

忙しすぎる生活、食生活に赤信号

塾や習いごとで
忙しくなる日々の中で、
子どもの食生活が乱れやすい時期です。
生活の土台は
あくまで食事になることを忘れずに。

食卓を通じて豊かな経験を積む

心身ともに成長著しい8歳以降は食に関する経験をいろいろ積ませてあげたい時期です。

献立から考えて自分でお弁当や食事を作ることは食材の性質を理解したり、料理する人への感謝の気持ちとつながります。

また、農業体験に参加することで、生産者の苦労や命のありがたさを知ることができます。

食卓の先には多くの問題が存在することも知り、学び始めたい時期です。

日本は多くの食品を輸入依存しています。安さの裏側では貧困問題、輸送中の腐敗を防ぐポストハーベスト農薬や遺伝子組み換え食品など様々な問題が生じています。

食卓における自給率、自分たちができる取り組みなど話し合ってみましょう。

この時期以降気をつけたいのは、食生活の乱れです。成長に伴い、子どもの生活は大人の管理下を離れる時期が増えていきます。

習いごと、塾通いの増加、両親の就業中に子どもだけで過ごす放課後。コンビニで買ったものを塾の休み時間に急いで食べたり、家でテレビを見ながら、一人で好きな時間に好きなものを食べる子どももいます。

大人の目を離れたところで、子どもの食生活が崩れているかもしれません。慌ただしい日常の中での子どもの食が犠牲になっていると感じたら、生活を見直してください。生活の基本は食にあることを忘れないようにしましょう。

●基本形以外

●6～9歳の男性 ●70歳以上の活動量の低い男性 ●6～11歳、70歳以上の女性 ●12～69歳の活動量の低い女性	●12～69歳の 活動量ふつう以上の男性
1,400~2,000kcal	2,400~3,000kcal
4～5つ(SV)	6～8つ(SV)
5～6つ(SV)	6～7つ(SV)
3～4つ(SV)	4～6つ(SV)
2つ(SV)(子どもは2~3つ)	2～3つ(SV)(子どもは2～4つ)
2つ(SV)	2～3つ(SV)

※活動量
高い　立ち仕事や移動が多い仕事、または活発な運動習慣を持ってる人
ふつう　座り仕事が中心だが、軽い運動や散歩などする人
低い　1日のうち、座っていることがほとんどの人

※牛乳・乳製品の子供向けの摂取は、成長期に特に必要なカルシウムを充分摂るためにも2~3つ、又、基本形よりエネルギーが多い場合は、4つ程度までを目安にするのが適当。

※活動量の高い人は、より多くのエネルギーを必要とするため、身体活動の程度に応じて必要量を摂取しましょう。ただし、偏らないようにすること。

※成人でBMIが25以上の人、又はその他食事制限等のある人はその制限に従うこと。

1日分	料理例
2,000~2,400kcal	

5~7つ(SV) 主食（ごはん、パン、麺）
ごはん(中盛り)だったら４杯程度

5~6つ(SV) 副菜（野菜、きのこ、いも、海藻料理）
野菜料理５皿程度

3~5つ(SV) 主菜（肉、魚、卵、大豆料理）
肉・魚・卵・大豆料理から３皿程度

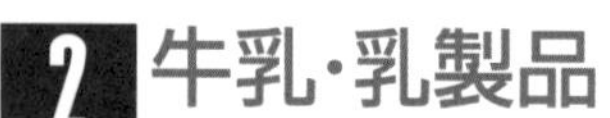

2つ(SV) 牛乳・乳製品
牛乳だったら１本程度

2つ(SV) 果物
みかんだったら2個程度

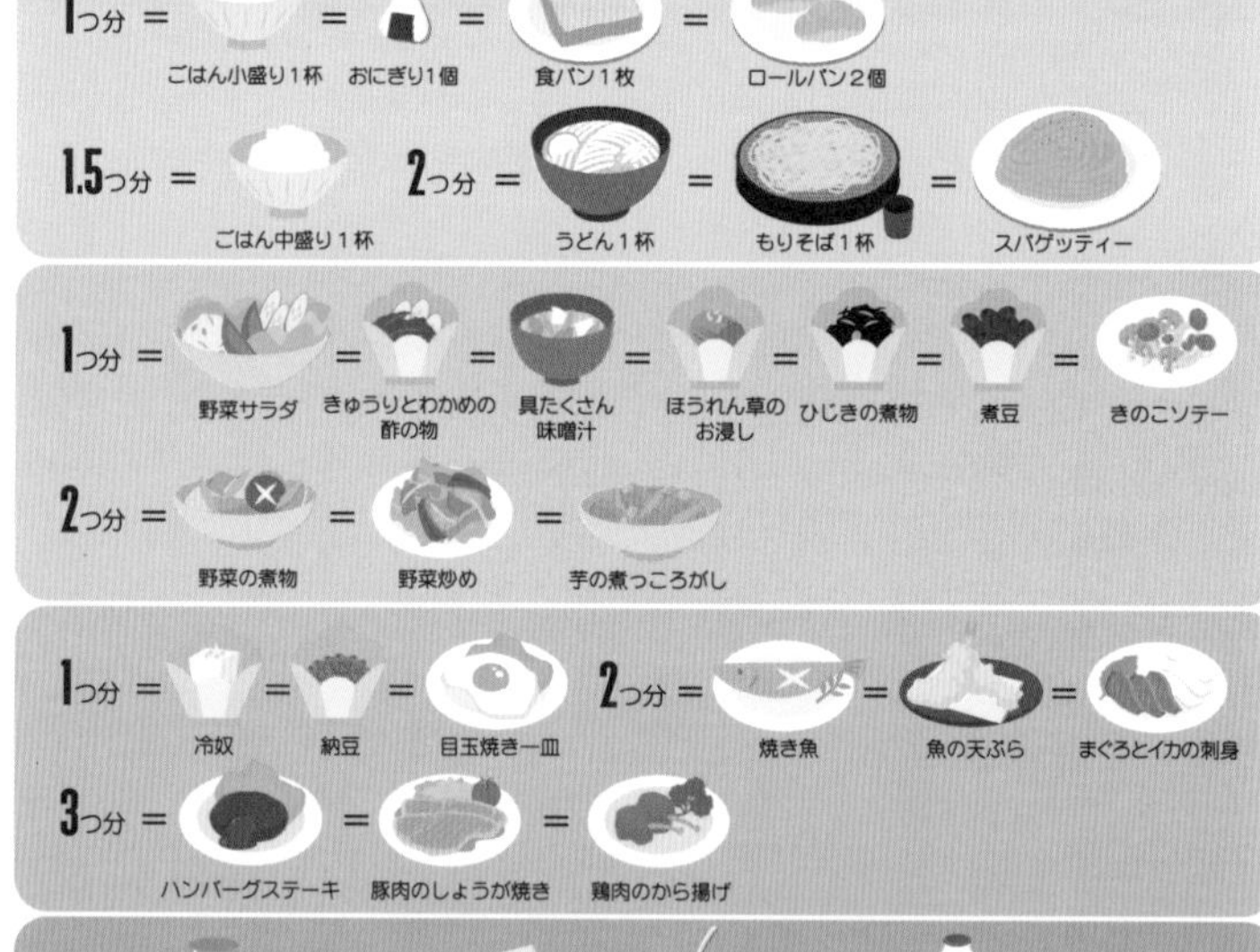
1つ分 = ごはん小盛り1杯 = おにぎり1個 = 食パン1枚 = ロールパン2個
1.5つ分 = ごはん中盛り1杯
2つ分 = うどん1杯 = もりそば1杯 = スパゲッティー
1つ分 = 野菜サラダ = きゅうりとわかめの酢の物 = 具たくさん味噌汁 = ほうれん草のお浸し = ひじきの煮物 = 煮豆 = きのこソテー
2つ分 = 野菜の煮物 = 野菜炒め = 芋の煮っころがし
1つ分 = 冷奴 = 納豆 = 目玉焼き一皿
2つ分 = 焼き魚 = 魚の天ぷら = まぐろとイカの刺身
3つ分 = ハンバーグステーキ = 豚肉のしょうが焼き = 鶏肉のから揚げ
1つ分 = 牛乳コップ半分 = チーズ1かけ = スライスチーズ1枚 = ヨーグルト1パック
2つ分 = 牛乳瓶1本分
1つ分 = みかん1個 = りんご半分 = かき1個 = 梨半分 = ぶどう半房 = 桃1個

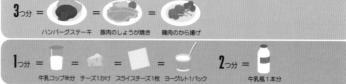

※SVとはサービング（食事の提供量の単位）の略

が回るように適度な運動も心がけ、倒れないようにバランスを整えることを表しています。上記ガイドを献立作成などに活用し、バランスのよい食生活をしましょう。

上記のバランスガイドは男性（10～11歳、活動量の低い12～69歳、活動量ふつう以上の70歳以上）、女性（活動量ふつう以上の12～69歳）に該当する基本形です（必要エネルギーは2,200kcal ± 200）。基本形以外は上段参照。

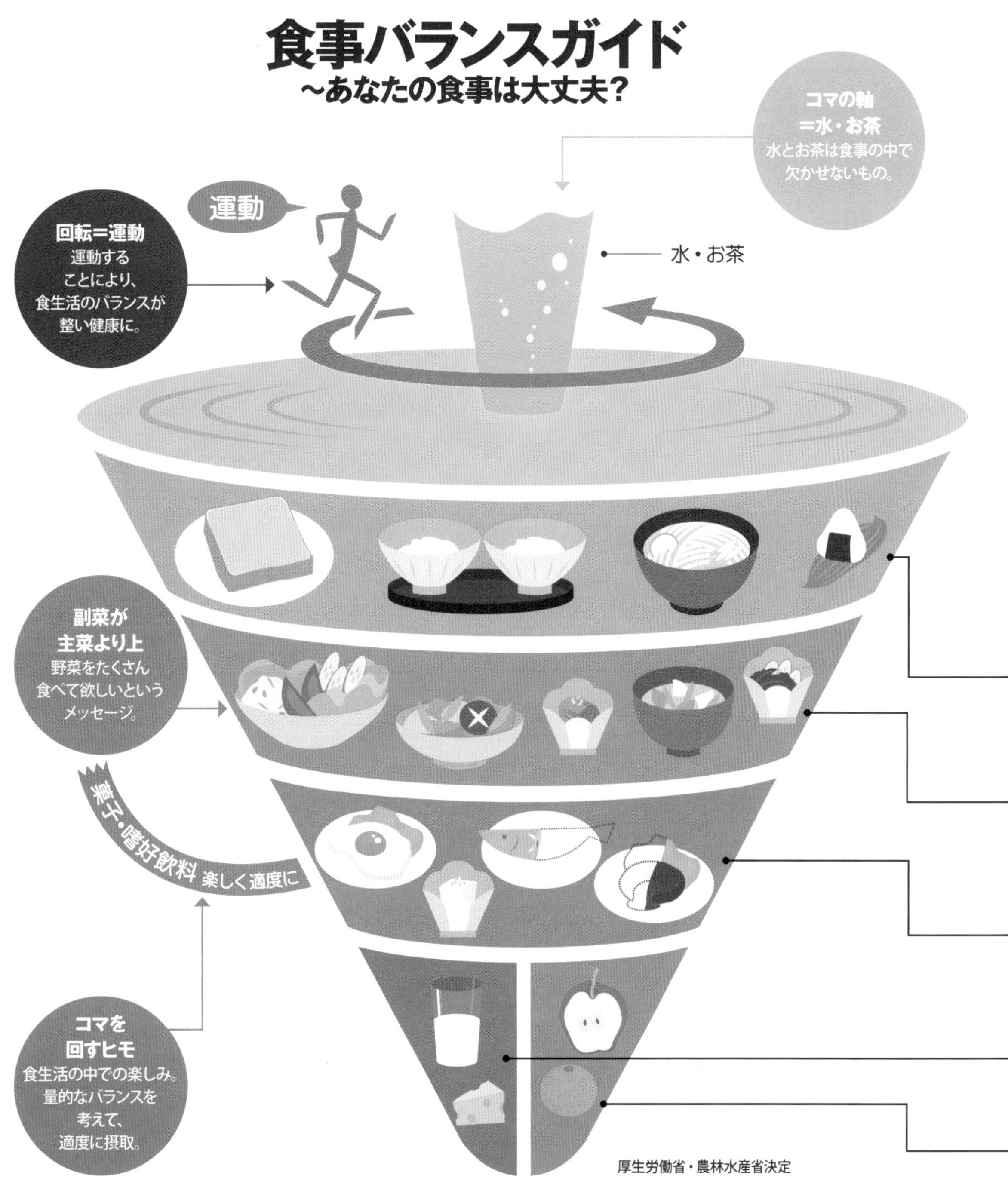
食事バランスガイド
~あなたの食事は大丈夫?
コマの軸
=水・お茶
水とお茶は食事の中で
欠かせないもの。
運動
回転=運動
運動する
ことにより、
食生活のバランスが
整い健康に。
水・お茶
副菜が
主菜より上
野菜をたくさん
食べて欲しいという
メッセージ。
菓子・嗜好飲料 楽しく適度に
コマを
回すヒモ
食生活の中での楽しみ。
量的なバランスを
考えて、
適度に摂取。
厚生労働省・農林水産省決定

「食事バランスガイド」は、生活習慣病予防を中心とした健康づくりの観点から、より多くの人が栄養・食生活について関心を持ち、必要な知識を身につけ、食生活上の問題や肥満の改善に結びつけることが必要であるとして、厚生労働省と農林水産省によって発表されました。1日に摂取すべき食品を、主食、副菜、主菜、牛乳・乳製品、果物の5カテゴリーに分類し、具体的な料理例をあげてそれぞれ適量を日々食べることを推奨しています(2010年日本人の食事摂取基準を反映して一部変更)。

また、軸である水分補給をしっかりし、コマ

もう一度、家族そろって団らんを！

家族そろって同じものを食べる機会が減少している現代。でも、少しずつでも増やす努力を続けることで、さらにあたたかな家族の絆ができるのではないでしょうか。

まずは家族で囲む食卓

バラバラになる家庭の食卓

レトルトやインスタント食品、冷凍食品やコンビニ・スーパーのお総菜などを買ってきて、家族それぞれが好きなときに好きなものを食べる。そんな家庭が増えています。食べ物も食べる時間も自分の勝手にしたいということです。

ここから読み取れるのは我慢しない、お互いに譲り合わない家族の姿です。親自身が食事の大切さを理解していないため、子どもも同じになるのです。

周囲のペースに合わせ、みんなと同じものを食べることは、知らないうちに協調性や思いやりの心を育みます。協調性は子どもが成長して社会に出ていく上で欠くことのできない資質です。譲り合い、相手を思う気持ちは、まず家族の食卓から育てられるものです。

テレビを消して食卓を楽しもう

子どもの健やかな成長は、親なら誰もが望むもの。その土台になるのが家庭での食育です。

少し前は家庭に祖父母が同居していて、食卓で旬の食べ物や栄養のこと、行事食や行儀についていろいろ教わることができました。しかし核家族社会になった現在、その伝承が消えつつあります。

協調性や思いやりの心を育む食卓は、躾の場であり家族のかけがえのない時間です。まずはテレビを消して、同じものを食べながら話をしてみてください。その楽しさや素晴らしさにすぐに気がつくはずです。

みんなで笑う食卓を作る

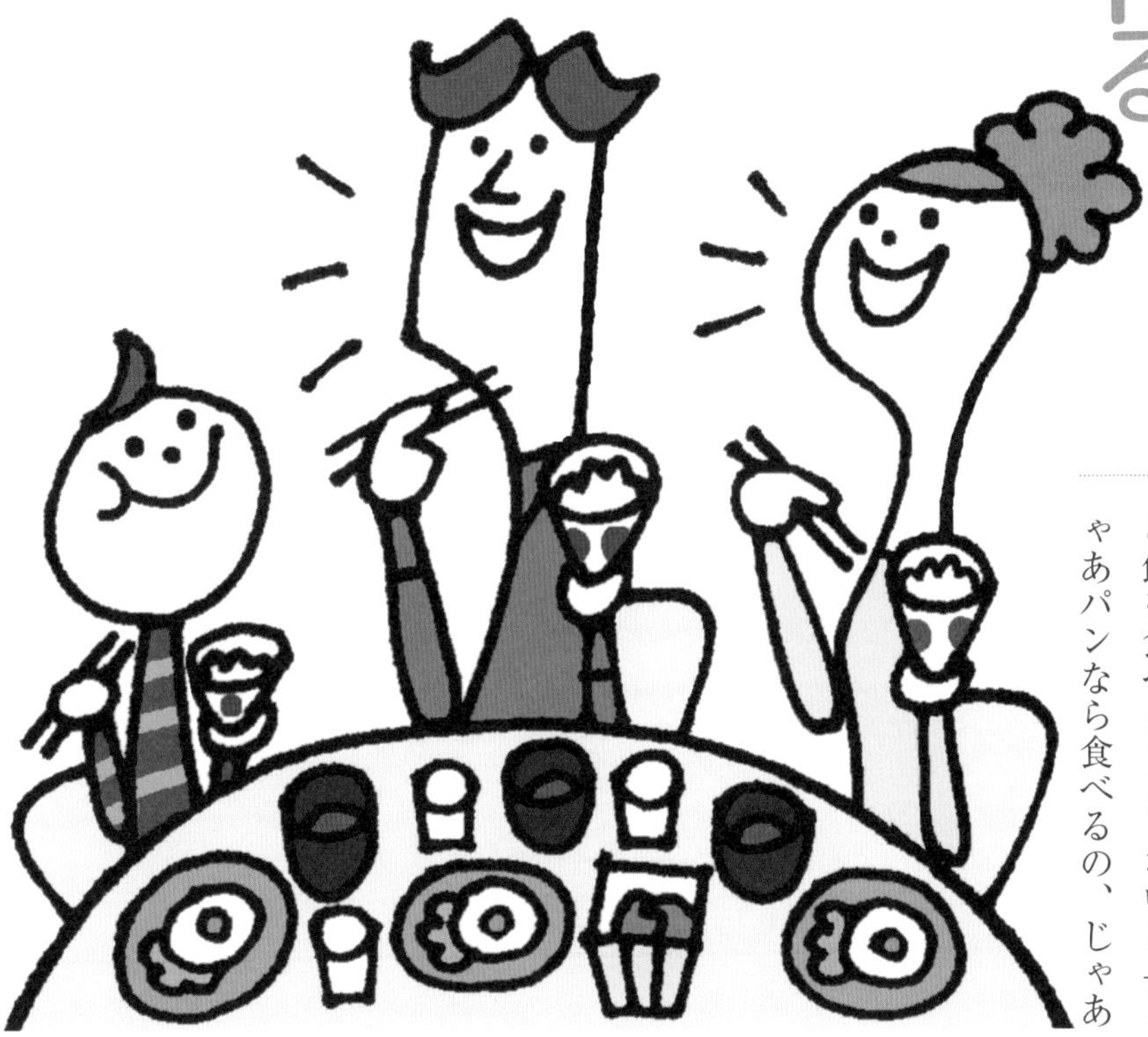

子どもはお客様ではありません

お母さんは子どもに食べてもらおうと頑張ります。子どもがご飯を食べようとしないと「じゃあパンなら食べるの、じゃあ菓子パンなら食べるの」と一生懸命に子どもが食べそうなものを準備します。最後には朝ごはんがドーナツということも。

子どもが食べないと心配。とにかく何でもいいから食べてほしいと思うお母さんは多いようです。

しかし、子どもの好みに合わせてばかりでは食事の内容や栄養バランスは崩れてしまいます。ごはんなどの主食と野菜たっぷりの副菜、タンパク質の取れる主菜を用意して、それを食べさせるよう努めるのが親の役目です。

子どもを育てる楽しい食卓を

食卓での躾は大切ですが、食事の間中、ガミガミと小言ばかり並べるのは良くありません。褒めることで子どものやる気を引き出す工夫も大事です。

たとえば「残さずに食べなさい」と言う前にまずは子どもが残さずに食べられる分量をよそうように気をつけます。最初は少なくても良いのです。それで足りなければ子どもは自分から「おかわり」と元気に言うでしょう。そうしたら褒めてあげるのです。少し大げさに褒めてあげましょう。それが子どもに達成感をもたらします。

子どもは嬉しくなってお母さんのびっくりする顔がみたくてもう一度おかわりするかもしれません。「すごいね」とそのたびに喜んであげましょう。子どもの心が誇らしさに溢れ、ますます食欲も湧いてきます。

また、手巻寿司や鍋など卓上で作りながら食べる料理もオススメ。「できたよ」とワクワク会話をしながらの食事は、自然と笑顔が増えます。

好き嫌いを解決！

食べ物が持つ「物語」を教えよう

現代の子どもにとって、食べ物はスーパーやコンビニに行けばいつでも豊富に並んでいるもの。特別に興味をもったり、ありがたみを感じづらいものです。

でも、時間をかけて自分で育てた野菜や苦労して釣り上げた魚であればどうでしょうか。また自分で料理したものであれば、たとえ嫌いなものでも積極的に食べるのではないでしょうか。

食べ物を作る側の大変さを体験すると食べ物と食べられることのありがたさや喜びを感じます。

それはスーパーに並んでいるものも同じで、自分の体験を通して作る人の苦労を想像することができ、食べ物そのものへの感謝へとつながります。

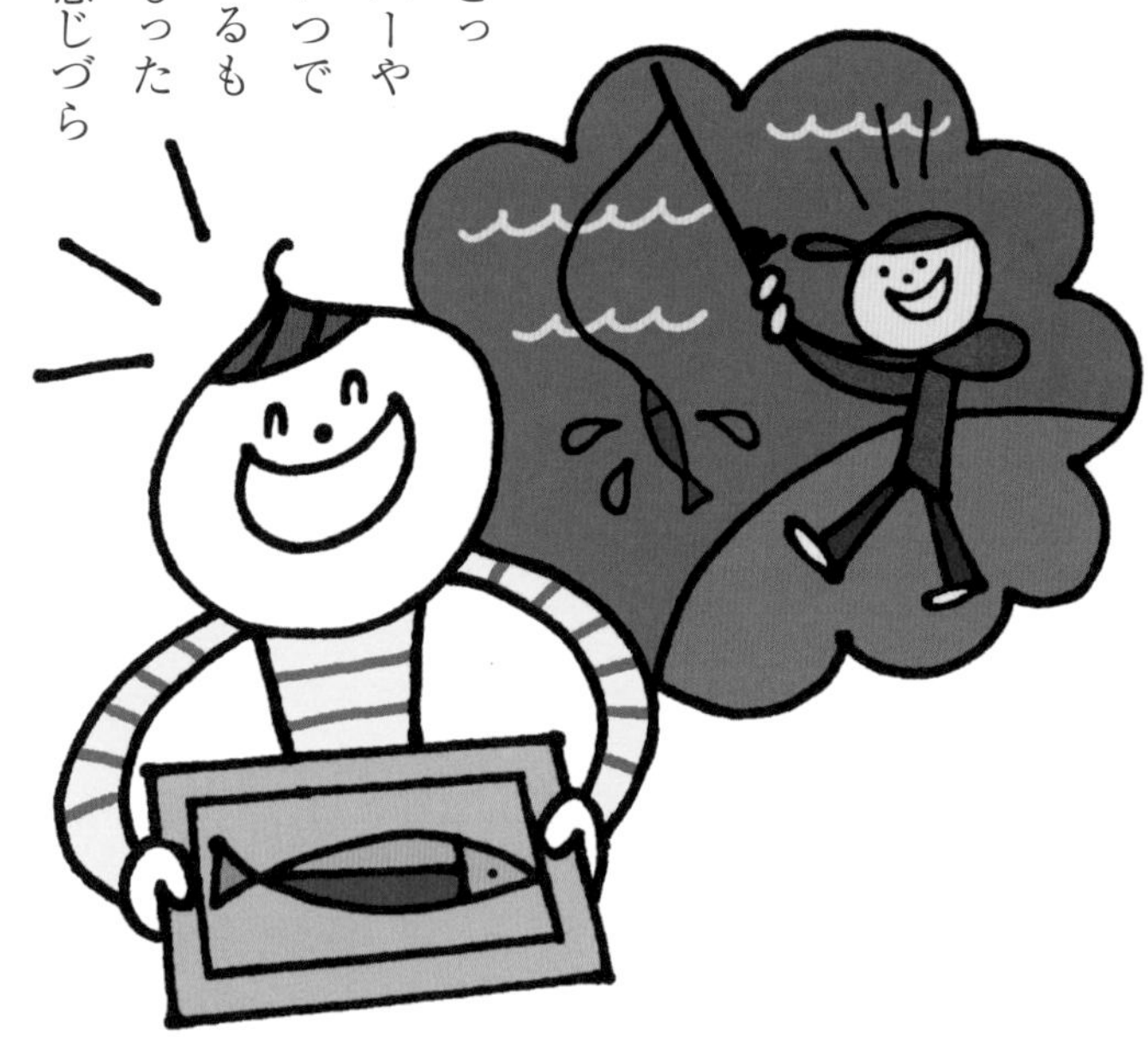

おいしい食材選び

ピーマンやニンジンの青臭さや苦味、酸味を嫌うのは子どもの本能なのである程度は仕方ありません。無理矢理食べさせる必要はありません。でも放っておいても進歩がありません。ほめたり勇気づけたりしてときには促しましょう。

大人は苦手な食べ物でも栄養やカロリーを考え、我慢してでも食べますが、子どもは情報で食べるのではなくおいしいか不味いかで決めます。その味覚は育んであげたいですね。

たとえば無農薬、無化学肥料の野菜は苦味や辛味、雑味が少なく、すっきりした甘味があります。普段は苦手な野菜でも意外に子どもは食べてくれます。

嫌いなピーマンやニンジンなどをオーガニックのもので食べさせるのも良い方法です。

スナックやカップ麺は家に置かない

災害用は別ですが、「うちの子は嫌いなものだと食べないんです」という家では「嫌なのじゃあこれを食べなさい」と、親がすぐに他のものを食べさせている場合が多くあります。それではまるでゴネ得だと教えているようなものです。ときには食べたくなければ食べなくていいと笑顔で子どもを突き放してみることも必要です。

代わりに食べるものが何もなければ子どももお腹が空きますから一旦テーブルを離れてもまた戻ってきて食べたりします。

そんなとき子どもの好きなスナックやカップめん、菓子パンなどが置いてあると勝手にそれを食べてしまうことになります。食べさせたくないものは家におかないことです。

親子で料理

子どもは料理が好き

子どもはなにかを作るという作業が大好きです。粘土細工や折り紙などの工作、そして料理もです。

30年以上続けている東京ガスの「キッズインザキッチン」の子ども料理教室のアンケートでは、「料理のどこが楽しい?」という問いに「料理そのものが楽しい」と答えた子どもが76%にものぼっています。大人が考える以上に子どもは料理が好きなのです。

また、同じ調査で料理に関心を持ち始める年齢は5歳がピークであることもわかっています。3歳から料理はできるともいいます。

子どもが興味をもった時こそが料理をさせるべき機会です。3歳からなら幼なすぎる、早過ぎるということはありません。料理体験は間違いなく食への関心を高めます。

好き嫌いもバラバラ食も解決

嫌いな食べ物がある子どもでも、自分で料理したものには愛着が湧くためか、平気で食べてしまうことが多いようです。だから、料理をさせると好き嫌いが減っていきます。

さらに自分と料理のことが食べるときの話題となり会話も盛り上がり、家族で同じものを一緒に食べることが楽しく思えます。子どもに料理させることは食卓のさまざまな課題を解決する有効な手段になります。

キャンプやバーベキューでの野外料理で火起こしから一緒に料理するのもおすすめです。

子どもだって包丁が使える

「危ないから触っちゃダメ!」と包丁やガス台から遠ざけていませんか。子どものもつ潜在能力を見くびってはいけません。

「包丁の刃に触ったら指が切れるよ。包丁を持つときはこうして柄を持つのよ」と説明し、信じて包丁を渡すと子どもは真剣に、そして慎重に包丁を扱います。包丁は刃を研いだ切れるものにしてください。切れない刃だと余分な力が入り、かえってけがをします。

一緒に料理をする際には、一品ははじめから終わりまで体験させてください。すると子どもは責任を感じて頑張ります。完成すると達成感を感じて自信につながります。

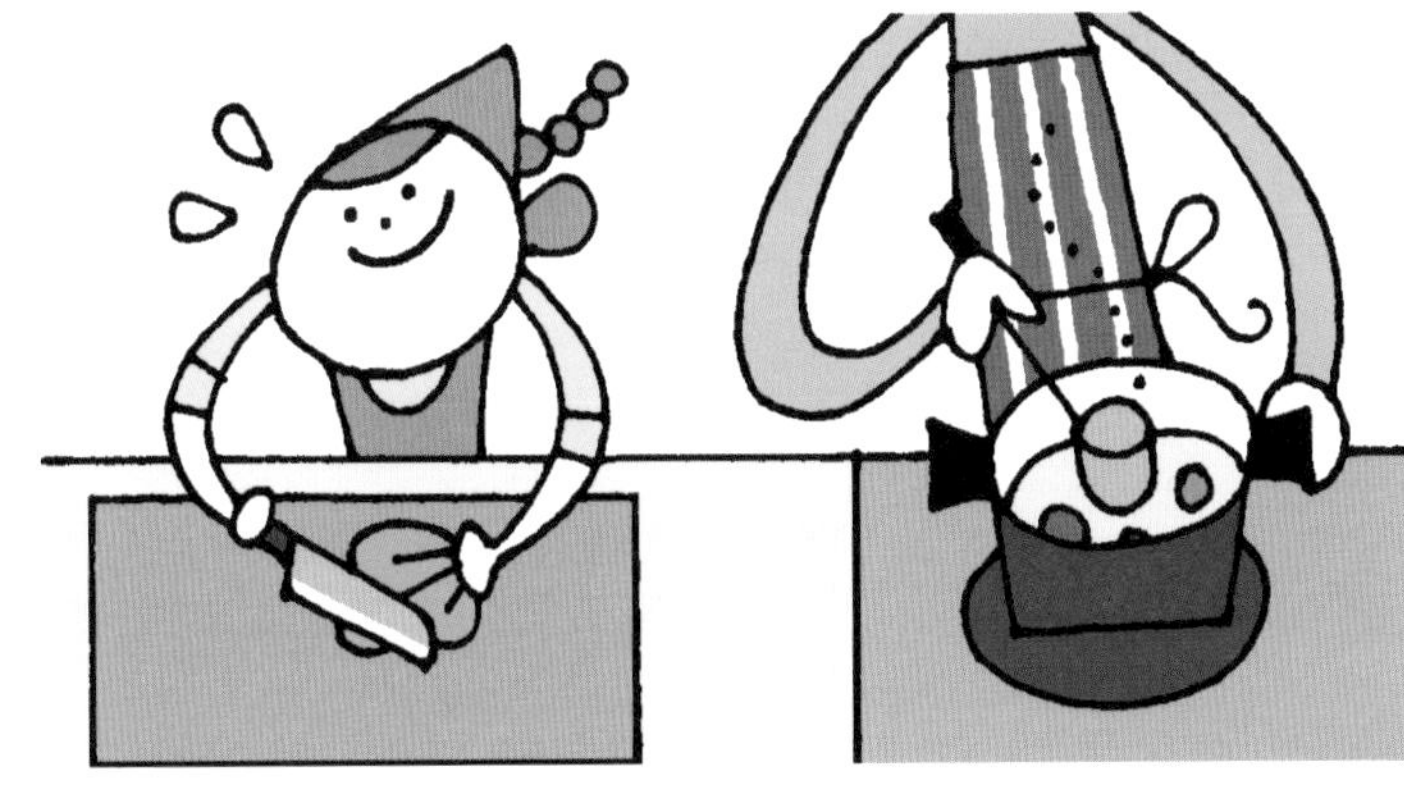

6つの「コ食」

いま社会に蔓延している6つの「コ食」。子どもの心と身体に悪影響を与えています。それは子どもの性格まで変えてしまい、食文化をも消滅させています。

子どもの心身の健康は食習慣で育まれる

食事を1日3食、しっかり食べるとすると1年で1096回になります。45年ほど前までは、そのうち700~800回ほどは家族で一緒に食べていました。

しかし、今では270回程度か、それ以下という家庭も少なくありません。親は残業で、子どもは塾や習いごとで忙しく、家族がそれぞれのリズムで別々に食事をとっているのです。

こうした中で浮上してくるのが「コ食」の問題です。特に一人きりで食べる「孤食」の子どもは好き嫌いが増えたり、食べる量も不足しがち。会話もないので、社会性や食事のマナーも身に付けにくくなってしまいます。

そして現在、もう一つ問題になっているのが「個食」です。

お父さんがカレー、お母さんはパスタ、子供はピザなどと、まるでファミリーレストランにいるかのように、それぞれが好きなものを食べていると言う状況を指します。このようにいつも好きなものだけを食べていると、身勝手でわがままな子どもに育ってしまいます。

こうした食習慣が定着してしまうと、協調性のない人になり、すぐに怒ったりキレたりするようになってしまいます。

近年、親が子を、子が親を襲うと言う事件が増えていますが、これは食卓でのコミニケーションや躾が足りていなかったことにも原因があるのです。

「コ食」の問題はまだ「粉食」、「固食」、「小食」、「濃食」とあります。家庭での日常の食生活、食習慣のあり方が大きく問われています。

朝食又は夕食を家族と一緒に食べる1週間の「共食」の回数

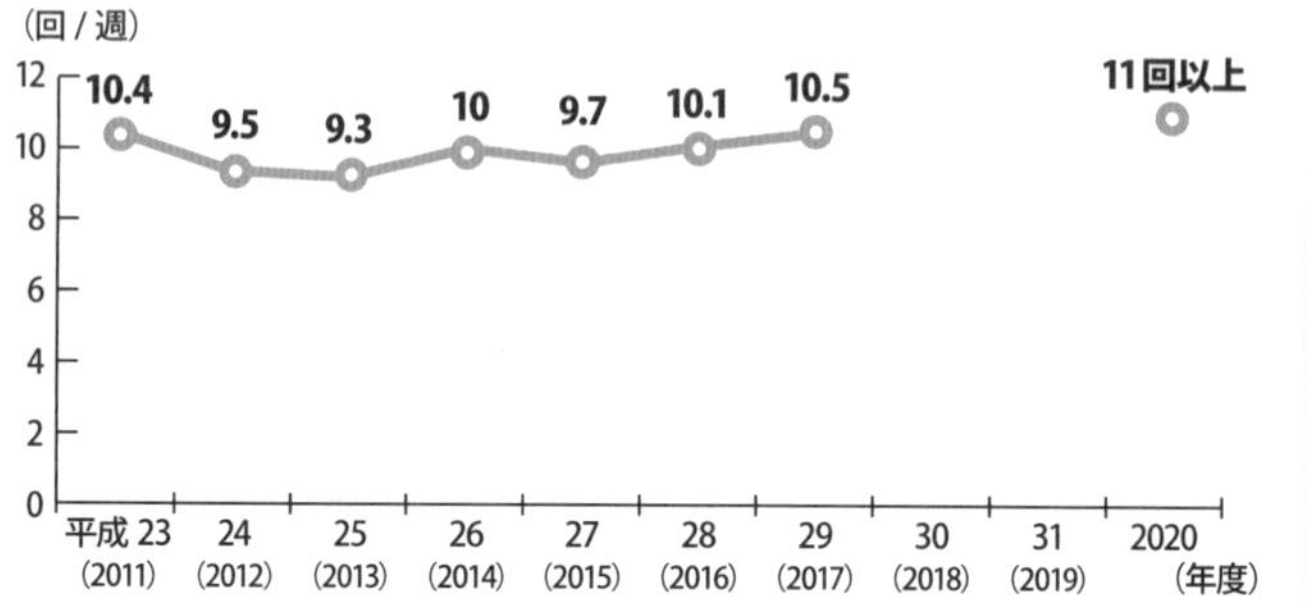

(回 / 週)

年度	回数
平成23 (2011)	10.4
24 (2012)	9.5
25 (2013)	9.3
26 (2014)	10
27 (2015)	9.7
28 (2016)	10.1
29 (2017)	10.5
30 (2018)	
31 (2019)	
2020	11回以上

資料：農林水産省
(平成27 (2015) 年度までは内閣府)
「食育に関する意識調査」
注：共食の回数は、
「ほとんど毎日食べる」を週7回、
「週に4～5日食べる」を
週4.5回、「週に2～3日食べる」を週2.5回、
「週に1日程度食べる」を週1回として、
朝食・夕食ごとに、当該人数を掛け合計したものを
全体数で割り、
朝食と夕食の回数を足して
週当たりの回数を算出

一 孤食
家族が不在の食卓でひとりだけで食べること

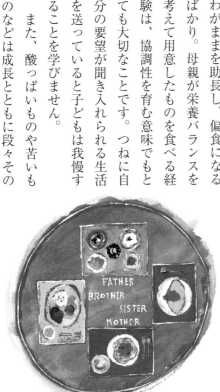

「孤食」は親の目が届かず、誰にも注意されないので、好き嫌いを増やしたり発育に必要な栄養素が不足してしまったり、社会性や協調性に欠け、ひきこもりになりやすくなる弊害の原因になります。

大人でもひとりで食事をするのは寂しく、味気なく感じるものです。家族の愛情に包まれながら育つべき子どもにとってはなおのことです。

食卓での会話や笑顔は一番のごちそうです。それがないのは安心の土台がないということです。当然ながら子どもの心は不安定になります。親も食べるときの子どもの様子から体調や気持の状態を推し測ることができず、親子の気持のすれ違いが発生します。

また、箸の持ち方や挨拶など、食事作法を躾けるのも、一緒に食べてこそできるもの。一人の食事では見本となる人も、教えて注意する人もいないため、肘をつくのも寝そべるのもしたい放題。マナーを学び偏食を防ぐ意味でも「孤食」は絶対に避けるようにしましょう。

二 個食
家族がそれぞれ自分の好きなものばかりを食べること

「個食」は別名〝バラバラ食〟ともいわれます。一緒に食卓についているのに、それぞれが各々の好きなメニューを食べている状況です。各自がそれぞれに食べたいものを要求し、お母さんがそれに応えてレトルト食品やお惣菜などを用意するという食卓です。

しかし、子どもが食べたいものばかりを与えていたのでは、わがままを助長し、偏食になるばかり。母親が栄養バランスを考えて用意したものを食べる経験は、協調性を育む意味でもとても大切なことです。つねに自分の要望が聞き入れられる生活を送っていると子どもは我慢することを学びません。

また、酸っぱいものや苦いものなどは成長とともに段々そのおいしさが分かってくるもの。

大人は根気強く、子どもの味覚の幅を広げてあげる努力をしなくてはなりません。子どもの要求通りにすることは、子どもの可能性を狭めることでもあるのです。

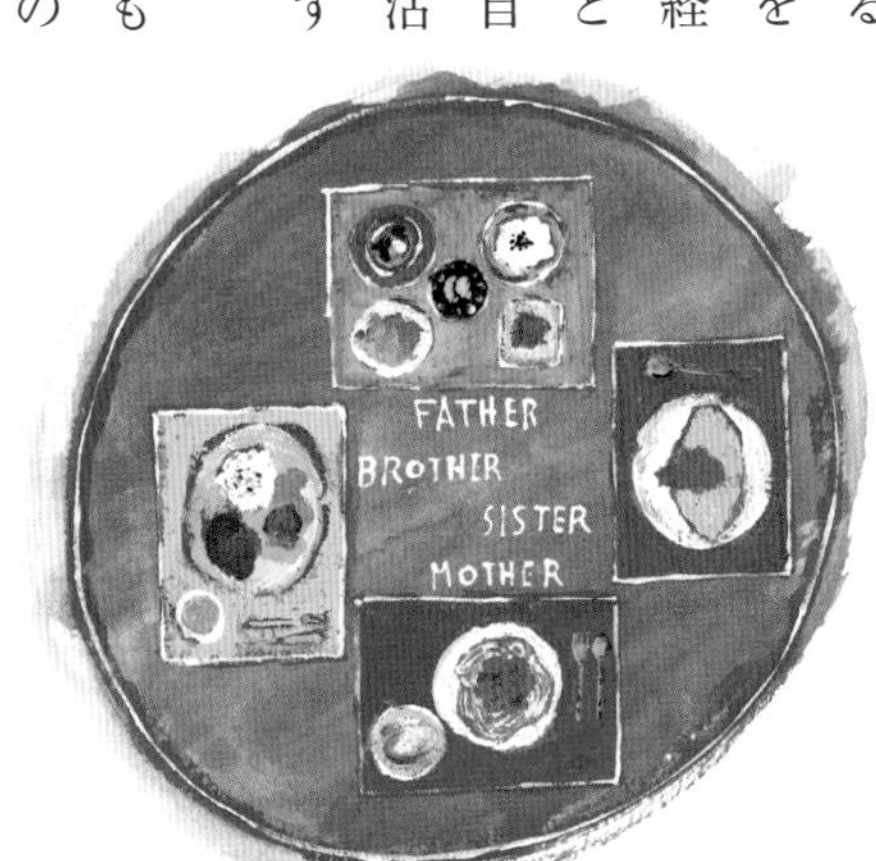

三 粉食

粉製品を好んで主食にすること

「粉食」は文字通り、粉に挽いてあるものを好んで主食にすること。日本人の主食はお米ですが、米の消費量は年々低下し、パン、ラーメン、パスタ、うどんなどの小麦粉から作られた食品が好まれるようになっています。たまにこうした食品を食べることはよいのですが、粉製品ばかり食べていると問題が出てきます。

まず、粒状のお米に比べて粉製品は柔らかいため、噛む回数が少なくなります。噛むという行為は健康維持に非常に重要で脳の血流を高めて記憶力や思考力をアップしたり、満腹中枢に働きかけて食べ過ぎを防ぎます。

さらに、唾液の分泌を促して、唾液中の抗酸化物質がガンや老化を防止したりと、さまざまな効果をもたらします。

うどん以外の粉食は、スープや具材で高脂肪になることも問題です。パンはバターやジャムを塗る場合が多く、さらに高カロリーに。こういった粉食をできる限り減らし、やはり日本人はお米を主食とするのが望ましいのです。

四 固食

自分の好きな、決まったものしか食べない

いつも好きなものばかりを食べる「固食」。現代の日本ではあらゆる種類の世界中の食品があふれているものの、個人の食を細かく見ると、実は幅が狭く、貧しく、固定されたものばかりを食べ続けているという人が多く見受けられます。

手軽なこともあり、牛丼ばかり、カップ麺ばかり、菓子パンばかり・・・・と続けていると、当然ながら栄養は偏ります。多くの場合、ビタミン、ミネラル、食物繊維が不足し、高脂肪、高タンパク質になりがちです。

偏った栄養は肥満や生活習慣病を招き、子どもでも糖尿病や脂肪肝になることがあります。

また、ビタミンやミネラルの不足は、イライラや集中力の欠如、キレやすさなど精神面の不調も引き起こします。固食は心が荒れる原因にもなるのです。

子どもにとっては、固食が許される状況事態が問題です。放っておいてはいけません。親がそばにいて、バランスよく食べるよう導いてあげることが不可欠です。

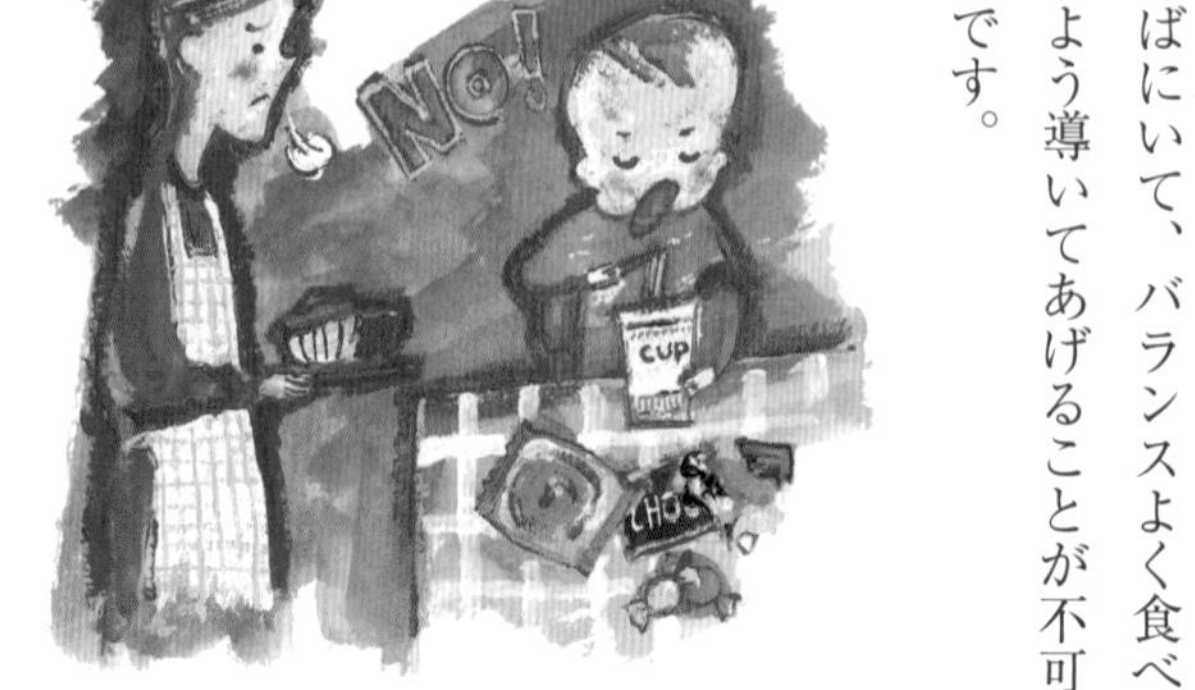

五 小食——いつも食欲がなく、食べる量も少ないこと

食べる量が少ない小食は、発育に必要な栄養の不足、栄養の偏り、さらに無気力などの弊害を引き起こします。

普段はあまり食べない子どもが、他の子どもたちと一緒になるとパクパク食べるという話がよくあります。それは楽しいという気持ちそのものに、食欲を増す効果があるからです。

逆に、一人きりでつまらない食事をすれば、食欲も低下してしまうものです。食べる意欲とは、生きる意欲のバロメーターでもあるのです。

「小食」の裏には、寂しさやストレスなどの精神的な不調が隠されている場合や、お菓子やジュース、牛乳といった高エネルギーなものの摂り過ぎと言った原因があります。発育に必要な栄養がきちんと摂取できないだけでなく、噛む回数が減少するという問題にもなります。

さらに、外遊びが減り、運動不足も要因になっています。元気よく遊ぶのは子どもの活力の源。食欲を引き出すためにも重要です。

六 濃食——味の濃いものを好んで食べることです

濃い味付けを好む「濃食」。肥満や生活習慣病、また味覚が鈍感になる原因になります。

甘い、しょっぱい、など味のはっきりしたものは、よく噛まなくてもおいしさがわかりやすいので、外食や市販のスナック菓子、加工食品などは特に濃い味付けがされています。

人間の母乳はうっすらと甘く、また主食である穀物も何度も噛むとデンプンが分解されて甘味が生じます。人間にとって有用で基本的な食べ物の味なので、本能的においしと感じます。

しかし、砂糖のような強力な甘味料で味付けされた料理を食べ慣れると舌が鈍感になり、野菜やごはんのほのかな甘味は認識できなくなります。

素材そのものの味を活かすのが和食の特徴ですが、その繊細なおいしさを感じられなくなってしまいます。

濃い味の食品には、砂糖、塩だけでなく多くの場合、うま味調味料がふんだんに使用されています。調味料の摂り過ぎは身体に良いことはありません。

健全な食習慣は「朝ごはん」から

健全な食習慣の軸となる朝ごはん。早寝早起きの習慣にもつながる健康維持のスタート地点です。

夜型生活の悪影響

夜型生活のせいで朝起きられない子どもが増えています。朝食を抜いたり、ほんの少ししか食べない子も増え、心身の発育に対するさまざまな悪影響が問題視されています。

登校して保健室に直行し、給食まで教室に戻れなかったり、教室にいても午前中ずっとボーっとしていたりと、不調の原因に日々の生活リズムの乱れが関係していることは明白です。

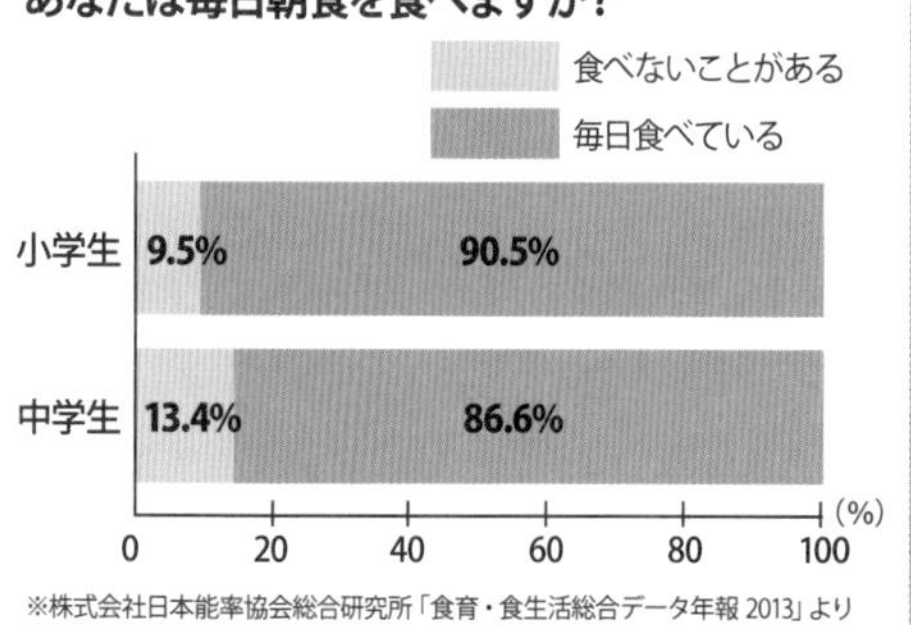

※株式会社日本能率協会総合研究所「食育・食生活総合データ年報 2013」より

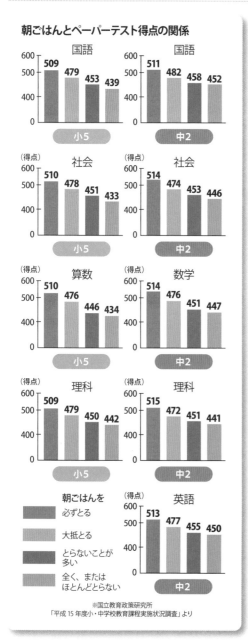

朝ごはんで脳が活性化

脳を働かせるための唯一の栄養素がブドウ糖（グルコース）です。ブドウ糖は脂肪と違い体内にたっぷりと蓄えておくこと

朝ごはんとペーパーテスト得点の関係

（得点）

教科	学年	必ずとる	大抵とる	とらないことが多い	全く、またはほとんどとらない
国語	小5	509	479	453	439
国語	中2	511	482	458	452
社会	小5	510	478	451	433
社会	中2	514	474	453	446
算数	小5	510	476	446	434
数学	中2	514	476	451	447
理科	小5	509	479	450	442
理科	中2	515	472	451	441
英語	中2	513	477	455	450

朝ごはんを：必ずとる／大抵とる／とらないことが多い／全く、またはほとんどとらない

※国立教育政策研究所「平成15年度小・中学校教育課程実施状況調査」より

ができず、夕食で摂取した分は睡眠中にすべて消費され、朝目覚めたときにはエネルギー不足の状態になっています。

このため、朝食を抜くとブドウ糖が補給されず、脳の働きが鈍くなります。体温も上がらず、眠気やだるさを強く感じるようになり、当然、学習効率が下がり、体育ではすぐに息が切れてケガにつながりやすいのです。

逆に朝ごはんをしっかり食べれば、脳にブドウ糖が活発に供給されて、集中力や記憶力がアップします。実際に、ある学校で朝食をきちんと食べるように指導したところ、学力がアップしたという成果も出ています。

生活リズムを整える

1日の長さは24時間ですが、人間の体内時計は25時間周期。このズレを修正してくれるのが朝食や朝の太陽の光を浴びることです。夜更かしをして朝食を抜く生活が続くと、ちょうど海外旅行の時差ボケのように体内のリズムが崩れてしまいます。

また、腸の働きは朝の時間帯に最も活発になります。ここで朝ごはんを食べたり、散歩やストレッチなどの軽い運動をすれば便通がとても良くなります。

朝食の習慣化のコツ

どんなに忙しくても、あまり食欲がわかなくても、とにかく毎朝食べ物を口にする習慣をつけることが大切。ただし、甘いお菓子や清涼飲料水だけというのは無気力やイライラの状態になる危険性があり、油脂を使ったスナック菓子も肥満や体調不良の原因となるので朝ごはんには不向きです。

朝食をきちんととる時間を確保するためには夕食作りの際に朝食の準備をできる限りしておくなど工夫をしておくとよいでしょう。

朝ごはんと体温の関係

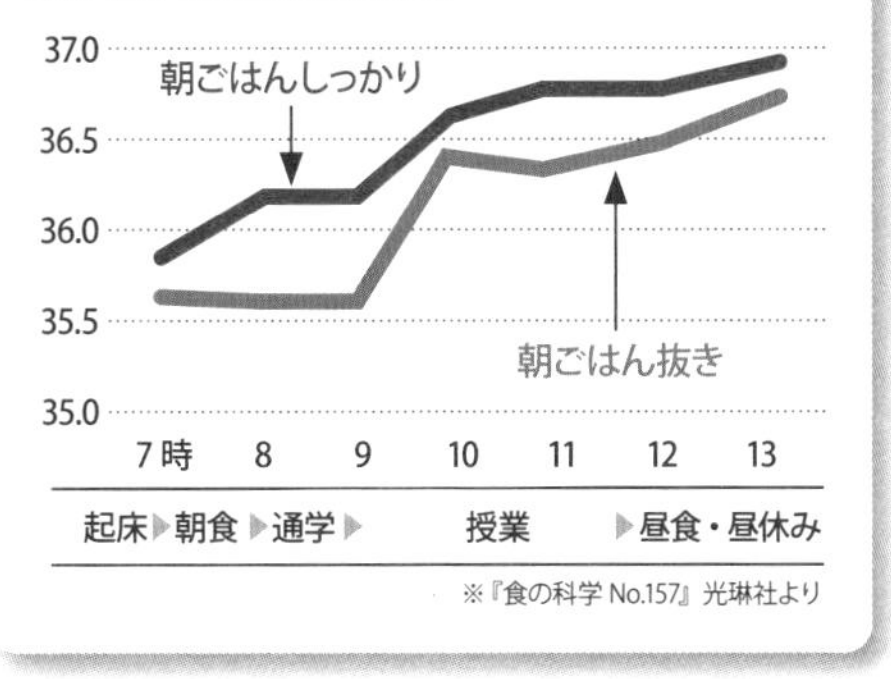

37.0
36.5
36.0
35.5
35.0
朝ごはんしっかり
朝ごはん抜き
7時 8 9 10 11 12 13
起床▶朝食▶通学▶ 授業 ▶昼食・昼休み

※『食の科学 No.157』光琳社より

理想の朝ご飯までのSTEP 4

できることから、食べられるところから始めよう

STEP 1 まずは温かい飲み物を飲もう

食欲がない、時間がない朝はせめて水分をとりましょう。お水もいいですが温かな飲み物は体を温めてくれます。

STEP 2 ごはんやパンをプラスしよう

炭水化物の主食からは脳のエネルギー源であるブドウ糖をとることができます。よく噛めば脳の活性化にもつながります。

STEP 3 卵・乳製品のおかずをプラスしよう

卵、乳製品、ハム、大豆などに含まれるタンパク質は熱を生み出す栄養素。体温を上げ、身体の活動能力をアップさせます。

STEP 4 野菜・果物をプラスしよう

ビタミンやミネラルは体の動きを調整する重要な栄養素。サラダや果物を取り入れるだけで、見た目も栄養バランスも充実。

元気は「正しい食習慣」から

悪い生活習慣はメタボリックシンドロームや糖尿病といった
さまざまな病気の原因に。予防の鍵は正しい食生活と運動です。

生活習慣が病気のもと

メタボリックシンドロームの何が悪い

メタボリックシンドローム（内臓脂肪症候群）とは、内臓脂肪型の肥満に脂質異常、高血圧、高血糖の症状が重なった状態のことを指します。

本来、内臓脂肪は身体に必要なホルモンを分泌するなど大切な役割を持っていますが、多すぎると生活習慣病の原因になります。

症状をそのままにしておくと、動脈硬化が進行し、心筋梗塞や脳梗塞などの危険性が高まります。

現在の生活習慣が自身の健康を決定づけると意識し、早めに改善しましょう。

食事と運動の習慣で生活習慣病を予防

生活習慣病の諸症状は薬で抑えることができても、不健康な生活習慣を改善しない限り根本的な解決にはなりません。

食事だけを極端に減らすのではなく、まずは実行しやすい目標を立てて、お菓子やジュースを控える、無理なく毎日続けられる軽い運動を取り入れると、習慣化できるようになります。特に内臓脂肪は皮下脂肪に比べて解消されやすいという特徴があるので、なるべく体を動かすようにしましょう。

生活習慣病の死亡数割合と医療費

死因別死亡数割合（H15年度）

生活習慣病	61.1%
その他	38.9%

医療費（H15年度）

生活習慣病	10.2兆円
その他	21.3兆円

生活習慣病は国民医療費の約3割を占め、死亡数割合では約6割を占めます。医療費の負担が社会コストの負担になっている中、生活習慣病を早めに予見し、健康寿命を延ばすことが課題になっています。

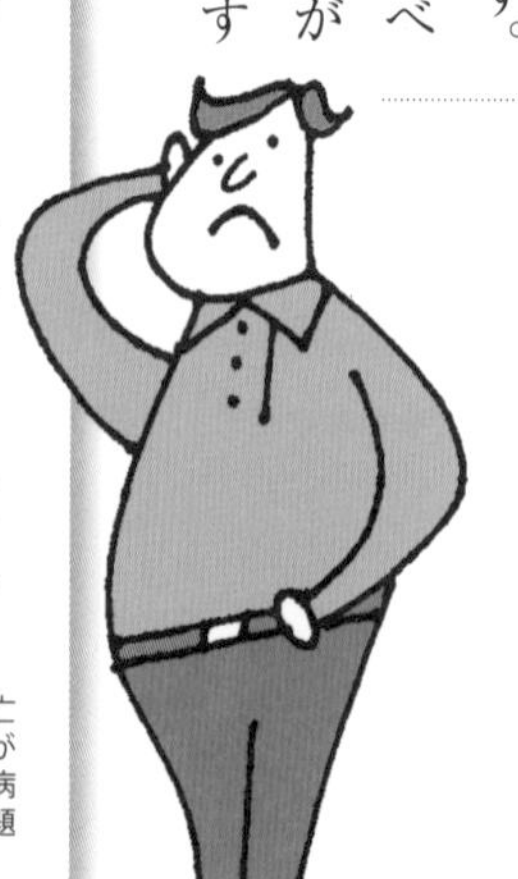

子どもに急増、ヤセと肥満

バランスの悪い食生活が肥満とヤセの子に育てる

肥満の治療に病院を訪れる6歳～15歳の子供のうち糖尿病の子が1割、高血圧が1割、脂肪肝が4割、高脂血症は5～6割にも上るといわれています。

これらの病気を予防するためにも医師から肥満を指摘されたり、自主的に判断したら、体重を適正範囲に戻す努力をすぐに始めましょう。

一方、外見を気にするようになる女子中・高校生の中には、肥満でもないのにダイエットに走るケースが多く見受けられます。その方法も朝食や夕食を抜いたり、ひとつの食材を毎日食べ続けるなど不適切なものがほとんどです。こうした安易で無理なダイエットは、体に必要な栄養素を不足させ、貧血や生理不順などの状態を招くこともあります。

児童の肥満傾向児出現率の推移

(%)	1980	1990	2000	2005	2010（年）
12歳	7.39	9.00	10.68	10.42	15.49
9歳	5.63	7.54	9.17	8.83	12.96
6歳	2.68	4.15	4.81	4.68	6.18

※文部科学省「学校保健統計調査報告書」より

さらに怖いのが、カルシウム不足です。人間の骨密度は20歳の頃にピークを迎え、それから徐々に減少していくため、20歳前に骨量の貯金をしておかないと、老後の骨粗しょう症の原因ともなってしまいます。

仮に適正範囲の中で体重を落とすとしても、減らしていいのは甘いお菓子やジュースと脂っこい料理だけ。3食きちんと食べ、おかずには魚、大豆製品、肉などの主菜と野菜中心の副菜の両方が必要です。もちろん適度な運動も不可欠です。

食べ物に含まれるエネルギーや栄養素は、互いに働き合っています。それを無視して、食事をお腹を満たすだけのものと捉えたり、逆に量を減らせば体型が変わると安易に考えたりするのは、子どもの健康を軽く考えることと全く同じです。

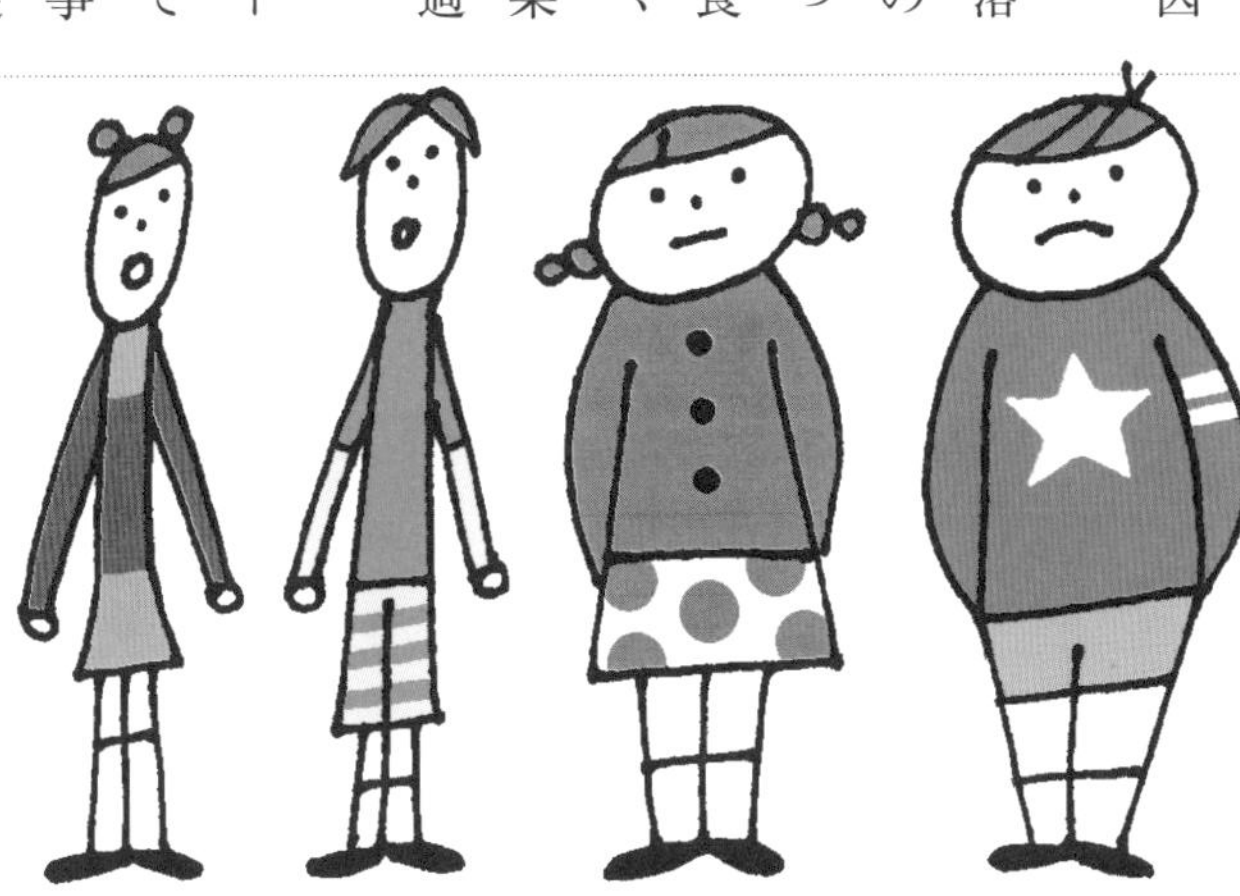

味覚オンチの理由

好き嫌いを同調させる現在の社会と家庭環境

油っこくて濃い味ばかりを好む最近の子どもたち。専門家によるとこうした食行動の変化は味覚の異常ではなく嗜好の変化、つまり食べ物の好き嫌いが激しくなったためだと指摘されています。

もともと幼い子どもは生きていくために必要なタンパク質、糖質、脂質、塩分を本能的に摂ろうとするので、ケーキやハンバーグ、甘いジュースなどに目がありません。

そこから食体験を重ねていくことで酸味や苦味のおいしさを知り、嗜好が成熟していきます。

しかし最近は、幼い頃の嗜好からいつまでたっても卒業できず、和食のようなデリケートな味を好まない子どもが増えています。

その原因とされるのが、親子揃って食事をする機会が減ったことや、食事中にテレビやスマホばかり見て会話をしなくなったこと、そしてコンビニやファストフードなどの普及で子どもだけでも気軽に食事がとれるようになったことです。

嗜好を広げるチャンスが昔と比べてだいぶ減ってしまっているのです。

出汁のおいしさを子どもに伝えよう

人間がおいしいと感じる三大要素は糖質、脂質、うま味で、日本人にとってのうま味はかつお出汁、昆布出汁の味です。

三大要素のうち、糖質や脂質の摂りすぎは肥満になりやすく、糖尿病などの生活習慣病の原因にもなります。

しかし、出汁を使った料理はトータルカロリーが低く、健康面でのメリットがたくさんあります。出汁のおいしさを積極的に利用することが、味覚異常や生活習慣病の効果的な予防策となるのです。

COLUMN 1

果物ならオーケー

市販の100%ジュースは甘みが強いものが多く、1日100ミリリットルが限度。本物の味や噛むことを覚えるために旬の生フルーツを食べるのが一番です。ただし果物には果糖が多く含まれているので、食べ過ぎれば太る原因になるので注意

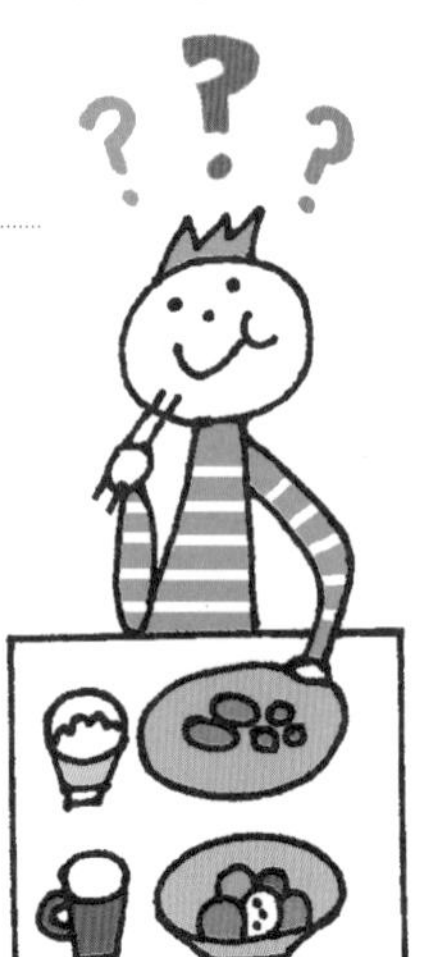

COLUMN 2

おすすめのおやつは？

1回の食事量が少ない小さな子どもにとって、おやつは朝昼夜の1日3回の食事で足りない、1日に必要な栄養素や水分を補うもの。おすすめは体を動かすエネルギーに変わる炭水化物が豊富なおにぎりやうどん、芋類。スルメやせんべいなど、噛む楽しさを覚えてもらうため固めのおやつもおすすめです。飲み物はお茶が一番

「キレる」原因は食にあり

健やかな成長は親の責任

深刻な社会問題になっているキレる子ども。その原因のひとつに子どもたちの乱れた食生活が挙げられます。好き勝手なものばかりを与え食べていると、発育に必要な栄養が不足します。

また食卓での躾に慣れていない子どもは、些細なことでも怒りやすくなります。

偏食が起こす低血糖症が キレる子どもたちをつくる

乱れた食生活が原因で起こる症状に低血糖症があります。血糖とは人間の血液中のブドウ糖のこと。ブドウ糖はエネルギー源として体内のあらゆる場所で使われます。特に脳にとっては唯一のエネルギーで、ブドウ糖なしでは正常に働くことができません。

通常、血糖値は一定の位置に値を保っていますが、食事をすると糖が吸収されるため、緩やかに上昇し始めます。ある程度まで上がると、すい臓からインシュリンが分泌され、血糖値は緩やかに下がって一定の値に落ち着きます。

ところが、空腹時に砂糖を多く含む甘いお菓子や清涼飲料水を一気に食すと、血糖値が急上昇、急降下を繰り返す状態となります。こうして血糖値が低くなりすぎると、必要なエネルギーが得られずに体調不良を起こし、ボーっとしたりイライラしたり、意識が途切れることもあります。これが低血糖症です。

また血糖値が低くなりすぎると、ブドウ糖を血液中に放出するように、副腎から指令が出されます。その指令に使われるのは副腎から分泌されるアドレナリンです。アドレナリンは交感神経を興奮させるためちょっとしたことでもカッとなる（キレやすい）攻撃的・暴力的な性格をつくり出す一因となるのです。

低血糖症のメカニズム

＊低血糖症の場合、血糖値がジェットコースターのように急激に上がり、その後急激に下がって、ブドウ糖を摂る前よりも逆に下がってしまう。血糖値が高いときには幸福感があるが、血糖値が低くなるとイライラ、疲れ、寒さなど様々な不快感が生じる

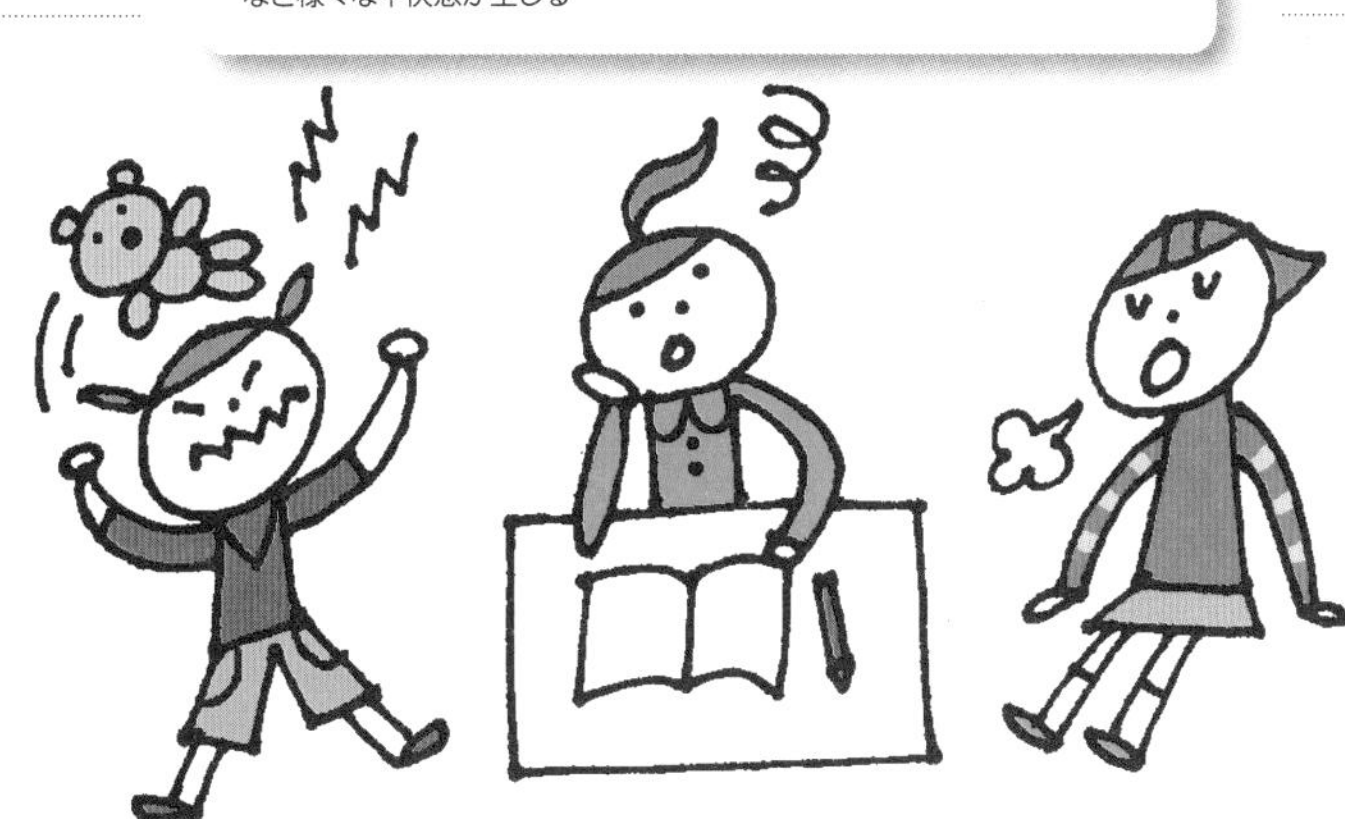

食事作法を学ぶ

食育でとても大切なマナー。そこには所作の美しさだけではなく食べ物や相手に対する感謝があります。

箸のこと

お箸の持ち方は何歳からでも直せます

小学校一年生の8割以上が箸をきちんと持てないというデータがあります。教えるべき大人も正しく持てない人が増えているという背景があります。

逆に最近、外国人の箸使いのうまさに驚かされることがたびたびあります。和食が人気の欧米諸国では、箸をきれいに持ち、上手に使えることはマナーのひとつになっています。

完璧に箸を使いこなす様子を見ていると、和食を単にブームとして捉えているだけではなく、和食文化への理解も深まっ

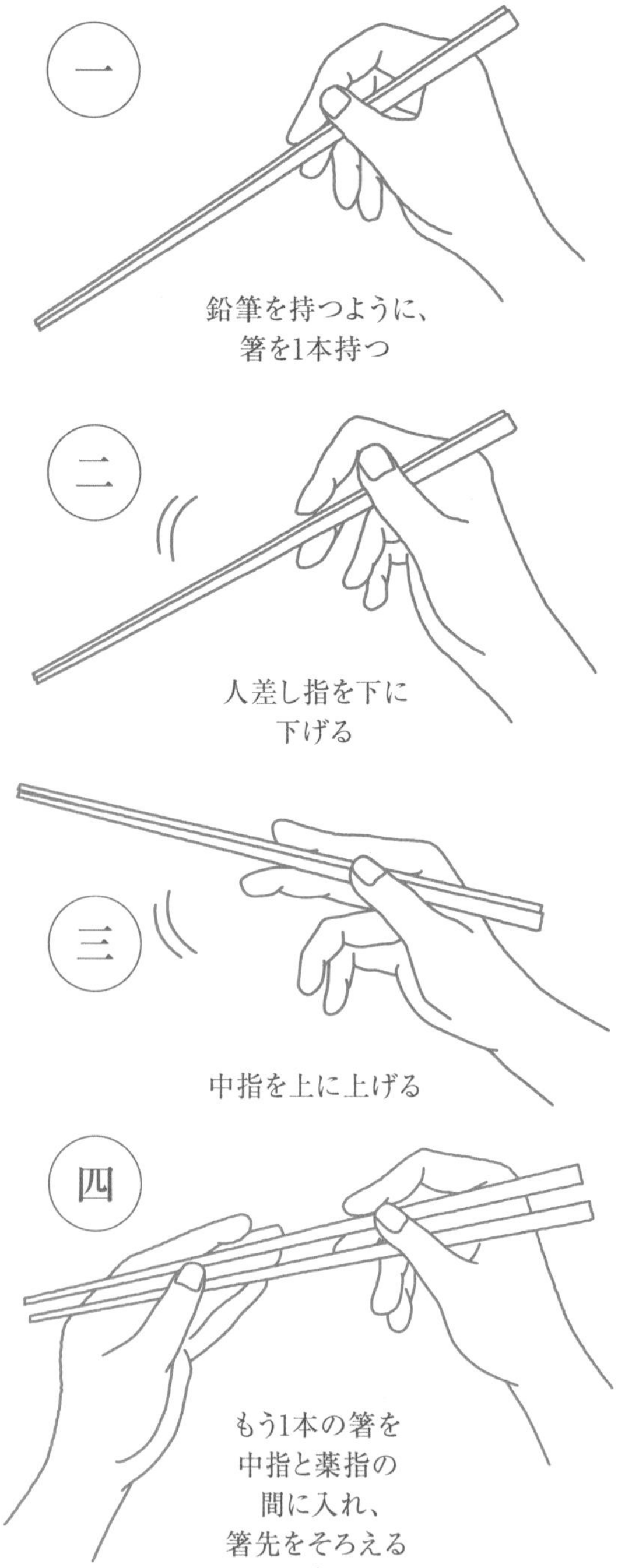

一 鉛筆を持つように、箸を1本持つ

二 人差し指を下に下げる

三 中指を上に上げる

四 もう1本の箸を中指と薬指の間に入れ、箸先をそろえる

お箸の選び方と持ち方

ていると思えます。
外国人から箸の持ち方を教わることは避けたいものですね。そのためにも正しく使えているか、一度確認してみましょう。いつでも直せます。

箸の文化と日本人の精神世界

中国で生まれた箸は約1300年前に小野妹子により日本に伝えられたと言われています。

当初は中国と同じように箸と匙のセットで使っていたのが、木製のお椀が発達したことで匙は使われなくなったと考えられています。木製のお椀は熱い汁ものを入れてもお椀自体はそれほど熱くならないので手で持つことも、直接口をつけて飲むこともできるので匙は不要になったと推測されています。

また、日本では自分の箸を決めて使う習慣があります。これは箸に魂が宿ると考えられ、箸は精神文化の中で重要な位置を占めるようになりました。箸には多様な日本の文化が息づいています。

箸の作法は相手を思いやる心の表れ

箸の使い方にはその人の品格が現れるものです。たとえば伝統的な箸の作法を知らなくても、食べ物を大切にする心、料理を作ってくれた人への感謝、一緒に食べる人を不快にさせない思いやりなどが、自然と箸使いに現れるものです。

子どもたちに伝統的な箸の作法を教えることは、そこに込められた心を教えることでもあります。人として、日本人として恥ずかしくない常識と教養を身につけるためにも、改めて作法を見直してみましょう

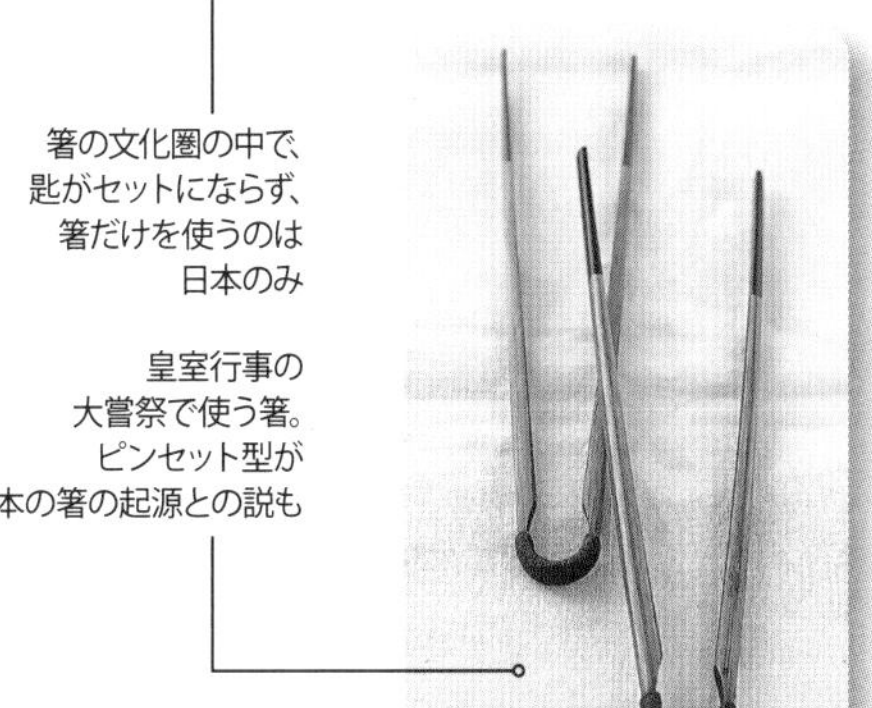

箸の文化圏の中で、匙がセットにならず、箸だけを使うのは日本のみ

皇室行事の大嘗祭で使う箸。ピンセット型が日本の箸の起源との説も

外国のお箸と食文化

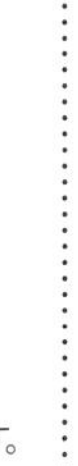

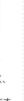

ベトナム
東南アジアで唯一、昔から箸を使用。日本の箸より少し長く、太いのが特徴。竹や木でつくられています。

中国
根元から先まで同じ太さの木や竹、象牙製の箸。大皿から料理を取る際は親しさを表して自分の箸を使用します。

韓国
箸は銀やステンレス製。おかずは箸、ごはんや汁ものは匙で食べます。器を手で持ったり口をつけるのはNG。

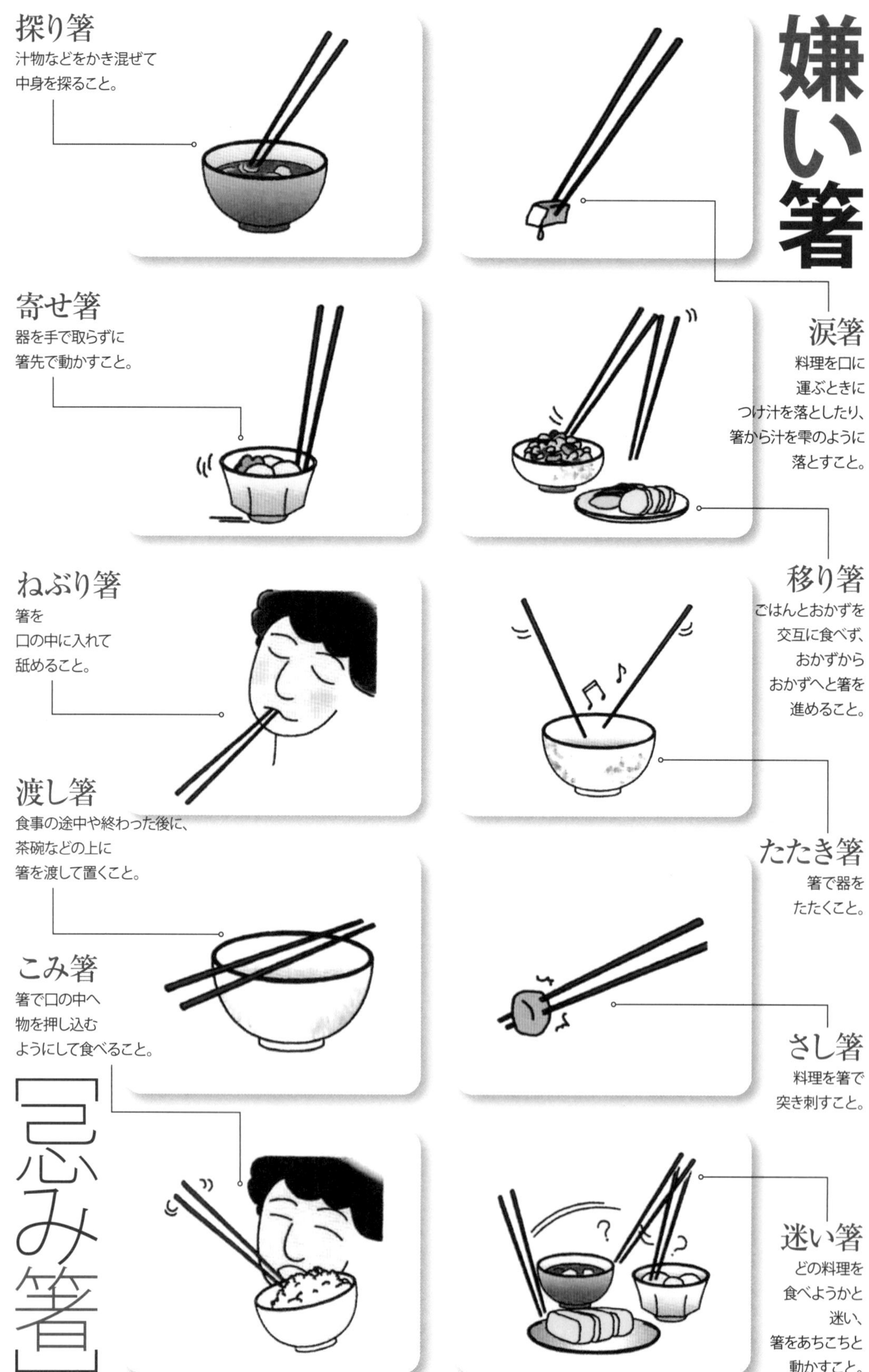
嫌い箸
「忌み箸」
探り箸
汁物などをかき混ぜて
中身を探ること。
涙箸
料理を口に
運ぶときに
つけ汁を落としたり、
箸から汁を雫のように
落とすこと。
寄せ箸
器を手で取らずに
箸先で動かすこと。
移り箸
ごはんとおかずを
交互に食べず、
おかずから
おかずへと箸を
進めること。
ねぶり箸
箸を
口の中に入れて
舐めること。
たたき箸
箸で器を
たたくこと。
渡し箸
食事の途中や終わった後に、
茶碗などの上に
箸を渡して置くこと。
さし箸
料理を箸で
突き刺すこと。
こみ箸
箸で口の中へ
物を押し込む
ようにして食べること。
迷い箸
どの料理を
食べようかと
迷い、
箸をあちこちと
動かすこと。
?
?

※嫌い箸＝忌み箸

和の配膳

食べやすい、理にかなった配膳

和食には器の正しい並べ方があります。

手前左にごはん、手前右に汁物、右奥に焼き魚などの主菜、左奥に煮物などの副菜、真ん中に漬物やおひたしなどの福々菜が正解です。お箸は手前に横一文字に、お茶を置く場合は右側です。また、魚は頭を左、腹を手前にします。頭がない切り身の場合は、幅の広い方を左に向け皮を向こう側にして盛りつけます。

左手で持つ時間が一番長いごはんは左手に一番近い位置に。汁物は汁をこぼさないよう取りやすい右手前。主菜は器を持ち上げずに食べるので、右手が使いやすい右奥にと、和食の配膳はとても合理的に食べやすく配置されています。子どもに教えるときにはその理由も一緒に教えてください。

また日本にはごはんとおかずを口の中で混ぜ合わせて食べる「口中調味」という食文化があります。口中で味の調和や栄養バランスを整えます。

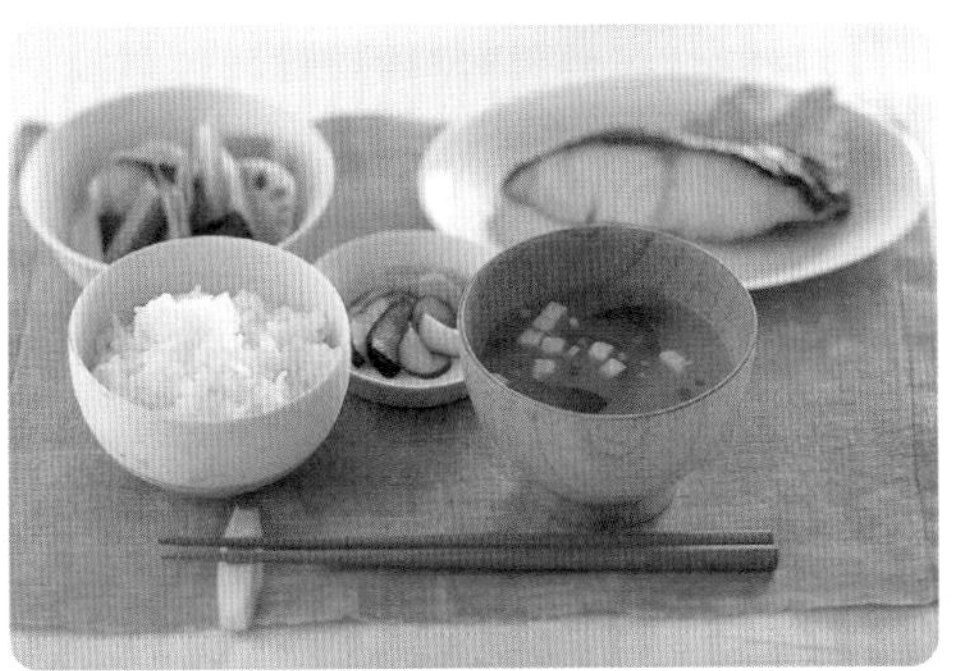

基本的な一汁三菜の配膳。1人分ずつ、料理にふさわしい器に盛り分けるのも和食の特徴

ここを知りたい 和食のマナーQ&A

Q&A-1

手を受け皿にしていいの?

つゆが垂れてしまうからと、手を受け皿にするのは手皿といって見苦しいこととされています。

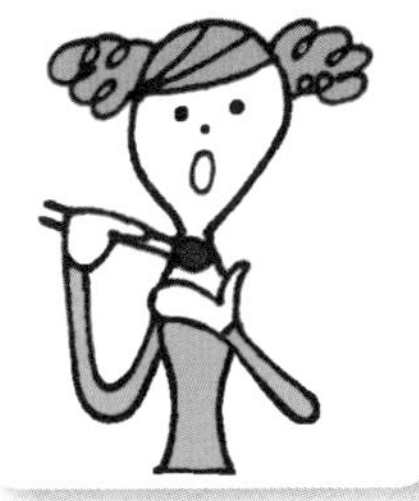

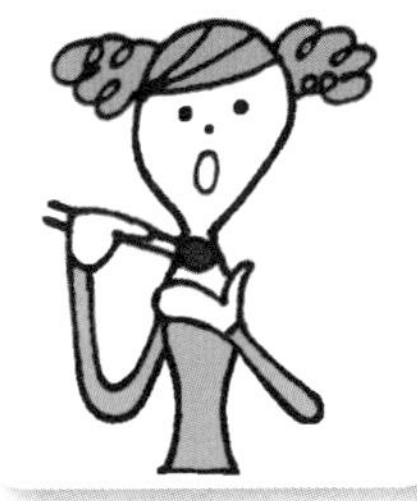

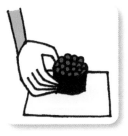

Q&A-4

お椀の蓋は裏返す?

お椀の表面に傷がついてしまう場合があります。器にいたわりの気持ちを持つのも大切です。

Q&A-2

魚の頭を手で押さえていい?

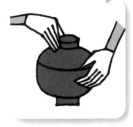

骨を外すときは左手で魚の頭や骨をおさえても OK。懐紙を使えばさらに上品に。

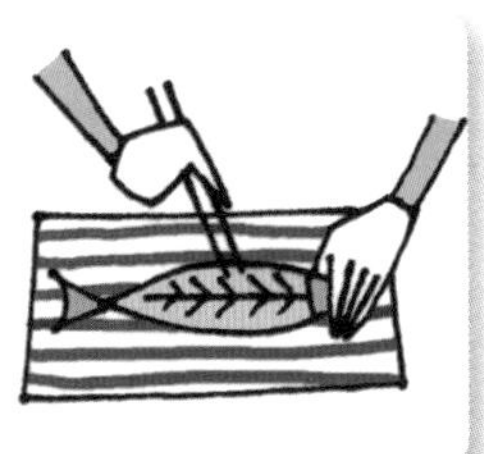

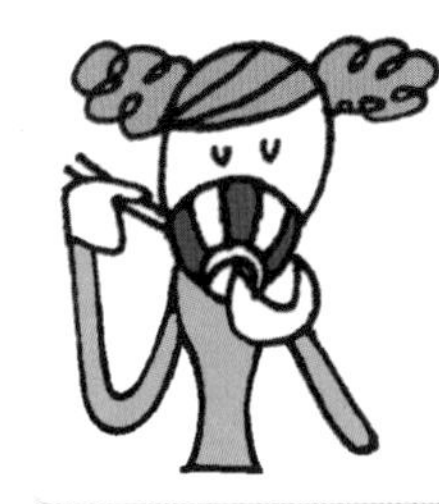

Q&A-5

煮物の汁は飲んでいいの?

直径 15cmくらいまでの小鉢であれば持ち上げて、器に口をつけて汁を飲んでOK。

Q&A-3

にぎり寿司は手で食べてもいい?

手でもお箸でもよいですが、醤油は必ずネタの部分につけるようにしましょう。

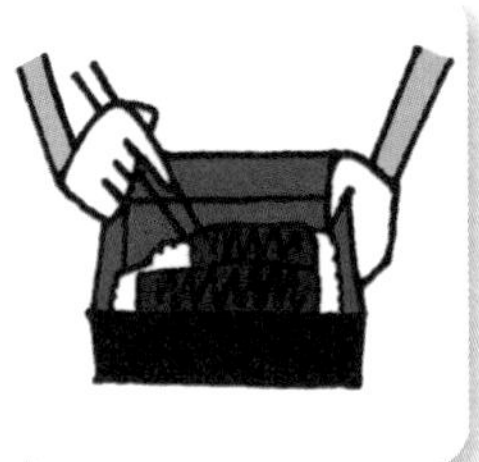

Q&A-6

お重を持ち上げてOK?

うな重などの一人用のお重や丼は持ち上げて食べても OK。

噛むこと

虫歯が減って噛む力が低下

近年、子どもたちの虫歯は減少傾向にあります。その一方で咀嚼力が低下した「噛めない子どもたち」が増えています。

子どもたちが好きな食べ物は柔らかいものばかり。

食べ物を噛むときは顎を上下左右に動かして食べ物を噛み切ったり、すり潰すようにして食べます。ところが柔らかいものばかり食べていると噛み切る、すり潰す必要がないので、上下運動だけで食べるようになります。そのため肉や野菜の繊維を上手に噛み切ることができない子が増えています。

そして、永久歯が生えきっていない子どもたちが、上手な咀嚼運動を覚えないまま成長すると、噛み合わせが悪くなったり、歯並びが悪くなったりします。顎の力が発達しないので顔は細くなる代わりに顎関節症になり易くなります。

とにかくよく噛む

ハンバーグやスパゲッティなどを好む現代人は1回の食事で噛む回数は620回。雑穀やクルミなどを食べていた弥生時代は3990回ですから約6分の1に減少しています。

ちなみに戦前は1420回。この数十年でも半分以下になっています。また食事時間も戦前の22分から現在は11分と軟食や早食いの傾向があります。

噛むって大切

噛むことにはメリットがいっぱいあります。まずはダイエッ

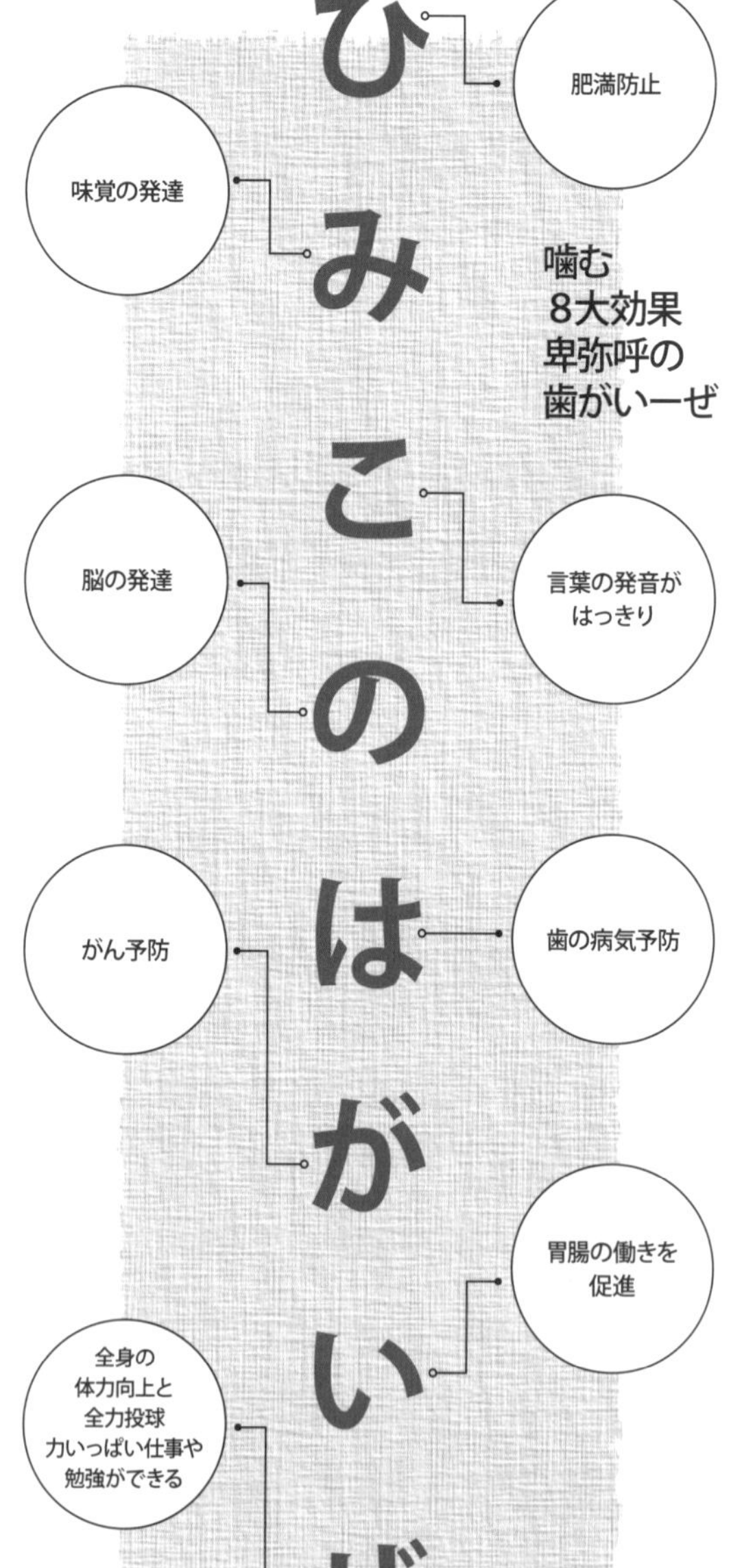
噛む
8大効果
卑弥呼の
歯がいーぜ
ひ
肥満防止
み
味覚の発達
こ
言葉の発音がはっきり
の
脳の発達
は
歯の病気予防
が
がん予防
い
胃腸の働きを促進
ぜ
全身の体力向上と全力投球 力いっぱい仕事や勉強ができる

30〜50回

ト効果。満腹中枢を活性化することで食べ過ぎ防止になります。

　そして、噛むことで分泌される唾液が消化を助け、口の中を清潔に保ち、味がよくわかる、歯周病のリスクを軽減、発がん物質の抑制効果などがあります。また、脳への刺激による働きとも密接に関わっており、ストレス軽減、記憶力アップ、老化防止効果があります。

オーラルフレイルとは

オーラル Oral（口腔） ＋ フレイル Frailty（虚弱）

歯や口の働きの「虚弱化」

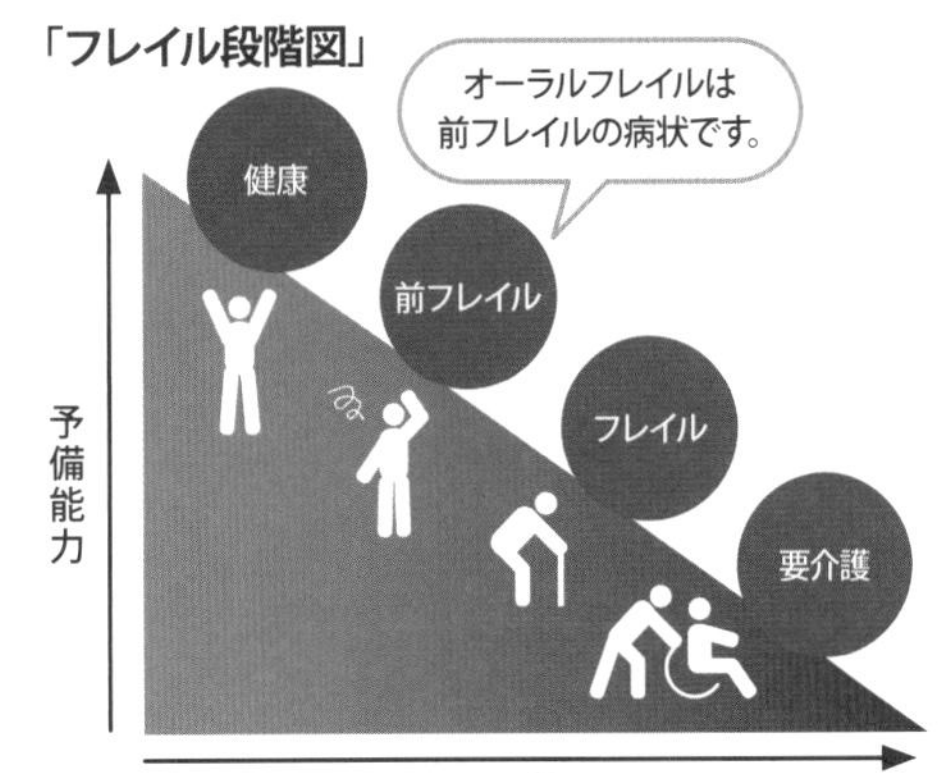

オーラルフレイルとは、「歯や口の動きの衰え」で、老化のはじまりを示すサインとも言われています。症状は、健康な体から要介護の状態になる前の「フレイル期」に現れます

出典：東京大学高齢社会総合研究機構　教授　飯島勝矢

姿勢のこと

正しい姿勢が心身を健康に保つ

　正しい姿勢はマナーの基本です。姿勢が悪いと箸やナイフ、フォークなどをうまく使うことができません。また、背中が曲がってしまうと胃や腸、肝臓、心臓を圧迫してしまい、食べ物をうまく消化、吸収することができなくなってしまいます。

　しかも肩こりや腰痛、筋肉疲労などの原因になってしまうことも。さらに、姿勢は精神面にも影響を与え、和やかな気持ちを阻害して集中力を低下させるため、楽しく食事をすることもできなくなります。

　特に成長期の姿勢は健康に大きな影響を及ぼすといわれていますので、小さい頃から正しい姿勢を習慣づけておくことが大切です。そのためにも成長していく子どもたちにとって、机や椅子の高さが身体に合っているかなど食べるときの環境にも気を配ってください。

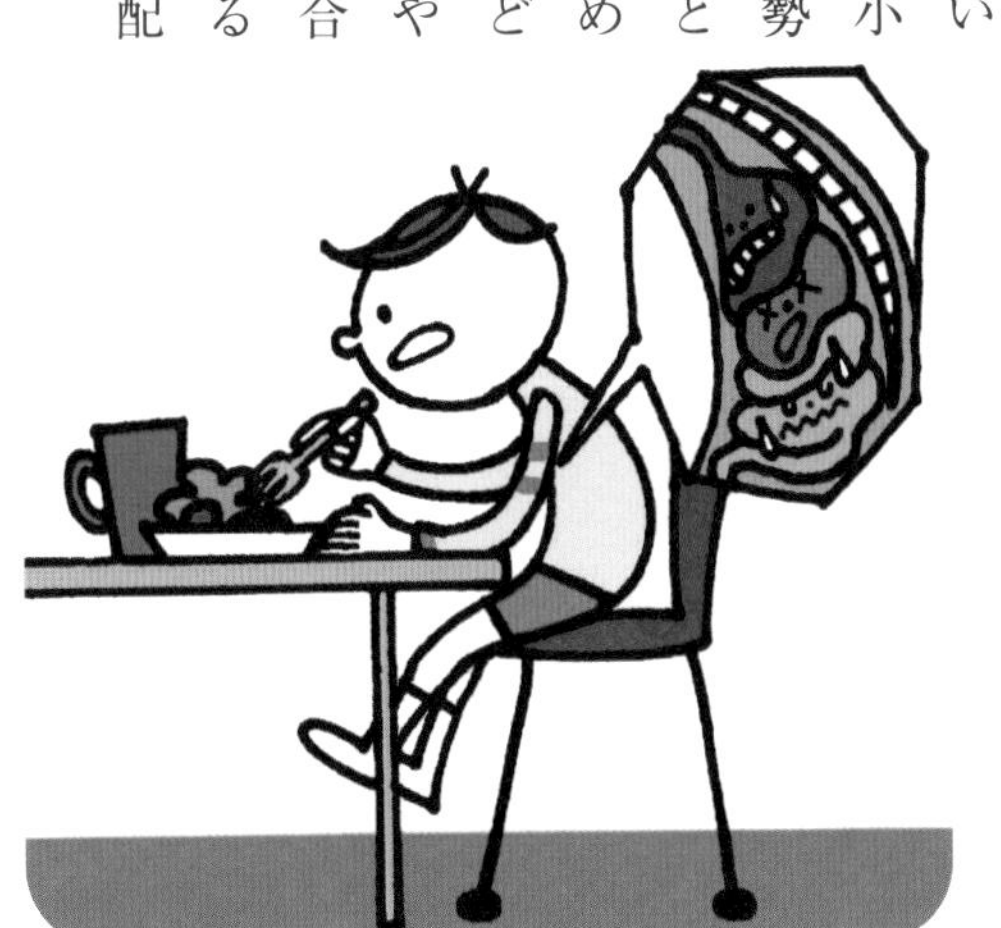

背中が丸まった姿勢で食べているところ。
机といすの高さが合っていないと、姿勢が悪くなり、
内臓に悪影響を与えることも。

【食育、三つの柱】

地球の食を考える

いまや世界は政治、経済、社会のあらゆるジャンルで環境問題を地球と人類の最重要課題として取り組んでいます。そして食が関わる範囲はとても広く、特に飢餓に苦しむ多くの人々を救済するために食料を分かち合う必要があります。しかし国内自給率が38％しかない日本は大量の食糧を輸入し、その輸送に費やすフードマイレージ、CO_2排出量は世界一です。そして大量の食糧を廃棄しているという信じがたい現状があります。もっと地球規模で環境と食を考える責任があります。

突出している日本のフードマイレージ

食料自給率38％しかない日本は日々の食事で環境に大変な負荷をかけています。スーパーやコンビニに食品が運ばれてくるまでを思い描いてみてください。

畑で収穫された農作物や工場で加工された食品は自動車、鉄道、船、飛行機で輸送されます。それは毎日世界中から日本へ、そして日本各地へ膨大なエネルギーを消費しながら運ばれています。

食糧輸送に伴う過度のエネルギー消費は地球温暖化などの環境への悪影響をもたらしています。

食料輸送が環境に与える負荷を数値化したものを「フードマイレージ」といいます。

２００１年時点で計算され

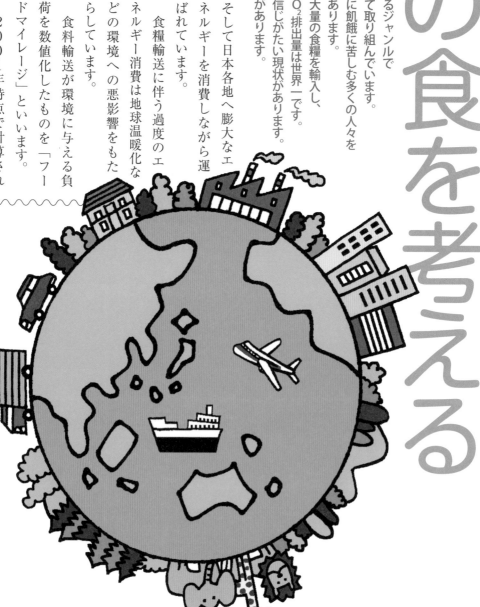

た日本のフードマイレージは約9000億トンkm（2010年は8，669億トンkm）で世界第1位なのに対して、第2位の韓国は約3400億トンkm、アメリカは約2900億トンkmです。日本は第2位の韓国の3倍近い多さです。

その数字が大きいほどエネルギー消費が多く、CO_2を排出し環境に負荷を与えていることになります。

日本のフードマイレージが突出しているのは食料の多くを輸入に頼り、なお無駄に食べ残し、廃棄する悪循環になっているからです。

食料輸入が多くなればそれにともないCO_2の排出量も増えます。2000年度時点での国内での食料輸送のCO_2排出量は約900万トンで輸入にともなう排出量は約1700万トンと試算されています。

自給率が低く、輸入に頼るために国内だけで運ぶのにくらべて約2倍のCO_2を排出しています。20年前のデータですが、自給率は、当時よりさらに下がって38％ですからCO_2削減の輸送技術が進化しているとしても世界一であることに変わりないようです。

地球環境を守るために私たちにできること

少しでも環境にやさしい食事をしたいのであれば、輸入品を避けて国産品を選ぶのが望ましいのは明らかです。

さらに環境負荷の少ない商品を選ぶために、ぜひカーボンフットプリントの表示を気にかけてください。

カーボンフットプリントとは一つの商品の原料調達から加工製造、流通、使用、廃棄にいたるまでの排出されたCO_2の総量を示したものです。カーボンフットプリントを導入している企業は環境問題に意欲的に取り組んでいるといえます。

カーボンフットプリントの表示された商品を意識して購入することで、企業の環境保護の取り組みを間接的に支援することになり、あなた自身も環境保護に貢献していることになります。

温暖化を防止し、地球環境を守る規模の大きな話に個人で何ができるかと思う人もいるでしょうが、できることはあります。

まず食に関わる行為も含めた日々の生活全般を一人ひとりが見直し日々実践することが必要です。

家庭でできる取り組みとして「買い物袋を持ち歩き、省包装の野菜を選ぶ」など、まずはできることから始めましょう。

先進国で最下位。自給率がさらに減っている

カロリーベースで普段食べているものの約6割を、輸入に頼る状況となっている日本の食糧事情。自給率をアップするには今何をすべきでしょうか。

食料自給率アップは未来への最重要課題

食べ物を輸入する事は、食品の価格高騰や安全性への不安のみならず、環境への大きな負荷がかかります。

さらに見ていくと、日本国内の農業の存亡にも関わっています。飽食と言われる日本の食がいかにもろいものかが露呈しているのです。

こうした状況を変えるには、私たちの意識、そして行動そのものを変えていかなくては手遅れになります。

食料の海外依存を脱する一番の方法は、国内産の農産物を私たちが選ぶことです。田んぼや畑の生態系は一度失われたら回復するまでに何年もかかります。豊かな田畑を守ることは、日本人の命そのものを守ることに他ならないのです。

また食料自給率を上げるには、食べ残しのないようにすることも重要です。食料の6割以上輸入に頼りながら、そのうちの約4分の1を廃棄しているのが現在の私たちです。

飢餓人口が世界で8億人を超える世の中で、食べられる食料を捨てることが許されるはずもありません。食べ残しと食品ロスをやめればその分だけ食料の輸入を減らせます。

昭和 40 年以降の食料自給率の推移

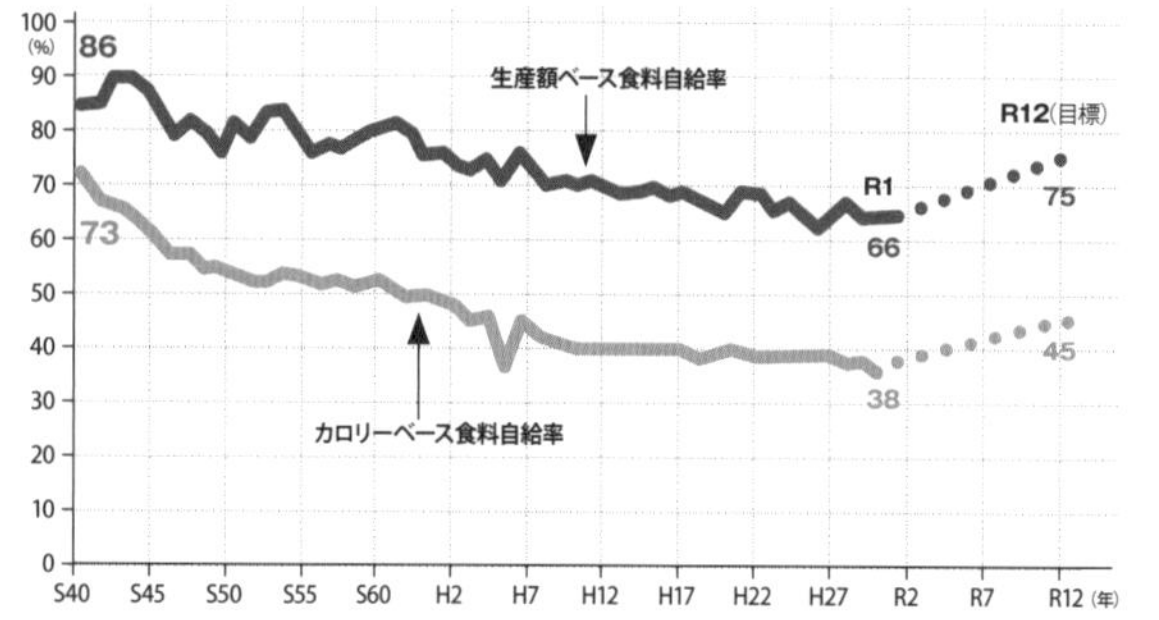

先進諸国の食料自給率の推移（カロリーベース）

資料：農林水産省「平成 27 年度食料需給表」

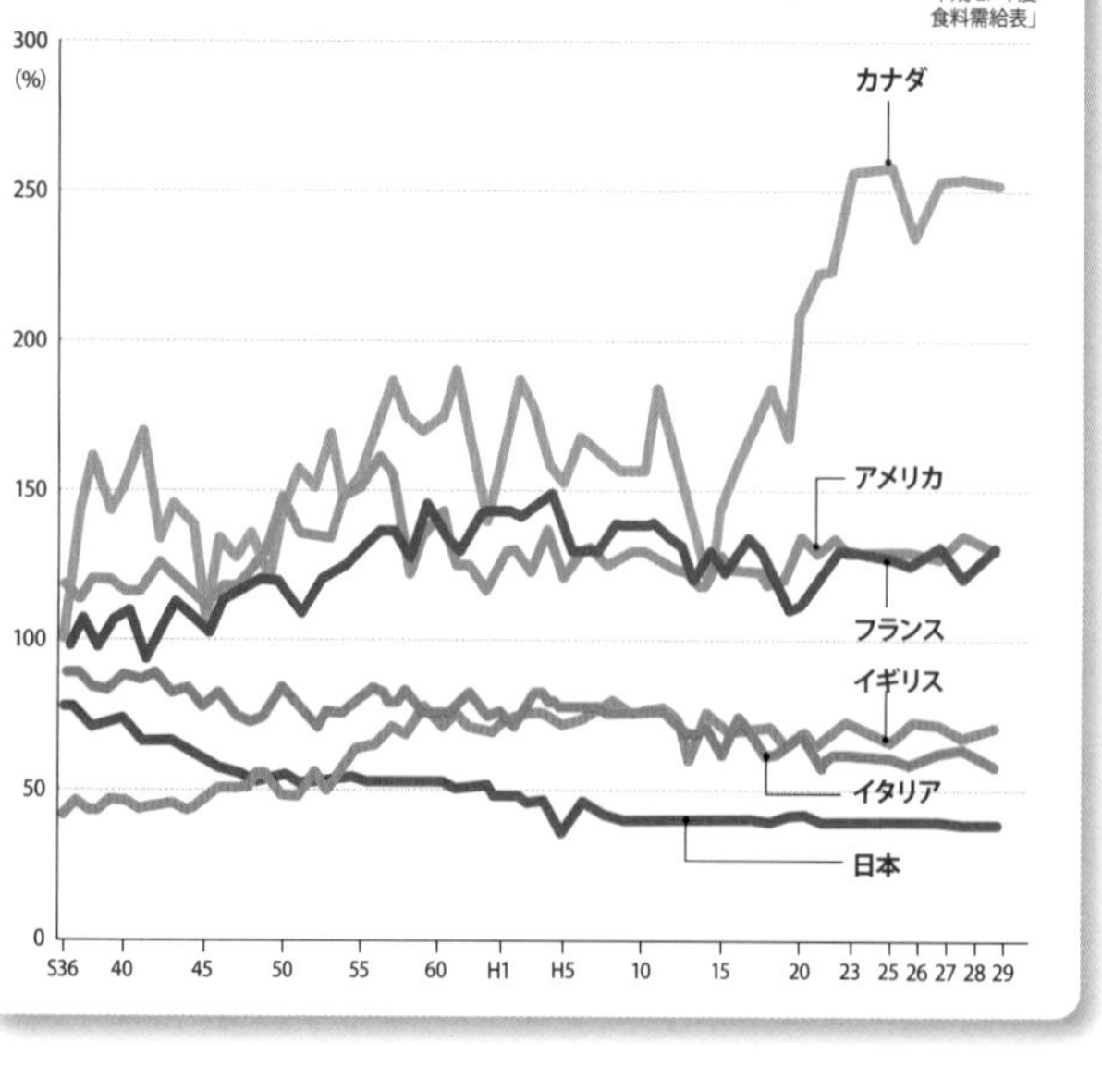

日本食のつもりが中身は外国産の現実

日頃食べている
なじみ深い日本食が本当に
日本食と言えるでしょうか？
伝統的な食品も
今では素材の多くを輸入に
頼るようになっています。
大切な食文化を継承するためにも
現状を知り、
見直すことが必要です。

庶民の味も輸入食材なしでは食べられない！

日本で輸入されるそばの量は年間およそ13～14万トン（2018年）で、国内消費量の80％を占めています。中国、アメリカからの輸入で、国産は約20％にとどまっています。

うどんの原料である小麦も国産は13％程度に過ぎません。

また、豆腐や納豆、味噌、醤油などの原料となる大豆に至っては、自給率は約5％。95％を輸入に頼っているのです。

穀物の輸入がなくなると肉の自給率は大幅ダウン

穀物（米、麦類、とうもろこし、アワ、ヒエなど）全体の自給率はわずか28％です。

最近、各地で国産小麦や雑穀の増産を目指す運動が進められていますが、自給率を引き上げるレベルには達していません。

さらに深刻なのが穀物消費量のうち約60％を占めるのが家畜飼料です。日本の畜産品の品目別自給率は牛肉が42％、豚肉49％、鶏肉67％、鶏卵96％、牛乳乳製品69％ですが、家畜を育てるための飼料のほとんどは輸入です。国産飼料のみでは畜産自給率は極めて低くなり、もし穀物の輸入が止まれば、焼肉、とんかつ、唐揚げ、卵焼きなどの人気メニューは食卓から姿を消すことになるでしょう。

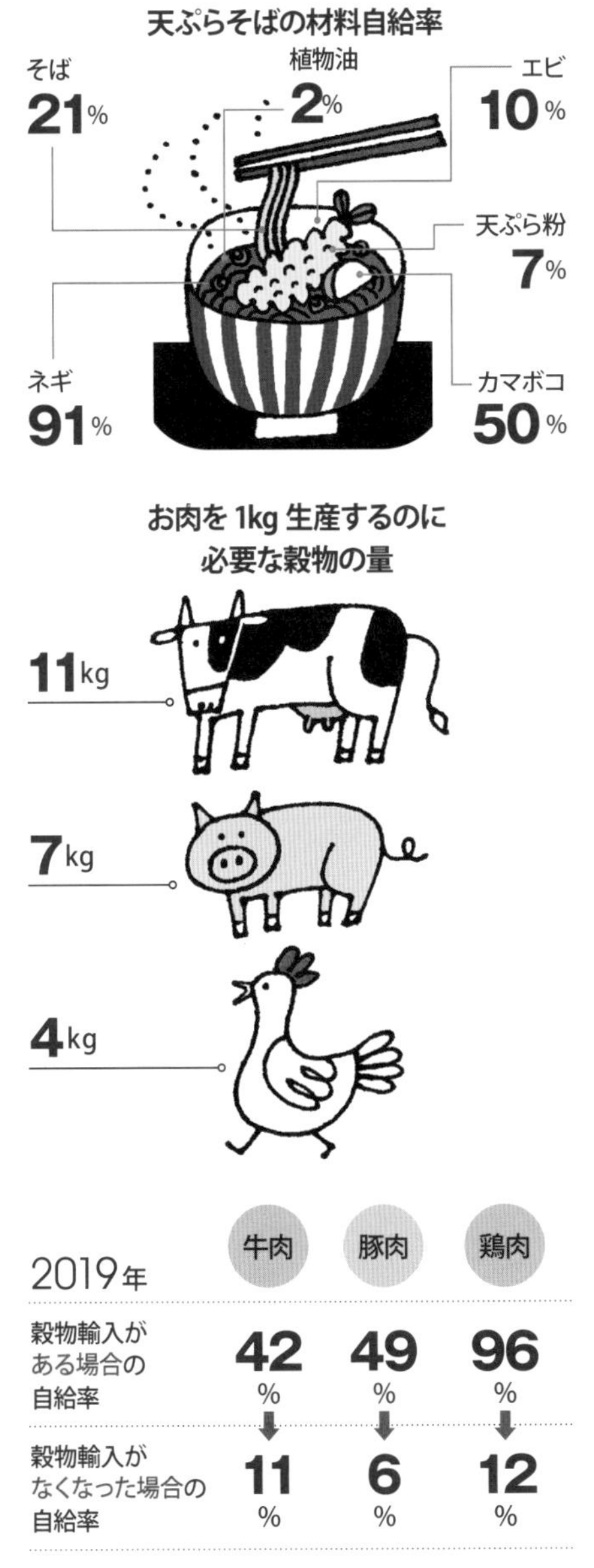

2019年	牛肉	豚肉	鶏肉
穀物輸入がある場合の自給率	42%	49%	96%
穀物輸入がなくなった場合の自給率	11%	6%	12%

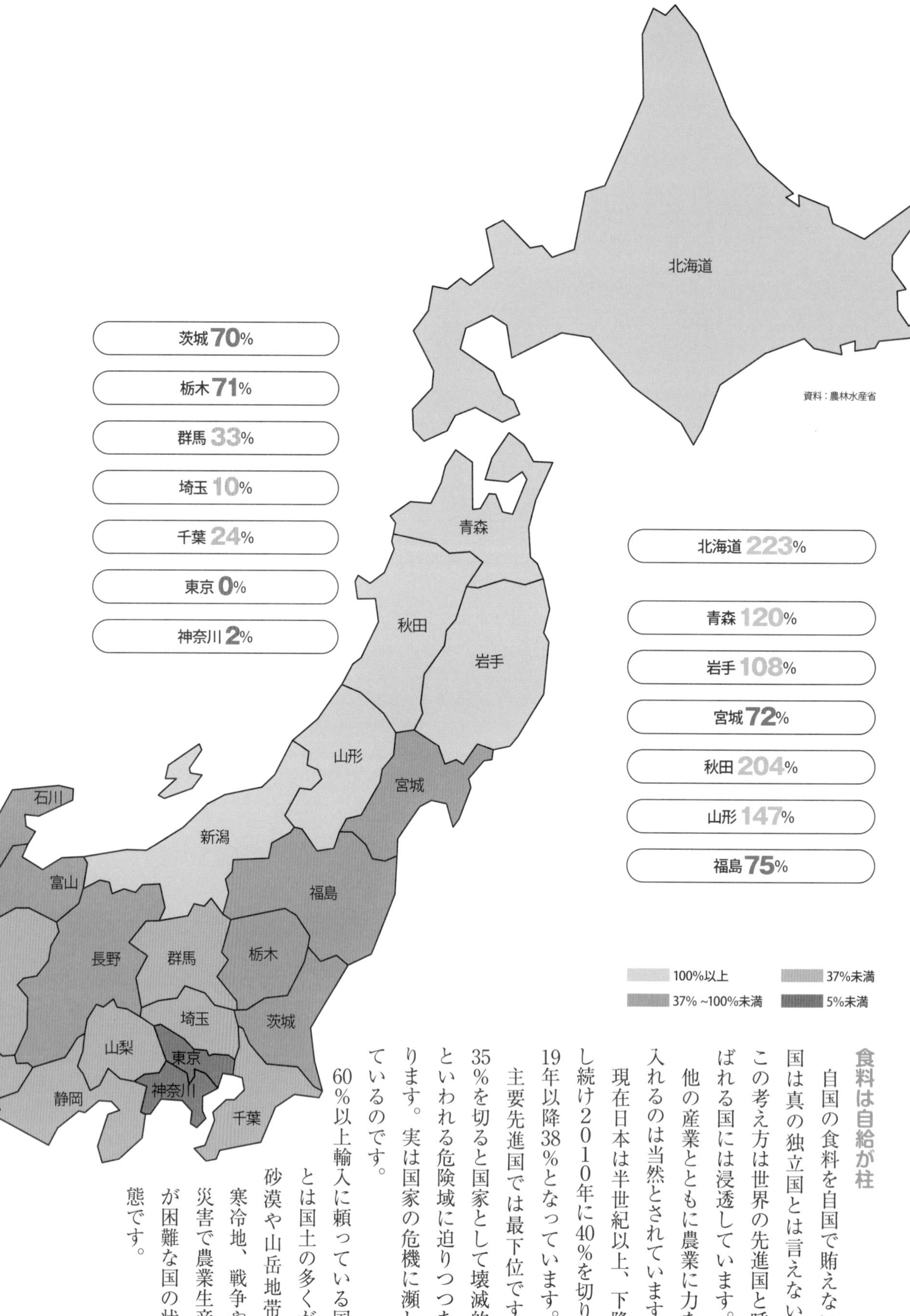

食料は自給が柱

自国の食料を自国で賄えない国は真の独立国とは言えない。この考え方は世界の先進国と呼ばれる国には浸透しています。

他の産業とともに農業に力を入れるのは当然とされています。

現在日本は半世紀以上、下降し続け２０１０年に40%を切り、19年以降38%となっています。

主要先進国では最下位です。35%を切ると国家として壊滅的といわれる危険域に迫りつつあります。実は国家の危機に瀕しているのです。

60%以上輸入に頼っている国とは国土の多くが砂漠や山岳地帯、寒冷地、戦争や災害で農業生産が困難な国の状態です。

都道府県別食料自給率

令和３年度／カロリーベース **<概算値>**

日本全国の食料自給率 38%（令和3年度） 38%（令和2年度）

※農林水産省発表の関係で、都道府県別数値は令和3年度概算値を採用

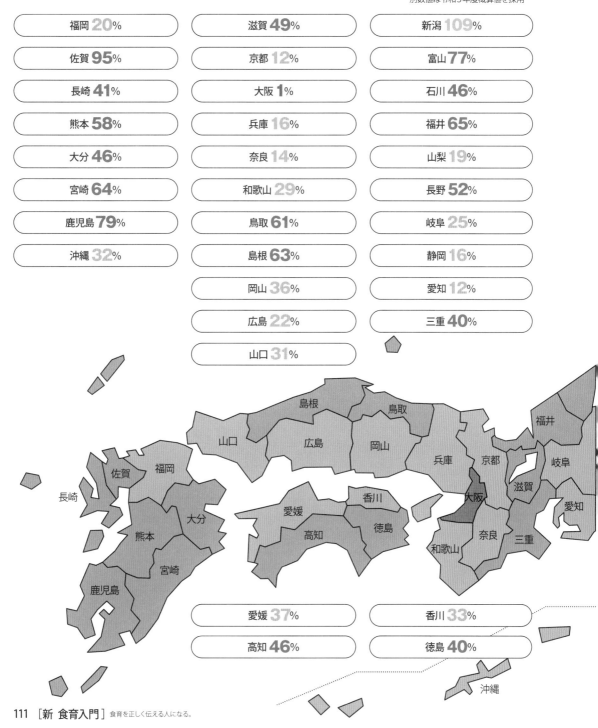

福岡 20%
佐賀 95%
長崎 41%
熊本 58%
大分 46%
宮崎 64%
鹿児島 79%
沖縄 32%

滋賀 49%
京都 12%
大阪 1%
兵庫 16%
奈良 14%
和歌山 29%
鳥取 61%
島根 63%
岡山 36%
広島 22%
山口 31%

新潟 109%
富山 77%
石川 46%
福井 65%
山梨 19%
長野 52%
岐阜 25%
静岡 16%
愛知 12%
三重 40%

愛媛 37%
高知 46%

香川 33%
徳島 40%

食料の輸入が止まる(とき)

食卓に並ぶ食べ物の多くを
輸入に頼っている私たち。
もし食料の輸入が
止まってしまったら
どうなるのでしょうか。
その危険を避けるためにも
自給率アップは
欠かせません。

増え続ける世界の人口。自給率アップは不可欠

２０１５年約64億人、２０１９年約77億人、そして２０５０年には97億人に達するといわれている世界の人口。

一方、主食となる穀物の一人当たりの生産量は年々減少が続き、人口の増加に食料の生産が追いつかない状況になってきています。

世界でも大規模といえる食糧生産国の中国が急速な経済成長によって農業人口が大きく減少し、さらに自国の食料調達のため輸出国だったのが輸入も増えています。

このような世界情勢の中で、最も心配されるのは、毎年激しさを増す地球規模の天候不順や政情不安で食料が入手しにくくなった場合です。

休耕田化を防ぎ、食料の生産量を増やしていくために生産者や中小企業を支援し、国産品を積極的に購入するなど、私たちひとり一人が日常でできる事は色々とあります。

日本の農林水産業を活性化する方法を真剣に考え、実行する時期に来ています。

食べ物の輸入は突然、STOP することもあります

CASE-1 輸出国が輸出を制限

CASE-2 異常気象による作物の不作

CASE-3 テロや内紛による港湾の封鎖

CASE-4 有害物質の混入による食品の流通規制

国内生産のみで2020kcal供給する場合の1日の食事メニュー例

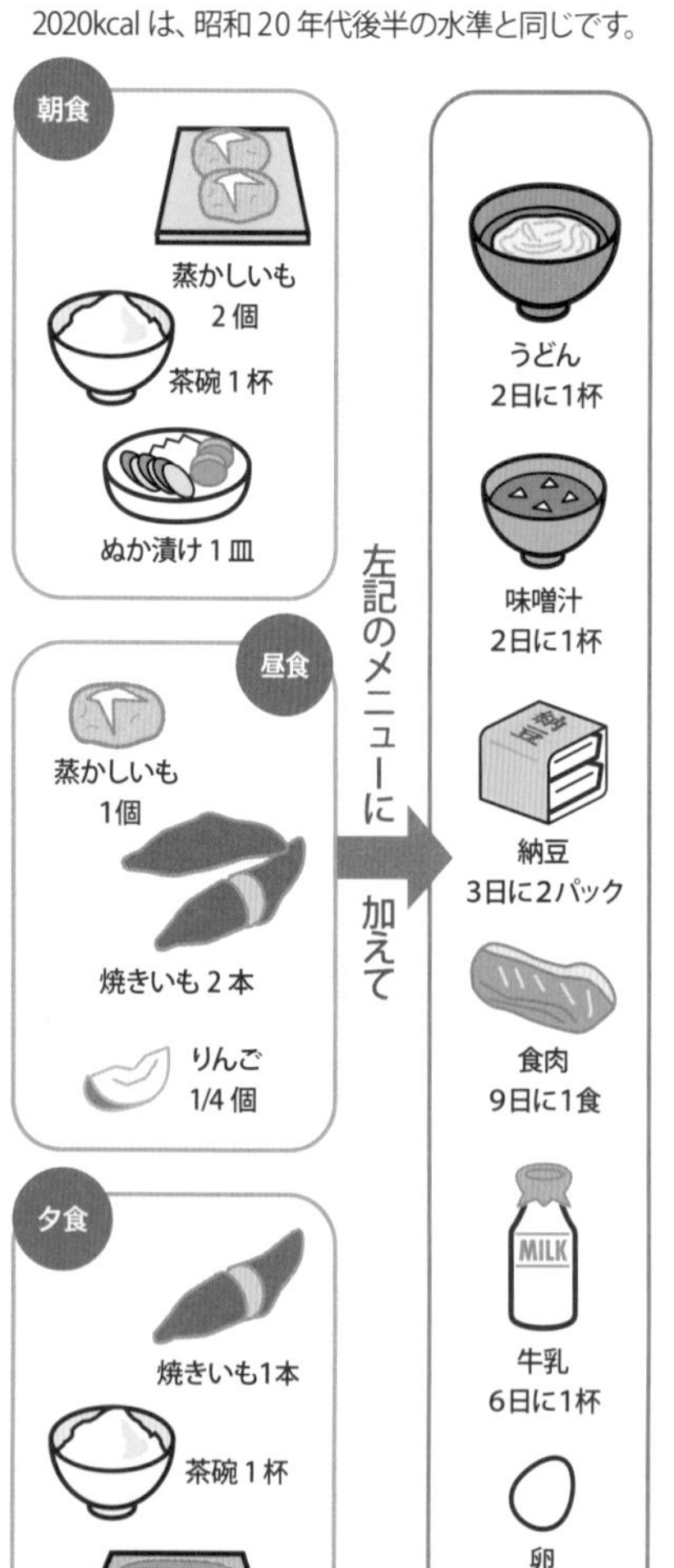

惜しげもなく捨てられる食べ物たち

現代の日本に生きる私たちは、食べ物を大量に輸入する一方で、毎日多くの食べ物を廃棄しているという恥ずべき矛盾を生み出しています。そのムダはすぐになくさなければいけません

食べものに、もったいないを、もういちど。
NO-FOODLOSS PROJECT

捨てられる大量の食べ物

今の日本では一年間に全国で約2550万トンもの食品廃棄物が出ています。

ある大手コンビニチェーンが1年間で捨てた消費期限、賞味期限切れ間近の食品は約400億円分にも上がったという話もあります。

他のコンビニやスーパー、外食産業などでも廃棄物が出ていることを考えると日本では膨大な量の食べ物がまだ食べられるのに捨てられていることになります。

また水分の多い生ごみは燃焼時間に時間がかかり二酸化炭素の排出も増えるため、地球温暖化の原因にもなります。

食べ物を捨てるという事は生産者の努力を踏みにじるだけでなく、地球環境の悪化を招くことになっています。

無駄なく食べて飢えに苦しむ人を救う

今世界では9人に1人、8億人を超える人が食料不足に苦しみ、飢えや栄養不良による病気で1日に約25,000人もの人たちが命を失くしていると言われています。

世界全体でみれば、現在の穀物生産量は世界の全人口を充分賄えるだけのレベルにあるにもかかわらず、先進国にばかり食べ物が集中しているため、これほど多くの人々が飢えに苦しんでいるのです。

日々、当たり前のように出される食べ残しや手つかずの食品をムダなく食べれば、廃棄物を半分程度まで減らすことができます。その分の食べ物を海外から輸入しなくてよくなります。

その節約した食料でおよそ2600万人の飢えに苦しむ人々が日本人と同じ食料を摂ることができます。他の先進国の人々も同じようにすればさらに多くの人々が救えるのです。

食品ロス量の推移

- 平成29年度食品ロス量は612万トン、うち事業系は328万トン。
- いずれも、食品ロス量の推計を開始した平成24年度以降で最少。

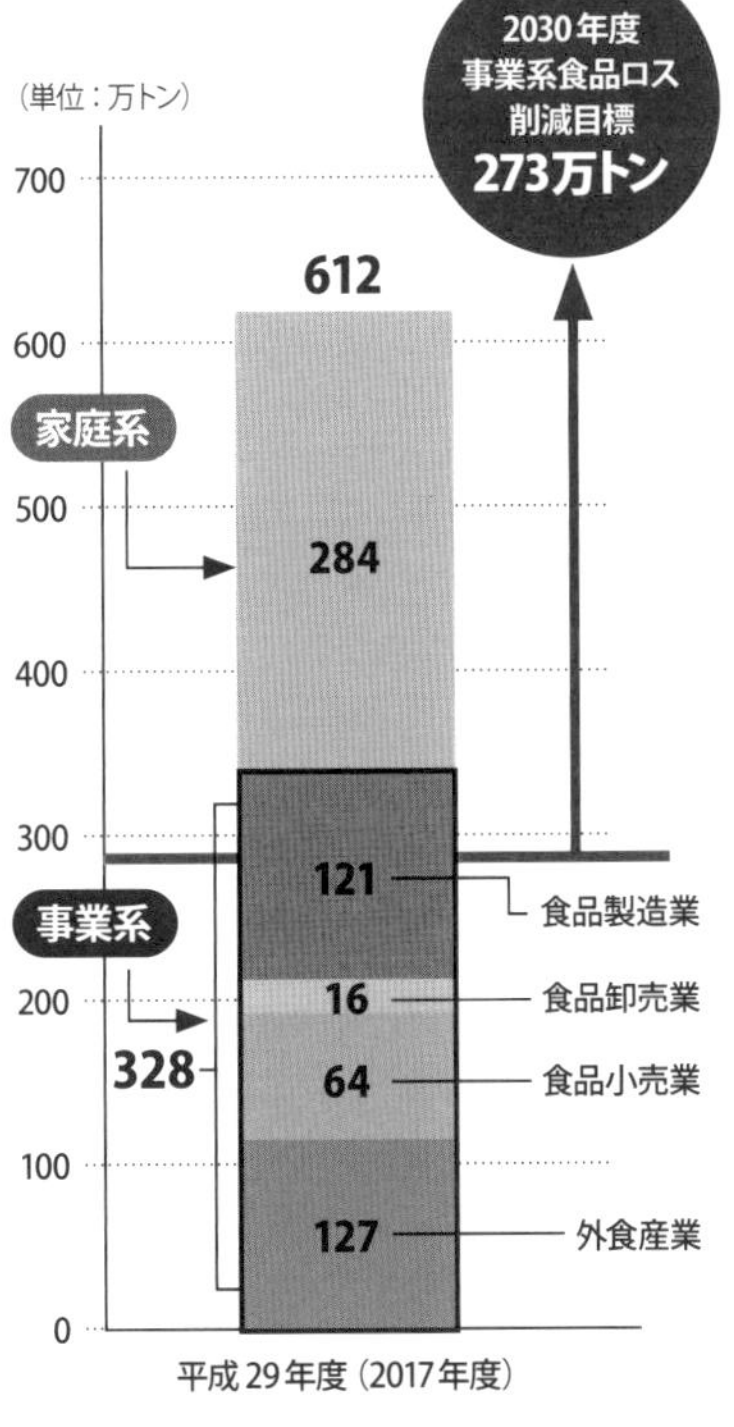

(単位：万トン)
700
600
500
400
300
200
100
0
612
家庭系
284
事業系
328
121 食品製造業
16 食品卸売業
64 食品小売業
127 外食産業
2030年度
事業系食品ロス
削減目標
273万トン
平成29年度（2017年度）

食料輸入は環境に大きな負担

フードマイレージやバーチャルウォーターという言葉を耳にした事はありますか。遠隔地からの食物の輸送は、様々な面で環境に影響与えることを知っておきたいですね。

先進国で群を抜いて高い日本のフードマイレージ

農場や漁場から消費者の食卓まで、食品を運ぶ距離を「フードマイル」といい、食料輸送が環境に与える負荷の大きさを表す指標を「フードマイレージ」といいます。このフードマイレージの値が小さい方がエネルギーの無駄づかいが少なく、地球環境にやさしいといえます。

2001年の日本の食料輸入総量は約5800万トンでフードマイレージは約9000億トン・キロメートル。アメリカは約2900億トンキロメートルであり日本はその3倍にもなります。国民一人当たりでは日本が約7000トン・キロメートルなのに対し、日本の約2.2倍の人口のアメリカは約1000トン・キロメートルに過ぎません。アメリカやカナダ、オーストラリア、ブラジルなど遠隔地からの食料輸入の多い日本はその分だけフードマイレージの数値も高く、環境負荷を増大しているのです。

現場の食べ物の良さを見直して環境を保護する

輸送距離が長くなると、その間の流通がどうしても複雑になり、生産者・生産地から消費者に対する情報や流通経路の確認などトレーサビリティが不十分になることもあります。また、食料を輸入すると、輸出国の畑の栄養分を奪い、それを食べた

フードマイレージの計算方法

フードマイレージ
▼
食料輸入総量
＝
相手国から日本までの輸送距離

各国のフードマイレージ

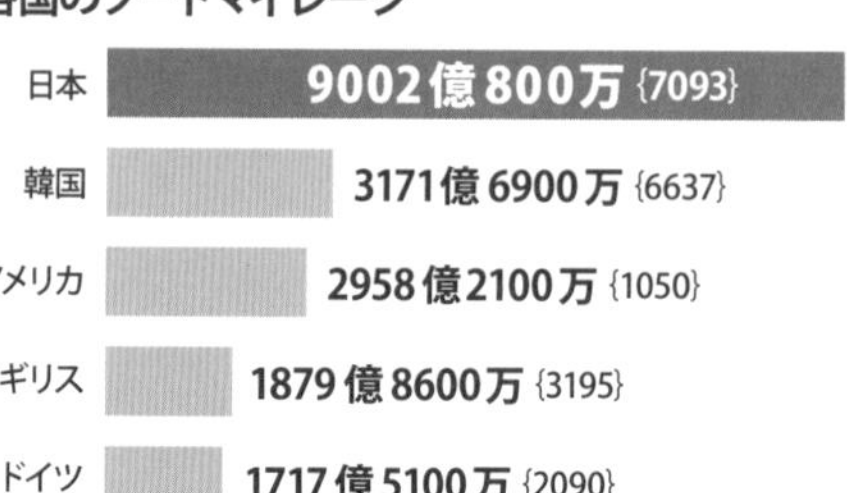

※単位：トンkm {} 内は1人当たりのフードマイレージ
2001年 農林水産省試算

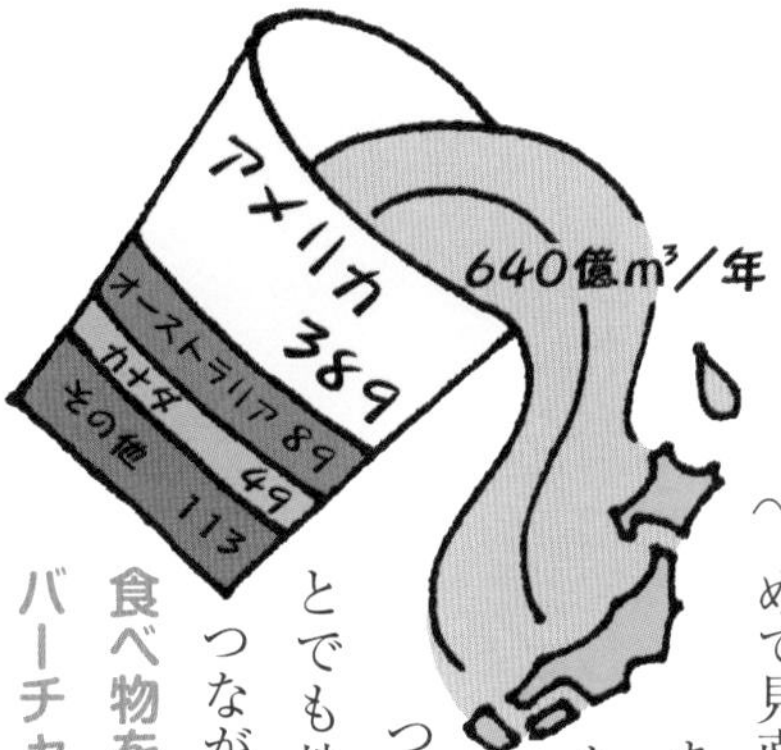

日本のバーチャルウォーター
総輸入量は年間約640億㎥。
特に日本の食料輸入の多くの割合を占める
アメリカのバーチャルウォーターは
半分以上になる

後の排泄物や食品廃棄物を日本にため込んでいることになります。

つくった人の顔が見え、新鮮でおいしくて環境に優しく、エネルギーの無駄遣いのない、地産地消の食べ物の価値を改めて見直しましょう。

またCO_2排出量が少ない鉄道輸送を多く使うエコレールマークのついた商品を購入することでも地球環境保護の貢献につながります。

食べ物をつくるのに必要なバーチャルウォーター

野菜、果物、米、小麦などの食物や家畜を育てる飼料をつくるためには、大量の水が必要です。

また、食品以外にも、機械などの工業製品の製造・解体・リサイクルに至るまでの過程で膨大な水が使われます。こうしたことに必要と思われる水のことをバーチャルウォーター（仮想水）といいます。

日本では農業用水として年間580億立方メートルの水が使われていますが食料自給率は38％で残りの62％の食品を海外の国々から輸入しています。

輸入される食料を作るために使われたバーチャルウォーターは年間640億立方メートルにもなり、日本は食料を輸入し続けることで輸出国の水資源を大量に消費しているのです。

1キロの米を作るのには約4トン、牛肉1キロでは20キロ、牛丼一杯には2トンの水が必要といわれています。

水不足に悩む国や地域に十分な食料と水の支援を

2025年には世界の人口は約80億人に達すると予測されていますが、その半数にあたる40億人が水不足になるといわれています。

また地球温暖化や気候の変化などで降雨量が減って干ばつになる国が増えれば、日本は食料輸出国の人々にとって必要な水を強引に奪い取ることにもなりかねません。また、食料を輸入することも難しくなります。

今の段階から、水不足に悩む国や地域の人々にも水が十分に行き届くように助け合っていくことが大切です。

日本は少しでも食料自給率を上げて他国の水を使わないようにするのと同時に、これらの国に対して水と食料の支援を資金援助や技術開発などで行う必要があります。

日常生活の中で水や食物を大切にし、水を汚さないように心がけることが重要です。

地球は悲鳴をあげている

私たちの現在の生活水準は、すでに地球のキャパシティを大きく超えています。持続可能な社会を作っていくためには、ひとり一人が現状を知り、改善の行動をしていくことが重要です。

1人あたりのエコロジカル・フットプリント

地球の1人当たりのバイオキャパシティー 1.7gha

日本 4.7gha

世界 2.8gha

アメリカ 8.5gha

資料／WWFジャパン調べ（2019年発表より）

世界中の人々が、日本人と同じような暮らしを始めたら

4.8gha÷1.7＝地球 約2.8個

世界中の人々が、アメリカ人と同じような暮らしを始めたら

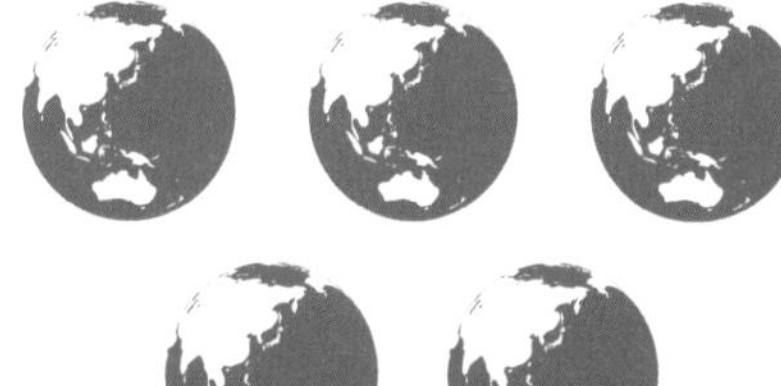

8.5gha÷1.7＝地球 5.0個

地球の扶養能力は限界を超えている

人間がどれほど地球環境に依存して生活しているかを数値化したのがエコロジカルフットプリント。

食料を生産するための農地や海洋、そして木材などの原料を供給してCO_2の吸収や気候の安定化の役割を持つ森林、そして製品の製造に必要な土地や住居・道路など、「人間が経済活動や生活に使っている地球表面上の面積」で表し、この数値が大きいほど、自然環境に負荷をかけていることになります。

最新のデータでは世界のエコロジカルフットプリントの平均値は2.8gha（グローバルヘクタール）。つまり世界の一人当たりが地球上の2.8ヘクタールに相当する面積を使って生活しているということです。

それに対し日本は世界平均の約1.67倍で、世界第38位となる「4.7gha」。1人を養うのに必要な地球の生物的生産可能面積（バイオキャパシティ）は平均1.7ghaなので、その扶養能力を倍以上も上回った生活をしている計算になります。すでに限界を超えているのです。

日本の国土で見るとさらに危機感が高まる

日本の国土面積から一人当たりのバイオキャパシティを採取すると「0.9gha」になります。地球全体の半分の数値です。

そこに現在の日本のエコロジカルフットプリント4.7ghaを当ててみるとどうでしょう。日本の国土で本来養える人口は現在の約18％に過ぎないのです。

世界の人口と農地の関係。食の偏在を解消しよう

世界の人口は増え続けているのに対し、人間が生きていくのに必要な食料は増えていきません。世界の耕地面積や穀物収穫

ハンガーマップ

世界には、すべての人々に行き渡る十分な食糧があるはずなのに
多くの人々が飢えと貧困に苦しんでいます。
飢えと栄養不足は世界第1位の死亡原因… この現実をしっかり知っておきましょう。

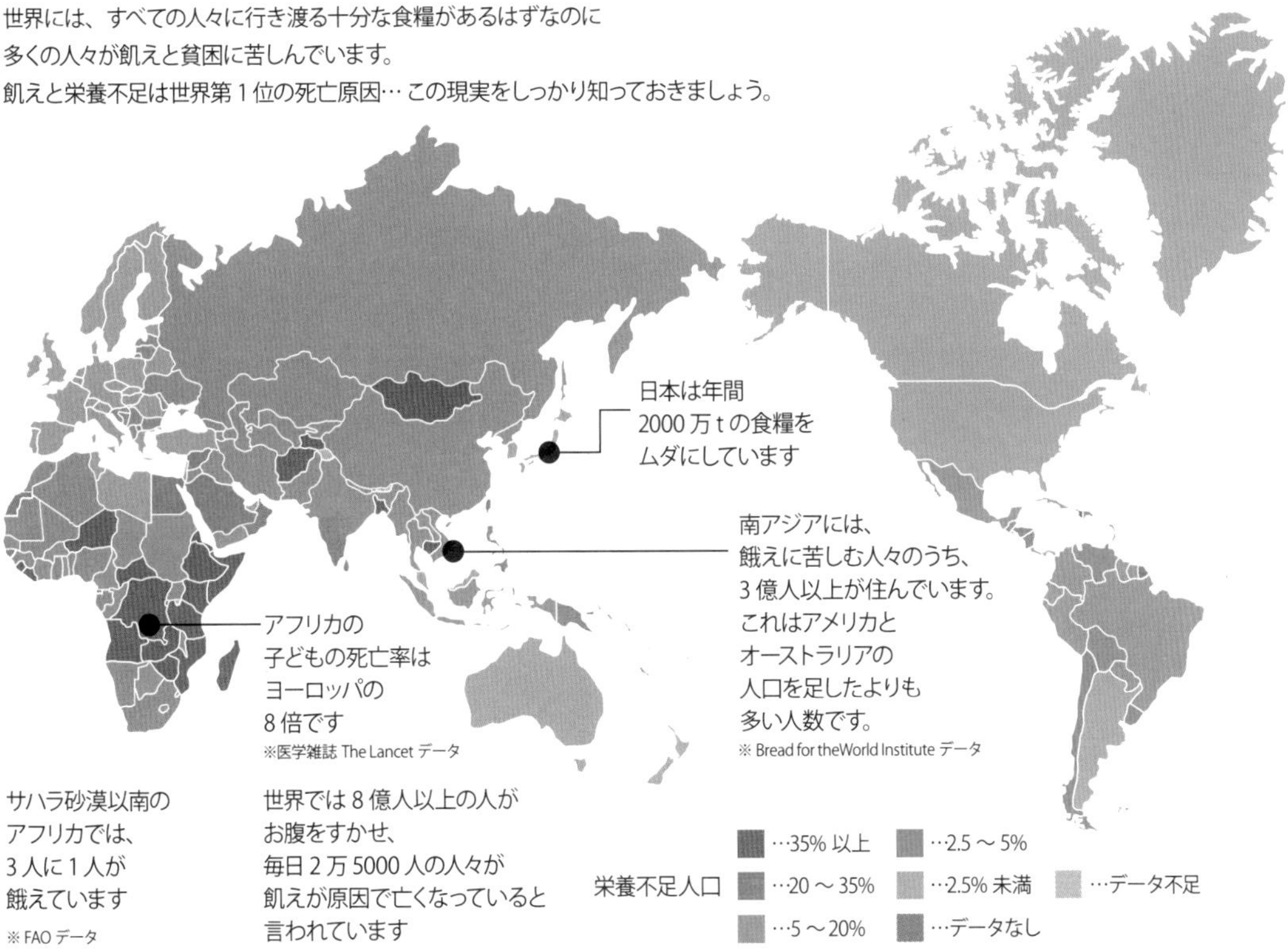

日本は年間
2000万tの食糧を
ムダにしています

南アジアには、
餓えに苦しむ人々のうち、
3億人以上が住んでいます。
これはアメリカと
オーストラリアの
人口を足したよりも
多い人数です。
※ Bread for theWorld Institute データ

アフリカの
子どもの死亡率は
ヨーロッパの
8倍です
※医学雑誌 The Lancet データ

サハラ砂漠以南の
アフリカでは、
3人に1人が
餓えています
※ FAO データ

世界では8億人以上の人が
お腹をすかせ、
毎日2万5000人の人々が
飢えが原因で亡くなっていると
言われています

栄養不足人口
…35%以上
…20～35%
…5～20%
…2.5～5%
…2.5%未満
…データなし
…データ不足

面積は1990年以降ほとんど伸びていない状況で、主食となる穀物の在庫率は17.7%と過去30年間で最低を記録。今後も下がることが懸念されています。

現在世界で食糧不足に悩む人が8億人と言われています。

その一方で先進国では食べ過ぎや過度な肉食で食料が浪費され、栄養過多による生活習慣病に悩まされています。

まず食料が溢れている先進国の人たちが食生活の偏りや食べ過ぎ、食べ残しを止めて飢餓に苦しむ人に食べ物が渡るようにすることが大切です。

そして食糧生産が可能になるように平和の回復、土地の改善、灌漑施設の整備、農業技術や農業機械の提供、運送のインフラ作りなどの支援をすることが必要なのです。

日本の国土の約67%が森林です。農地はとても貴重です。にもかかわらず農村は過疎化して、農業人口は高齢化と後継者不足で減少し、耕作されないまま放置されている耕作放棄地が全国各地で急増しています。貴重な農地を荒廃させてはいけません。

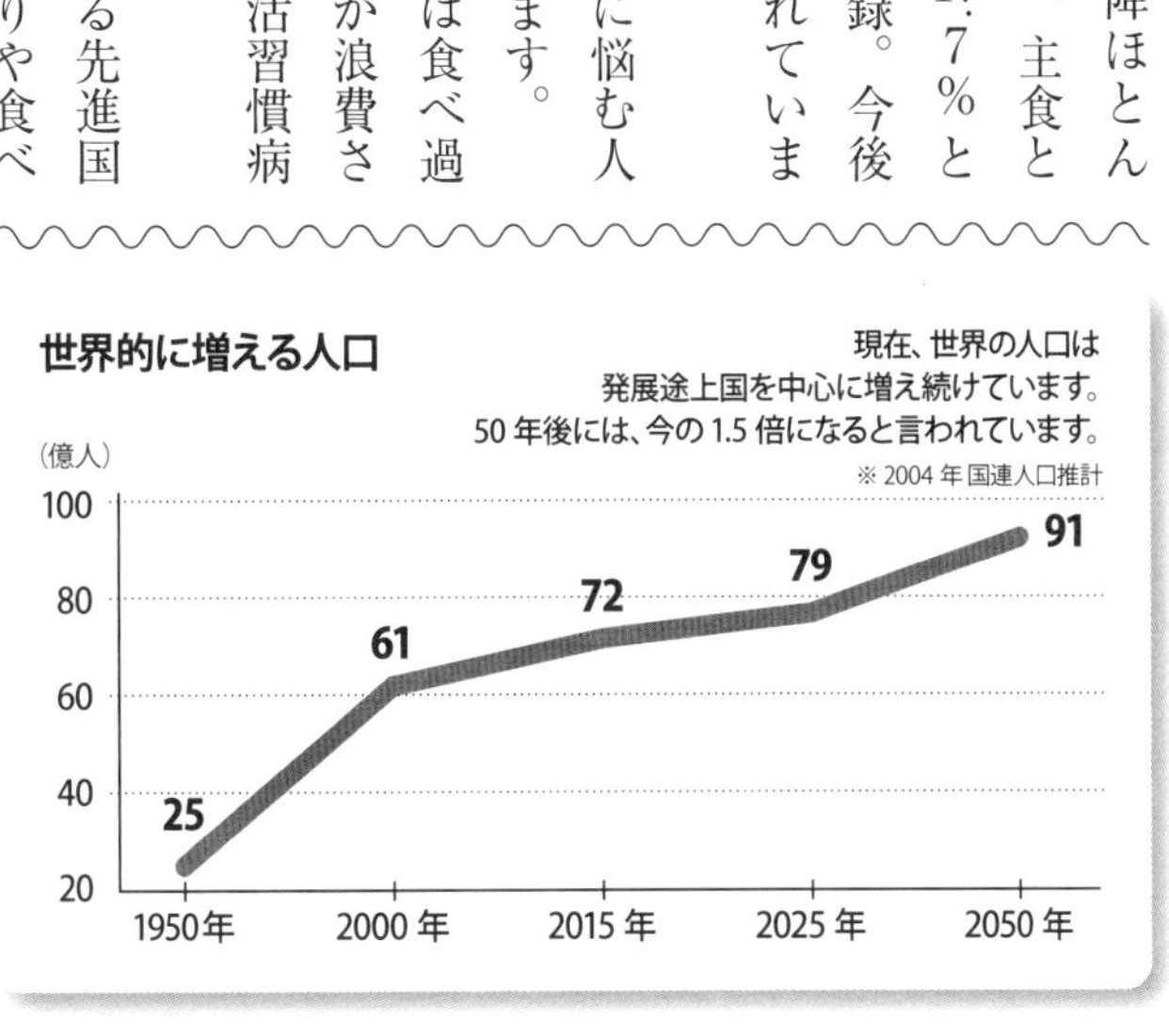

世界的に増える人口

現在、世界の人口は
発展途上国を中心に増え続けています。
50年後には、今の1.5倍になると言われています。
※ 2004年国連人口推計

（億人）

年	1950年	2000年	2015年	2025年	2050年
人口（億人）	25	61	72	79	91

「もったいない」ライフをすぐに始めよう

私たち日本人がずっと親しんでいる言葉「もったいない」。しかし言葉の持つ意味や思いはだんだん薄れてきています。改めてその大切さを考えて「もったいない」を世界に発信しましょう

「もったいない」の語源はものを大切にする心

「もったいない」と言う言葉は仏教で使われる〝もののあるべき本来の姿である本体〟を意味する「もったい」が語源とされています。命やものを大切にする気持ちを表しています。

人は食べ物を食べて生きていますが、実は食べ物は人が生きるために自然が与えてくれた恵みです。

また食べ物を作る人、運ぶ人、売る人など多くの人たちの一生懸命な働きによって私たちのもとに届けられます。その食べ物を無駄にするなんて本当にもったいないと思いませんか。もう一度「もったいない」を生活に取り入れましょう。

世界が共鳴した「MOTTAINAI」

日本をはじめ世界で「もったいない」という言葉が改めて認識され、多くの人に共鳴されることになったきっかけは2004年のこと。

環境に対する取り組みで初となるノーベル平和賞を受賞したケニア出身の故ワンガリ・マータイ女史が物や命を大切にする心を表す日本語の「もったいない」に深く共感し、この言葉を国際語にしたいと世界各地で呼びかけたことがきっかけとなりました。

日本人が実践してきた「もったいない」の精神が世界でも注目されています。改めてその心を日本と世界に発信していきましょう。

そして、その具体的なアクションプランが4Rで表わされています。いますぐに始めましょう。

4R

4Rでゴミを減らそう

1-R
Reduce
（リデュース）
=減らす
物や食べ物を大切にしてごみの発生を減らそう

2-R
Reuse
（リユース）
=再利用
物は長く大事に使い、使えるものは繰り返し使おう

3-R
Recycle
（リサイクル）
=再資源化
ゴミは分別し、資源として再生利用しよう

4-R
Respect
（リスペクト）
=尊敬の念
自然を敬う「尊敬」の念を持ち自然と共生しよう

放射能汚染は最大の恐怖

原発事故による大気、土壌、海洋そして食品への汚染は今も広がっています。健康に影響は無いとの報道には多くの疑問が残ります。改めてその危険性や対策などを考えておきましょう

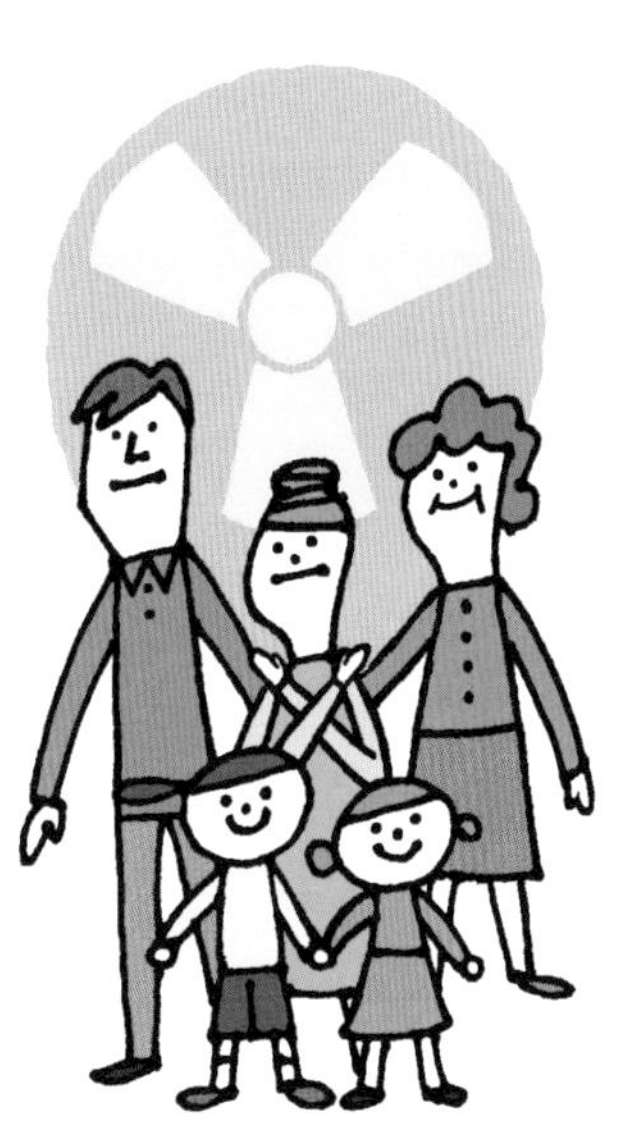

放射線障害には外部被曝、内部被曝の2種類がある

原発事故により放射能汚染の危険性が今もなお収まっていません。ここで放射能の弊害を整理してみます。

放射能障害には身体の「外部被曝」と「内部被曝」の2種類があります。

外部にある放射性物質が発する放射線から被爆するのが「外部被曝」。原発事故の現場や原爆投下などが該当します。「内部被曝」は身体の中に放射性物質を取り込むことで被爆することです。食物に付着したものを身体に取り込んだ場合などです。放射性物質が身体にある限り被曝が継続し、遺伝子や健康に害を引き起こします。

子供は大人よりも影響を大きく受ける

細胞分裂が活発な子どもは大人の4～10倍程度、放射線の影響受けやすくなります。子どもたちの身体に入った放射性物質はさまざまな臓器に侵入して放射線を発し続けます。

放射性物質によって侵入する臓器は異なります。たとえば身体は天然のヨウ素と放射性ヨウ素の区別がつかないため、甲状腺ホルモンを作る素材として甲状腺は放射性ヨウ素でも必要と判断してため込んでしまいます。

甲状腺ホルモンは成長に必要なので子どもはとくに放射線ヨウ素でも多く取り込んでしまうのです。未来のある子どもを犠牲にして良いはずがありません。

直ちに影響がなくても危険は絶対に避けること

２０１１年の東日本大震災直後、原発事故による放射能が拡散した際に「直ちに健康に影響するものではない」という見解が繰り返されました。それから10年が経過しました。

チェルノブイリでは約5年後に子どもたちのガンや白血病、甲状腺障害や白内障などが多く発生し、胎児にも知能障害などの影響が頻出しています。

それを見ると私たちが今できることは何でしょうか。その答えは「危険から身を守る」ことです。子どもや妊婦はとくに被曝の危険を避けるべきです。子どもの健康や未来の命を守るのは現在に生きる私たちの大人の使命です。

放射能に気をつける食育

放射能汚染食品の人体影響は発ガン性で評価されています。発ガン以外の影響はほとんど調べられていなかったので、ウクライナで調査し、知られざる影響がわかってきました。

放射能汚染で「痛み」が出る

福島第一原発事故でヒトにどんな影響が出るのか、それをチェルノブイリ原発事故が起きたウクライナに通って、二〇一二年から調べています。

原発から一二五km西にある汚染地域のモジャリ村学校で校庭にいた副校長先生に「子どもは元気ですか?」と質問すると、すごい剣幕で「みんな病気よ!」。

この村の二〇ヵ所で地上に計測器を置いて測定すると、平均〇・一一五μシーベルト/時で、年間だと一ミリシーベルトになり国際基準と同じです。子どもが被曝する地上五〇cmだと線量が下がるので、空間線量は国際基準より低い村でした。

遺伝で症状が出るのは十万人に数人ですから、子どもの病気は遺伝ではありません。

七〇日の保養で健康に

この地域では、二五年ほど前に日本が支援したホールボディカウンターで子どもの内部被曝を測定し、基準を超えたら、南の黒海沿岸に一〜二週間、保養に出しています。

セシウムが体内で半分になる期間は七〇日。一〜二週間では効果がないと思い、近くの村に住むナタリアさんを七〇日間の保養に出しました。

ナタリアさんは、原発事故があった一九八六年の一月一五日生まれで、当時二七歳。甲状腺異常、腎臓疾患、慢性扁桃腺炎、心臓疾患がある上、頭痛、肩痛、腕痛、足痛で、ほぼ全身が常に痛く仕事ができなくなっていました。

保養を終えたナタリアさんは、別人のように明るくなって、笑顔で現れ、「四五日目まで症状はまったく改善しなかったのに、そこから改善が始まり、五四日

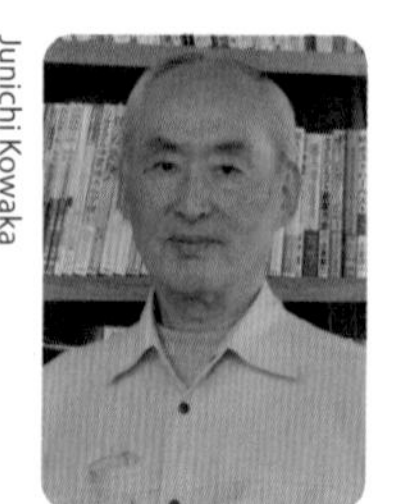

Junichi Kowaka
小若順一
1950年生まれ。消費者団体の職員を経て、1984年に「日本子孫基金(現:食品と暮らしの安全基金)」を設立し代表に就任。月刊誌『食品と暮らしの安全』の編集長を務め、『食べるな、危険!』『生活防衛ハンドブック 食品編』など著作も多数。

目にはかなり良くなって、七〇日目には症状がなくなりました」と報告し、「ほら、どこも痛くないのよ」と、腕を広げて見せました。

　私たちは、首都キエフで一ヵ月生活できる額の三万円をカンパ。ナタリアさんはキエフに戻り、翌年結婚して、今は一児の母。「子どもを産むことができたのは奇跡」と言っています。

化学肥料で食事汚染を減らす

　ウクライナの田舎では、塩、油、酢は買いますが、小麦やライ麦は大規模農場で生産し、他の食材は自家畑で自給し、鶏、ヤギ、牛を飼っています。

　汚染地に住みながら、それら食材の放射能を減らして、体調がどう良くなるかを、次に調べました。

　三家族に肉を提供する代りに、汚染度の高いキノコ、ベリー類、川魚を食べないようにしてもらうと、予定どおり、全員の体調が改善しました。

　それから、学校の子どもの家族に化学肥料を提供し、自家畑の作物の汚染を減らす活動を始めました。

　コーヒーに水を入れると薄くなります。これと同じ原理で、作物の汚染を減らすと、過半数の子どもにあった頭痛や足痛が減りました。

一・一ベクレル／kgで頭痛

　二〇一三年には、放射能汚染の人体影響の最低値を調べようと、汚染が少ない南部の学校に行きました。

　生徒はとても元気で「頭痛や足痛があるか」と質問すると、「どうしてそんな質問を」と不思議がりました。

　南部から北上して、ポルタヴァ州のノヴィ・マルチノヴィッチ村学校で調べると、足痛の子はいないのに、頭痛の子が七割ほどいました。

　ここが頭痛の子が多くなる境界なので、子どもの食事一日分を提供してもらうと、セシウム一三七が一kg当たり一・一ベクレル検出されました。この学校に化学肥料を提供すると頭痛が減ったので、これが内部被曝で

子どもの病気が減少
ノヴィ・マルチノヴィッチ村学校

（人）
消化器系
呼吸器系
心臓血管系
筋骨格系
神経系
内分泌系
2017-18　2018-19　2019-20（年）

子どもの病気が減少
ビグニ村学校

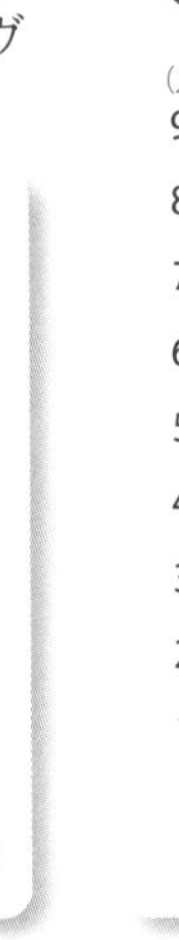

（人）
消化器系
筋骨格系
呼吸器系
心臓血管系
2016　2017　2018　2019（年）

人体に影響が出る最低値になりました。

牛乳汚染を九七%減

ウクライナの専門家から、牛乳汚染のひどいナロジチで実績を挙げないと信頼されないと言われたので、汚染のない穀物を牛に食べさせると、牛乳汚染が三分の一以下に減りました。

そこで二〇一六年からナロジチ学校五年生の健康を良くするプロジェクトを開始。二月に一ℓ平均二二〇ベクレルだった汚染が、一一月には九七%減少して六ベクレルになりました。

二〇一七年三月に学校を訪問すると、元気になった子どもたちから大歓迎を受けました。

「一ベクレル規制」を

この年からカリウム肥料を撒いて健康を調べる活動に五学校が参加し、一一学校になりました。

どの学校でも、食品から摂取する放射能を減らすと、数ヵ月後から、子どもの頭痛、足痛などが劇的に減っていきました。

汚染地は病人だらけで、ウクライナ政府報告書は、九割ぐらいの人が慢性病としています。この慢性病は簡単に治りません。

慢性病が減ることを証明できたのは、チェルノブイリ原発事故から三五年目の二〇二一年です。

学校で子どもを診断している医師の資料を基に、病人の推移図を病気ごとに作成すると一〇学校で病人が減っていました。

しかし、一学校だけは、消化器系と呼吸器系の病気は激減したのに、筋骨格系、心臓血管系の病気が増えていました。

そこで、増えた病気の子の親に聞き取り調査すると、キノコ、ベリー、川魚を食べていました。やはり、放射能摂取量を少なくすると病気が減っていたのです。

ウクライナの放射能汚染研究の第一人者ラーザレフ博士は、「専門家はすべて、高レベルの汚染にしか関心を持っていなかった」として、食品基準は、一kg当たり一ベクレルにと主張しています。

食事の平均値が五ベクレルの村では全員が慢性病にかかっています。ところが、食品の国際基準は一〇〇〇ベクレルです。

これは原発事故で汚染食品を食べた人が、すぐ死なないようにする基準だったのです。

一連の活動と、一ベクレル基準という主張は、二〇二一年にウクライナで七〇回以上、大きく報道されました。日本のマスコミは一度も報道していません。

第三章 オーガニック給食が広がる

山口タカの食育&オーガニック取材ノート

CHAPTER 3

食育とオーガニックの親和性が育む

現在、全国各地で“学校給食をオーガニックにしよう！”という
声が大きな波となり、うねり始めています。
農水省の「みどりの食料システム戦略」の法制化により、全国自治体（市町村）の
オーガニックビレッジ（2025年までに100市町村の宣言）化が
推進されはじめたという背景があります。
その推進の原動力となっているのが、多くの自治体が最初の目標に
オーガニック給食を掲げたことです。
この目標は地元の行政、教育機関、
企業、市民が子どもたちのために一緒になって活動でき、
最も理解と賛同を得られるものだからです。
そこには、経済優先の商業主義発想ではなく、
子どもたちのためにという利他的、分かち合い、
社会貢献という共通意識がベースになっています。
そしてその一番の当事者が子どもたちの親であり、
お母さんたちです。
だから最もシンプルに“子を思う親の気持ち”が
推進力となっています。
食育がそうであるように、オーガニック給食の推進は
食の安全・安心、食の安全保障、次世代を育てる
近未来ビジョンを描いた草の根運動として
広がりはじめました。
まだ産声を上げたばかりのこの波のいくつかを
レポートします

食育＆オーガニック取材ノート❶

農福連携とオーガニック給食の親和性は自治体の課題を一気に成功へと導く

オーガニックパパの"てのひらやさい"

現在、ほぼすべての市町村が農業において、耕作放棄地の増加、後継者不足、高齢化、新規就農者不足などが解決できない課題として横たわっています。これに対してどういう解決策があるのでしょうか。ひとつのモデルをレポートします。

農福連携でオーガニック給食

福岡県筑紫野市にあるオーガニックパパは農福連携のソーシャルファームとオーガニックレストランを経営し、精神障害者、身体障害者、ニート、引きこもりなどの人たちが農業に従事しています。

ここで営まれる農業はすべて有機農業で有機ＪＡＳ認証を取得し、農薬、化学肥料は一切使用していません。そして彼らが農業に従事することで耕作放棄地を広く任せられ、実質的な後継者となって、地産地消の生産と流通を実現しています。

またレストランは全国でもまだ数少ない有機ＪＡＳのオーガニックレストラン認証を取得しています。

そしてここから、地元の私立学校リンデンホールスクールをはじめ、オーガニック給食の食材供給が行われています。

さらに特筆すべきは、農作業メンバーも含め全員が毎日、お昼ごはんを一緒に食べ、夕食には希望者はお弁当を持ち帰ります。「共食」を実践しているのです。

オーガニックの安心・安全な食事を摂り、太陽と土にまみれて農作業を行うことで、健康なエネルギーがチャージできているのか、みんな健康になっていきます。

実はこの農福連携のオーガニックソーシャルファームに、今全国の自治体がもっとも強く抱いている「オーガニック給食」を達成できるヒントと可能性がうかがえます。

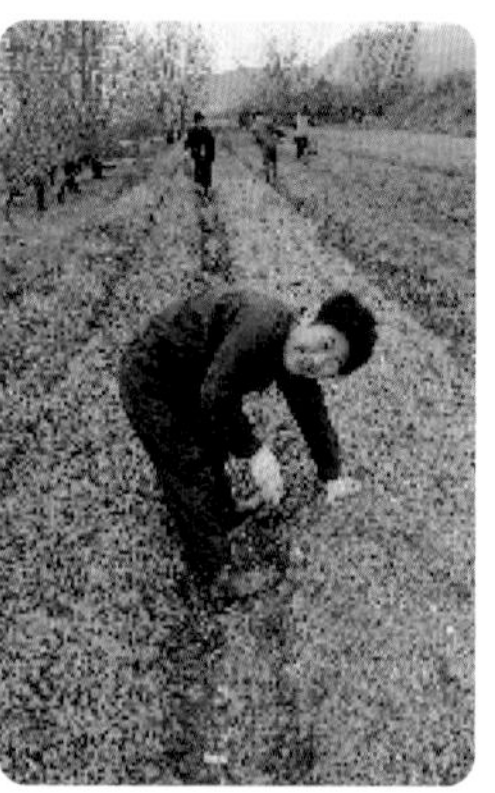
みんな、いつもやさしく、丁寧に笑顔で畑作業しています

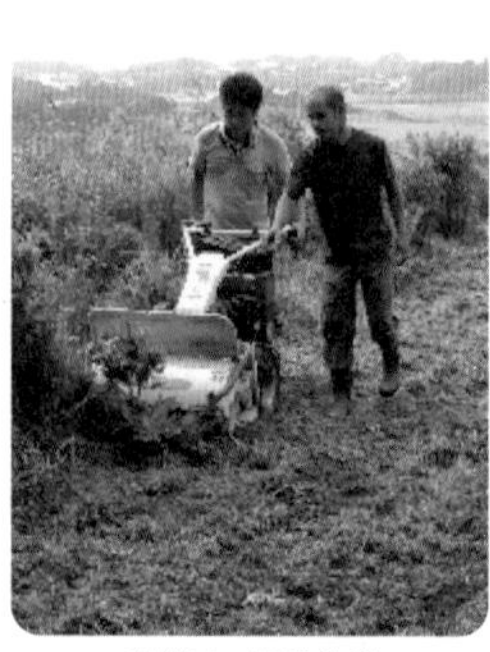
農機具の操作指導

"てのひらやさい"の出現

オーガニックパパを運営している八尋健次さんは「"有機農業を広げよう"というのが大前提です」と語る。

「うちに井上君という子がいます。中学から学校にろくに行ってない不登校で引きこもって、全然喋らないです」

あたり一面に広がるニンジン畑で不登校で引きこもりの井上君とダウン症の子が一緒にニンジンを作っています。それがどれもA級品で、甘くて美味しい。注文が殺到しているという。

「その野菜は"てのひらやさい"といいます。まるで子育てするように、畑では作物に声をかけ、触って、触って、触りまくって育てるんです。で、こうやって、この子は何の植物が向いてるとか、ずっと見極めていくのが大事なんです」

「井上君たちは2人で農園行って作業して、2人で帰ってくる。それで途中どっか行ったりするんですよね。そういう自由はいいと思ってます。障害を持っている子って周りからいろいろ制約を受けているので、会社に来た時くらいは自由にさせてやろうという考えです」

それに学校の先生には全然役に立たないじゃないかって言われ続け、怒られながら行っていたけれど、ここでは主要なメンバーです。

どういうことかというと、

「彼が種を蒔くと種が土に吸いつくようについて、芽吹きます。もうこれは生まれ持ったものでしょうね。僕らは"オーガニックの人"っていってます。多分、野菜や微生物に寄り添えるような感性を持っているんですよ。人間はあんまり好きじゃないみたいで、ほとんど喋りませんけど。でも、それでいいんです。井上くんの真似ができる人に僕は会ったことがないです。それはカリスマと言われる人たちでもです」

労働弱者が働ける環境をつくる

井上くんは大活躍しています。そして今、色々な面で元気になっています。その証拠にもう不安げなイメージもありません。しっかり稼いでもいます。

それでは他で就職できるかといったらできない。

では障害者手帳が取れるかといったら取れない。喋らないだけだからです。喋らない以外は何の能力も劣っていません。ただ喋らなければ就職はできません。そもそもそこに行くのが苦手なのですから。

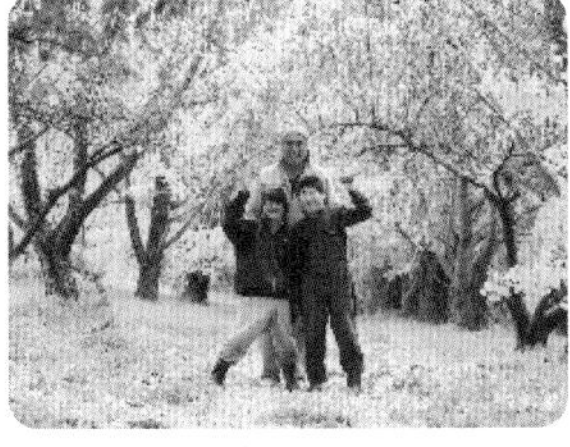

保育園給食のおやつに使う果物も自社で栽培

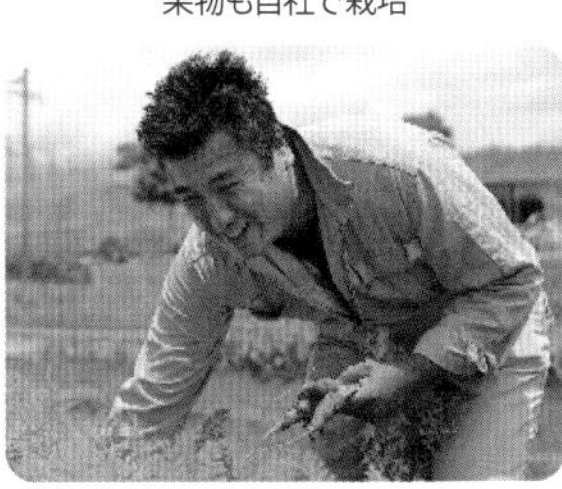

代表の八尋健次さん

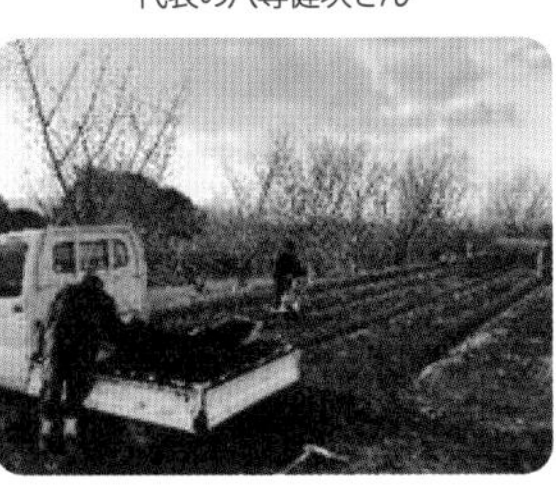

枯れ枝や落ち葉等の炭素資材を畑に投入します

「引きこもりっていう病気もないし、引きこもりっていう障害もないけれど、引きこもりという状況はあるんですね。で、なぜ引きこもるのか、なぜ不登校なのかっていう原因が様々過ぎて、それにひとつひとつ時間をかけて向き合うしかないんです。それで解決していきます。徐々に回復していきます」

ではその人たちが安心して働ける

場所があるのかというと、意外とないのです。

「だからここは労働弱者の人たちが働ける環境作りをしています。労働弱者が働ける環境を作ることだけでも社会の課題解決となる。

そして、できればなにかもうひとつ、エネルギー問題、食料問題、食の安全・安心、オーガニック給食でもいい。世の中のニーズに応えられるものと組み合わせることができたらいいなと思います」と八尋さんの願いは切実です。

健康になる処方箋は 土と太陽と微生物

「科学的証明ができるかというとまだできないです。でも実体験です」と前置きして、

「できるだけ微生物が大量発生する土の状況を作ること、すなわち有機農業の中でも、微生物を養うというか、微生物を飼うタイプの有機農業の方が回復しています。精神病とか原因、理由がわからないと言われるようなことでも回復しています。

そして、とにかく健康なものを2食以上食べて。自然の中に身を置いて、生き物のお世話をする。この三つが引きこもり、不登校、ちょっとした精神病、障害傾向の子たちの克服策だということが明瞭に分かってきました」と自信を持って教えてくれた。

今の福祉型になって9年、辞める子がいない。定着率100%に近い。引きこもって人にも会えない子がちゃんと来れるようになっているのがその証しです。

ソーシャルファーム

ファームの会社案内の解説を紹介します。

[代表挨拶]

長年野菜作りを生業にしていると、お客様からその野菜を褒めてもらえることがとても嬉しく、もっとたくさんの野菜を作りたいと思ってしまいます。

糸島で開業してから、今までずっとそう思って有機農業を勤しんできましたが、一番大変なことは、土づくりでも、野菜づくりでもなく、オーガニックな人と巡り合うことです。人がオーガニックでなかったら、無農薬でも無化学肥料でも満足の行く野菜づくりはできません。だから最も重要なのです。

オーガニックな人とは、大変な農作業を喜びでやり続けてくれる人であり、植物と感覚的につながれて、自然界の仕組みがずっとのみ込めるニュートラルな方々です。それは何らかの障害があろうが、引きこもっていたり、精神的な疾患があっても全く関係ありません。

オーガニックな人の作る野菜は、品質がとても高く、食味も香りも、野菜の持ちもすべてにおいて最高の、まさに感動野菜なのです。細胞にしみ渡るような優しさがあります。

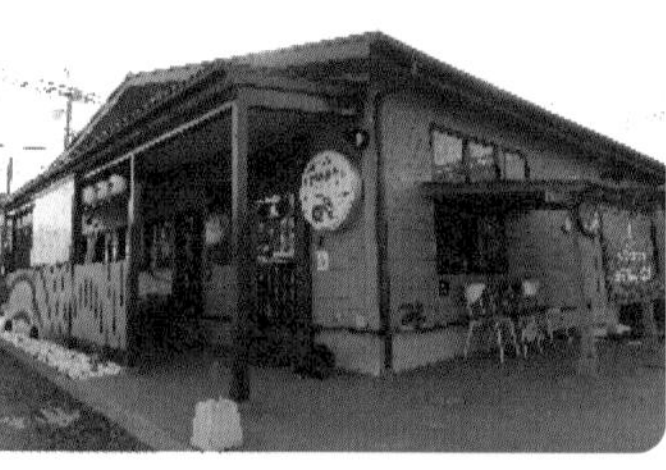

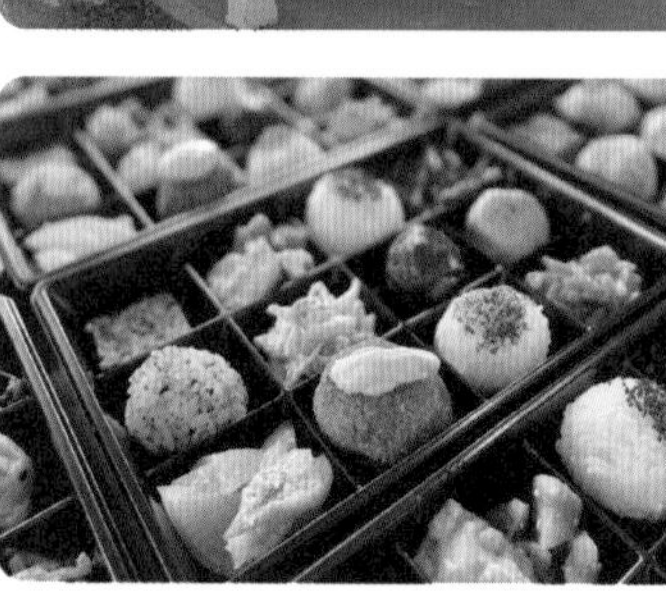

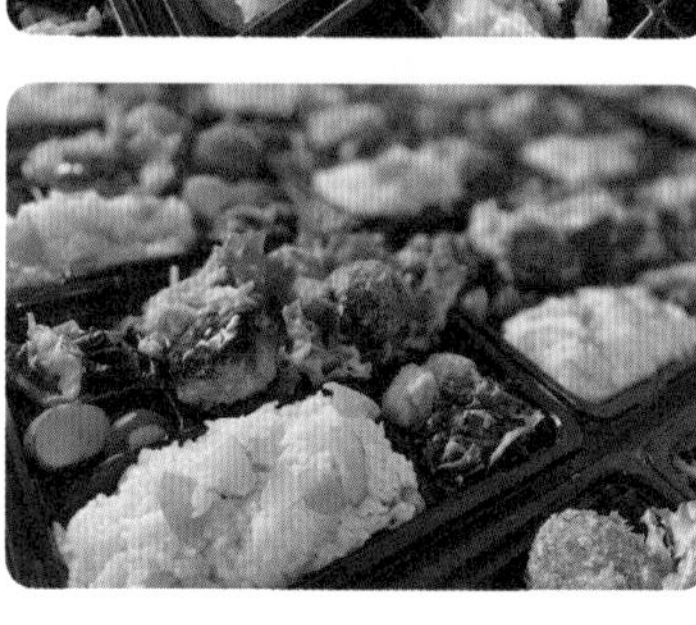

毎日出荷しているオーガニック給食を実際に食べられる有機JAS認証レストラン（オーガニックパパキッチン）

もしオーガニックな人がその特性に気づかず、一般社会の中でどこか違和感を感じていたり、分かってもらえなかったり、周りから押し付けられているような息苦しさがあったら、それはいたたまれません。

有機農業を通じて、大自然の中で広大だったり繊細だったり、にぎやかだったり、黙々としていたり、たくさんのシーンの中から自分らしさを見つけられたら、もっと自然に生きられるかもしれません。

好きなことをして尊ばれ、がっつり稼いでニコニコしながら生きていく。オーガニックパパは、それを一緒に叶えたいのです。

【オーガニックパパビジョン】

私たちは「農福連携で食育を担う」をコンセプトに、人の身体を健康にする有機農産物の生産や、無添加食品の製造、料飲サービスをソーシャルファームを通じて提供しています。

人が生きていくために最も大切な食べ物を、地面から生み育てる仕事ですから、社会的価値は言うまでもありません。オーガニックを日本中に広める仕事は多くの方々に喜びを与え、心から充実感に満ち溢れながら、ちゃんと稼げる。いま、最も求められているソーシャルビジネスなのです。そんなかけがえのない仕事が、皆さんの得意を伸ばしながら、しっかりとした農業技術を獲得し、生涯続けられるライフワークになることを願い、サポートしていきます。

希望の道

ここで「てのひらやさい」がさらに大きく育っています。

自閉症、引きこもり、知的障害、精神病、躁鬱病、ダウン症など色々な症状を持つ人たちが40ヵ所に散らばっている畑に1人で、ペアで、数人のグループでと組まれて畑仕事をしています。

大切に、丁寧に、語りかけ、触りまくり、かかりっきりで、黙々と一心不乱にひたすら野菜を育てています。彼らが育てる野菜たちのおいしいこと。そして、これまで悩み苦しんでいた症状が改善していくのが、手に取るように分かるといいます。

収穫された野菜が集荷発送所に持ち込まれ、納品のために選別され、水洗いされます。6～7名が円陣を組むようにして、洗い場で賑やかに毎日繰り広げられています。

野菜たちは水で洗われ、土を落とし、化粧直ししたかのようにみずみずしさをさらに増して輝きます。野菜にとってはここでの最後の仕上げです。

そのエネルギーは、洗い場のみんなのおしゃべりの声と、手から伝わる気のエネルギーみたいなものなのでしょう。証明はできないものだけれど、感じ取ることはできます。

そして、「てのひらやさい」が完成し、毎日学校給食の食材として子どもたちのもとに運ばれています。

・・・

残念ながら、この国では毎年、不登校、発達障害、引きこもり、ニート、アレルギー疾患、うつ病などの人たちが子どもだけでなく大人も増えています。その原因も治療法も様々です。

ただオーガニックパパの姿をみると“まず食を変える、オーガニックに変えるのが一番”と力強く語る子どもたちの声が聞こえてきます。

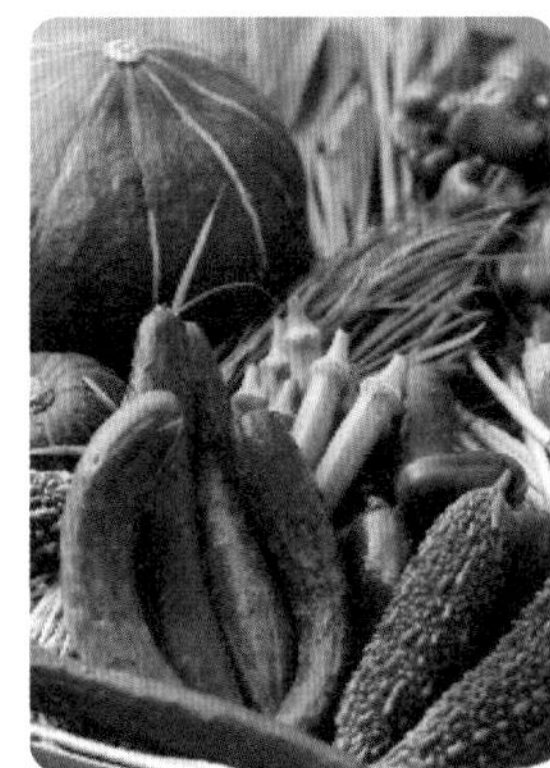

年間60種類の
給食用の野菜を栽培

食育&オーガニック取材ノート❷

「食のまちづくり条例」と「さいきオーガニック憲章」を掲げ、さきがける自治体

九州で一番広い面積を有し、豊後水道に面したリアス式海岸の海岸線は270kmにもおよび、山深く、自然資源豊かな大分県南部に位置する佐伯市。食で地域活性・地方創生する自治体として奮闘中。アイデアの数々が同時進行している今をレポートします。

佐伯市のチャレンジ

2005年に食育基本法が施行され19年、全国の市町村で食育活動は国民運動的に広がっています。

ここ大分県佐伯市でも2009年（平成21年）に、食育を中心に人づくりを目指し食の魅力を発信しながら地域振興を図ろうと、全国でもめずらしい「食のまちづくり条例」を掲げました。食育への関心を一過性のものでなく、市民生活に根づくように丁寧に育み、15年経過した現在も世代を超えて積極的に活動しています。

江戸時代、"佐伯の殿様、浦でもつ"と言われたほど海の幸に恵まれているこの地は豊後水道に面したリアス式の海岸線は全長270キロにもおよび、魚影の濃い豊かな海を持っています。そして、九州で一番広い面積を持ち、山深く、林業も盛んな自然資源豊かな地域です。しかし、人口減少、少子高齢化、第一次産業衰退などの負の連鎖で地域振興、地方創生のための課題が山積みです。これは言うまでもなく、全国の地方自治体が抱えている同一の課題です。

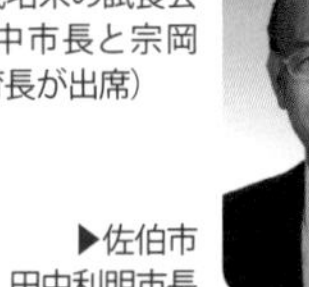

▲学校給食での有機栽培米の試食会（田中市長と宗岡教育長が出席）

▶佐伯市 田中利明市長

佐伯市は地域振興、地方創生の達成に食を中心に置き、「食のまちづくり条例」を核にしてビジョンを描き出しました。具体的活動は、行政と市民とのパートナーシップで佐伯市食育推進会議が軸となり、年間を通じて食育関連事業を実践してきました。

そのひとつが安全・快適・健康な生活を続けるために、食べ物と農林水産業、自然環境にも気を配る暮らし、"ホールフーズライフ"をテーマにしたフェスタの定期開催でした。

「いただきます～みそをつくるこどもたち」「はなちゃんのみそ汁」のドキュメンタリー映画の上映を通してプロデューサーの安竹信吾氏、ホ

「さいきオーガニック憲章」

自然環境にやさしい、
持続可能なまちを繋ぎ続けるため、
ここに「さいきオーガニック憲章」を定めます。

一 水や空がよろこぶことをします
一 森や土がよろこぶことをします
一 心や体がよろこぶことをします
一 いのちがよろこぶことをします
一 みんながつながることをします

令和2年3月制定

ールフード料理家のタカコナカムラ氏、西日本新聞「食卓の向こう側」編集の佐藤弘氏。「弁当の日」提唱者の竹下和男氏、自炊塾の比良松道一九州大学准教授、菌ちゃん先生の吉田俊道氏など、これまで多彩な面々がこの地を訪れ、貴重な情報とネットワークを提供してくれました。

そして、地元からも市の職員時代から食育と防災の講演活動で現在も全国各地を東奔西走している柴田真佑氏（志縁や）、市民から高校生まで地元食材で料理の基本を伝えるムッシュカワノオーナーシェフ河野辰也氏、魚食普及の語り部の村松一也氏と渡邉正太郎氏、糀ブームの火付役となった浅利妙峰氏（糀屋本店）、甘酒ブームで数百種類登場しているブランドの多くをOEM製造し、ブームを支えた亀の甲（ぶんご銘醸）などが登場して、地方からの個性的でパワフルな情報発信力の強さを発揮しています。

こうした活動は行政と市民自らが地元の食文化と食育の意識を相乗的に高め合いながら“食のまち”としての誇りも醸成していきました。

一歩進んだ歩み

2017年（平成29年）、食育推進委員が集うセミナーのあいさつで田中利明市長が“食のまちさいき”は今後、“オーガニックシティ”を目指してさらに充実させていくと発表。「さいきオーガニックシティ構想」を立ち上げました。

そして2020年（令和2年）3月に“さいきオーガニック憲章”を制定。佐伯市有機農業検討委員会が招集され有機農業推進計画を策定。2021年（令和3年）には市役所農政課に有機農業推進係を配置、有機栽培に特化した市民ふれあい農園開設、有機生産者視察ツアー、佐伯市有機農産物独自認証制度などの推進と服部幸應氏をはじめとする専門家による「さいき食の学校」セミナーが定期的に実施され、食育とオーガニックの親和性を深めながら数多の案件が同時進行しています。

そして2021年、農水省から「みどりの食料システム戦略」が発表され、「オーガニックビレッジ」プランが提案されるといち早く申請。22

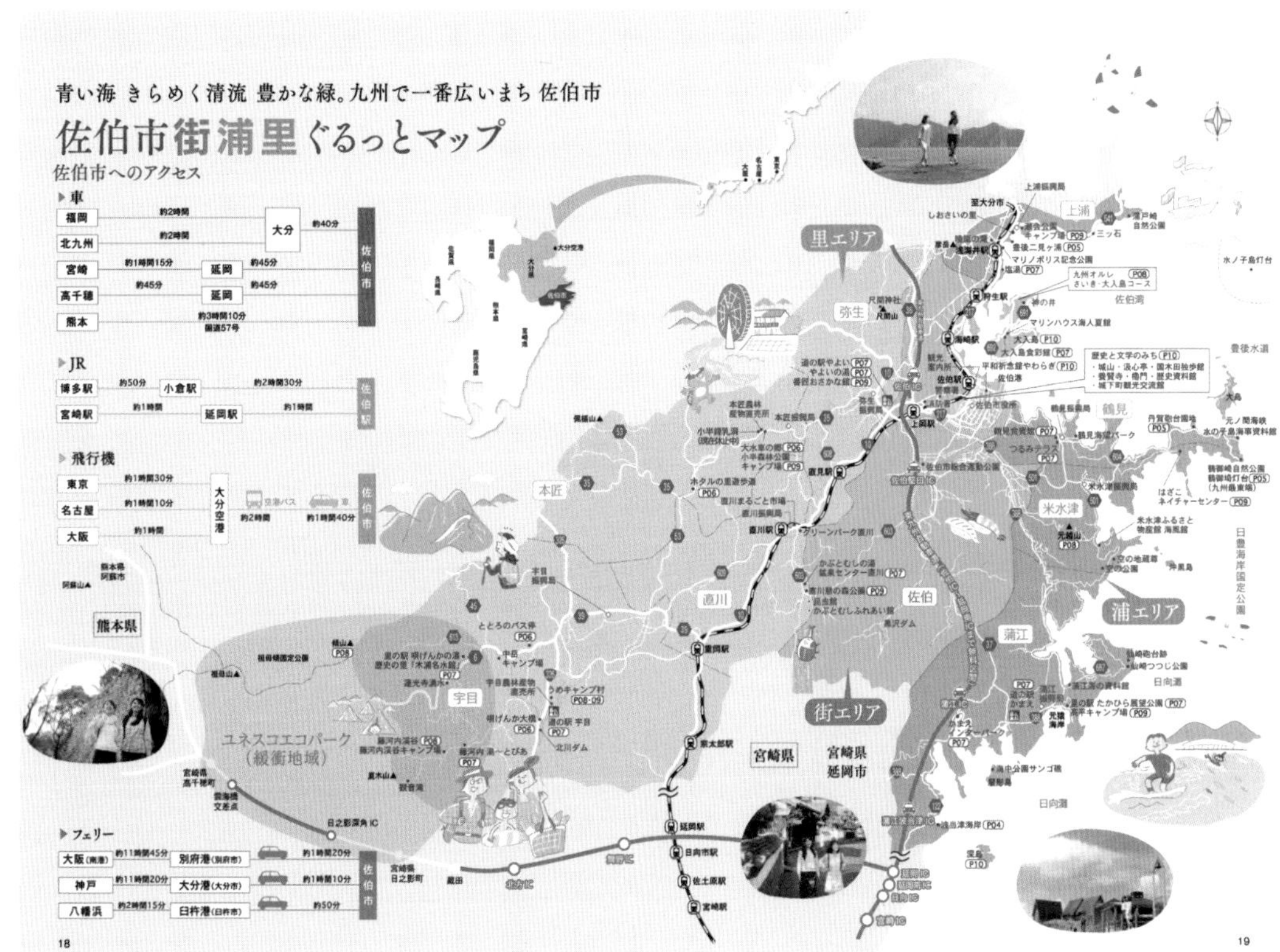

佐伯市は大分県南部に位置し、風光明媚なリアス式海岸は日豊国定公園、山間部はユネスコエコパークに登録されている自然豊かな地です

年度よりこれまでの市有機農業推進計画と連動させ、新たに「食と農のさいきオーガニック推進協議会」を設け、独自のオーガニックビレッジビジョンを模索しながら進んでいます。

そのひとつに、市内小中学校の給食をオーガニック給食にするというプロジェクトが地元JAに地元産有機米、特栽米の出荷、調整、精米などの協力をもらいながら早くも動き出しました。

2021年12月の1週間、市内31の小中学校ではじめて有機米を給食に使用。22年は栽培面積を5ha（前年の5倍）に拡張でき、収穫量も前年の2トンから10トンに拡大。さらに有機野菜の供給も合わせて増やすため、地元農家への有機栽培転換の勧誘と新規就農者（移住者）の募集と農業指導を行っています。

とはいえ、もともと数人の有機農家しかおらず、有機JAS認証取得者も2人という状態からのスタートでした。行政サイドも有機農業普及は初めてなので、技術的ノウハウもなく、計画立案・進行もまったくの手探りで、現在も一つ一つ実験する感覚で慎重に進めています。

たとえば、慣行農家に有機栽培への転換を一人ひとり訪ねて頼みに行くと、興味はあるものの、ベテランゆえに年齢も高く、慣行に比べて有機栽培の作業量の多さ、技術習得の不安と経済的な不安定さが重なり、ことごとく断られました。

しかし、前述の有機市民農園が開設して3年間、利用者が38区画定員の60％程度だったのが4年目にして満員となり、その後も申し込みが増えています。これは明らかに市民に有機農業、有機野菜やオーガニックライフの魅力の一端が伝わっている証といえそうです。

これは市民（消費者）がオーガニックを欲している声であり、大きな力となって行政の背中を押し、そしてオーガニック給食実現への動きが活性化したのです。

オーガニック給食は地元の行政、生産者、農林水産業、学校、企業団体、市民の協力体制で、誰が言うでもなく、「子供たちのために」というピュアな思いで始まっています。誰もが分かり、理解しやすく、参同、参加できるテーマなのです。

このことだけですべては語れませんが、佐伯市のこうした変化は他の市町村でもさまざまな形で起きはじめているようです。

コロナ禍の巣ごもり生活で消費者の食の安全・安心・健康意識が食材選びや食べ方への関心度を高めたのは確かです。その象徴と言えるのが

有機JAS認証農家
渡辺英征 氏

有機栽培にて蓮根を栽培する地域おこし協力隊
毛利恵美 氏

志縁やの柴田真佑氏と野草塾のうんのちえこ氏の「さいきオーガニックフェスタ」での食にまつわる対談風景

イベントでの有機野菜の販売風景

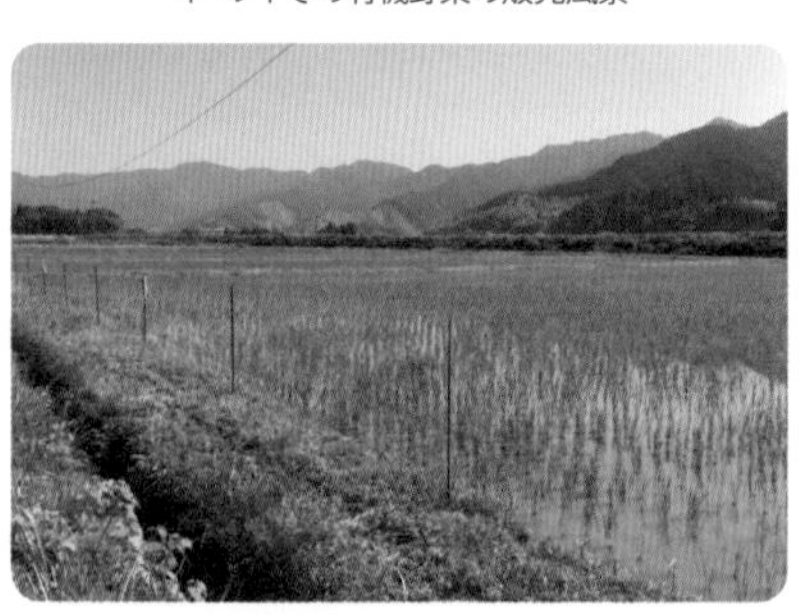

学校給食用に有機栽培で育てられる佐伯市の水田

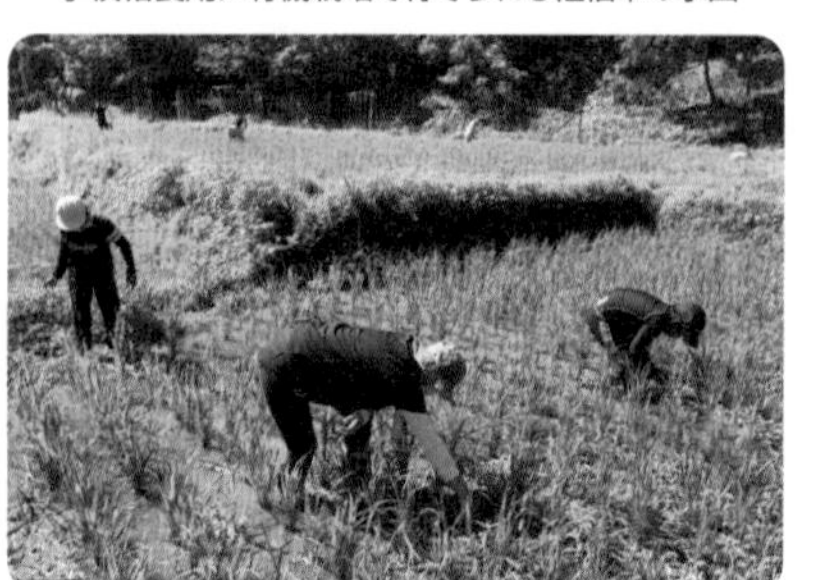

水田に生える雑草はすべて手作業で取り除きます

卒業を迎える高校3年生を対象にした食育活動
「巣立つ君たちへの自炊塾」

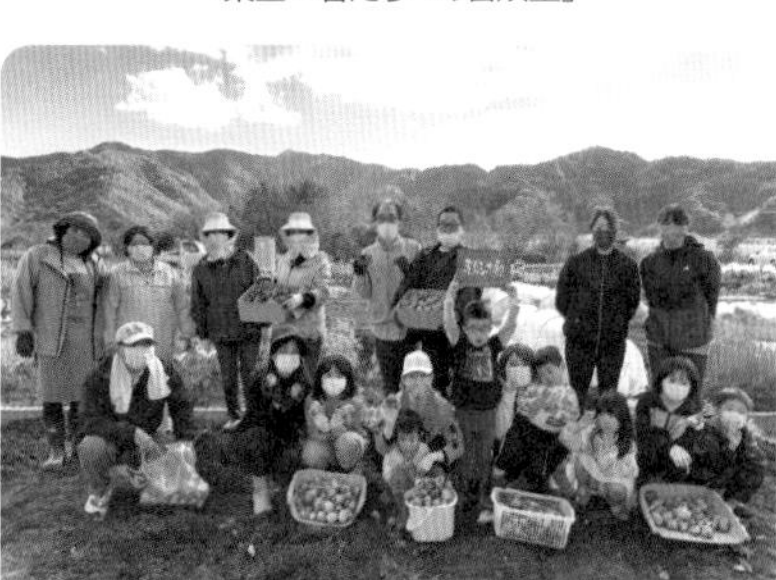
市民ふれあい農園での
収穫祭

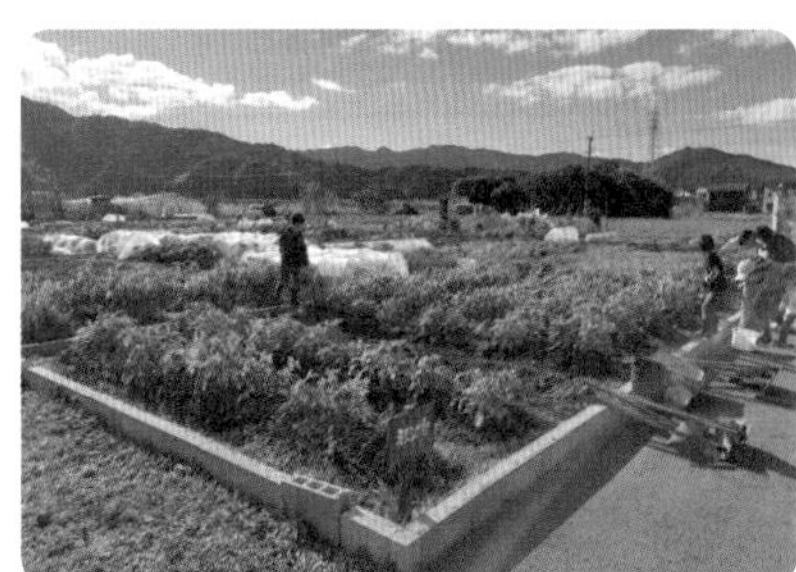
有機栽培に特化した市民ふれあい農園（1区画45m2）

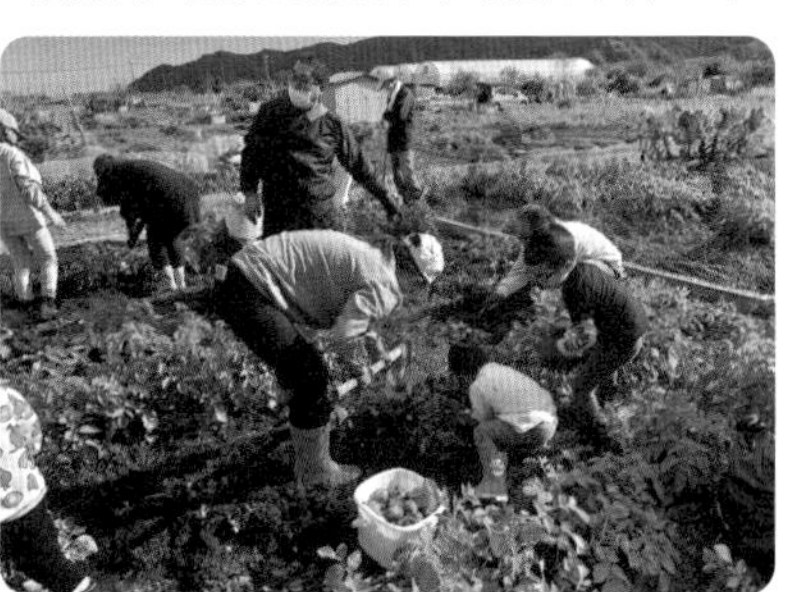
親子での楽しい収穫作業

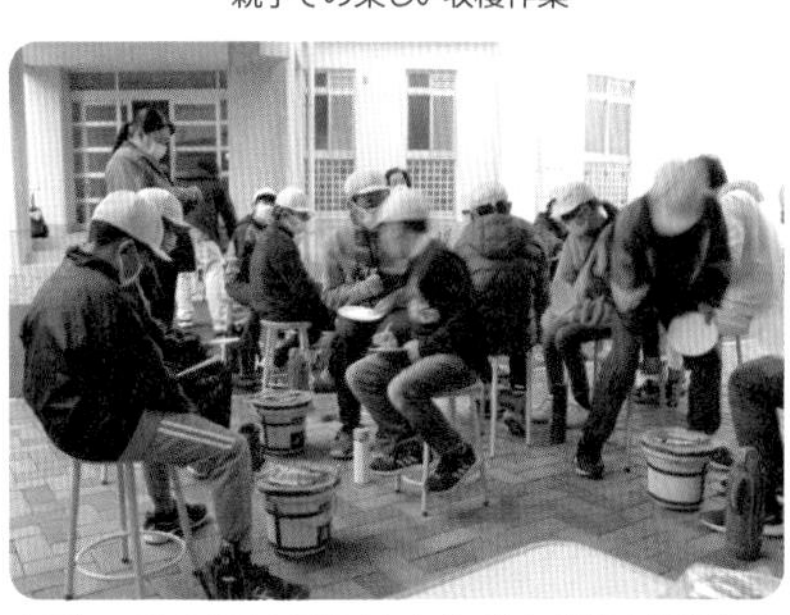
水産加工品の普及を目的とした「干物七輪焼き体験教室」

オーガニック給食普及活動です。市町村単位で温度差はあるものの「みどりの食料システム戦略」の法制化もあり2022年にスピードアップしました。先進的といわれる吉賀町（島根県）、豊岡市（兵庫県）、いすみ市（千葉県）などをはじめ123市町村（令和2年現在）が実現に向けて活動しています。佐伯市もそのひとつとして独自のスタイルで挑んでいます。

新しい実験

これまで多彩な食育活動で情報発信をしてきた佐伯市には、その分以上に多くの情報が入ってもきます。その中から子どもたちが自分たちの給食メニューをつくるという試みの話が立ち上がり、新しい挑戦を企てました。

佐伯市役所、佐伯市教育委員会、米水津（よのうず）小学校、地元の波平食堂が全国2700ヵ所以上の社員食堂、病院・介護施設、保育園、学校などで厨房業務を受託運営しているLEOC（レオック）株式会社（本社・東京 URL：leoc.j.com）と共同して「KIRA KIRA食育授業」プロジェクトを計画し、2023年4月からスタートしました。

米水津小学校の5・6年生18人を対象に、4月から10月までに6回の食の専門家による食育出張授業を行いながら、11月に小学生たちに地元の食材を使った給食メニューを提案してもらい、市内の「さいき城山桜ホール（予定）」で発表しました。その後、地元の学校給食と食堂のメニュー、そしてLEOCの大分県内での給食メニュー導入の可能性も含めて提供される予定です。

地元の食材を使う地産地消を一歩進めて、自分たちが食べたいメニューまで開発し、それをみんなに提供しようという楽しいチャレンジです。

このチャレンジには子どもと大人たちに5つの楽しみがあります。

1 地元のことを「知る」楽しみ

2 食べものをつくっている生産者、加工製造者に「会う」楽しみ

3 自然（田畑、海、食材）に「ふれる」楽しみ―収穫体験など―

4 自分たちでメニューを「作る」、「食べる」楽しみ

5 子どもたちを「応援する」楽しみ

食育とオーガニックをキーワードに子どもたちにプレイヤーとしてデビューしてもらい、地元のことを考えるきっかけになってほしいという願いを地域と企業が一緒になって伝える試みです。

食育&オーガニック取材ノート③

オーガニック給食運動の原動力となる
お母さんたちのネットワーク

お母さんの声は子どもの声だ！

未来をになう子どもたち。その子どもたちの今が未来を作っています。
食を中心に見ると、心と身体の健康は今養うことがとくに大切です。
そして、そのためにオーガニック給食の実現が急がれています。
これは食の安心・安全を子どもたちに提供する
大人の責任であり、なにより子どもたちの声です。その代弁者として
お母さんたちが立ち上がり、2019年にママ♡エンジェルスが誕生。
社会を動かす力となっています。
その原動力のさまざまな声を紹介します。

ママ♡エンジェルスについて

家事をしたり、子ども達のお世話をしたり、家の事務作業をしたり、仕事にも出たりと、お母さんは社会・家庭のなかでとても大きな役割を持っています。一方で家庭にまで影響する様々な社会的な政策やルールは行政や議会、企業の人達の意見で決められることがほとんどで、お母さんの思いや意見ってどこまで取り入れられているのでしょうか。そこができたら、"お母さん達は嬉しいし、もっといい社会づくりにもつながるのでは?"

そんな思いのお母さん達が集まり2019年に立ち上がったのがママ♡エンジェルスです。

消費者団体として、医療・食・子ども・教育など様々な"お母さんたちの気になること"をテーマとして取り上げて、チームを作り、それらについて学びを深め、政策やルールをつくっている様々な立場の方々と"対話"を通して、思い・提案を実現していくことを目指し活動しています。チームは全国に存在し、現在のチーム数は383、計3753名（2023・1・15現在）がメンバーとして登録しています。参加に条件はありません。お母さんが割合的に多いものの、男性もおりますし、おじいちゃんおばあちゃん世代の方々もいらっしゃいます。

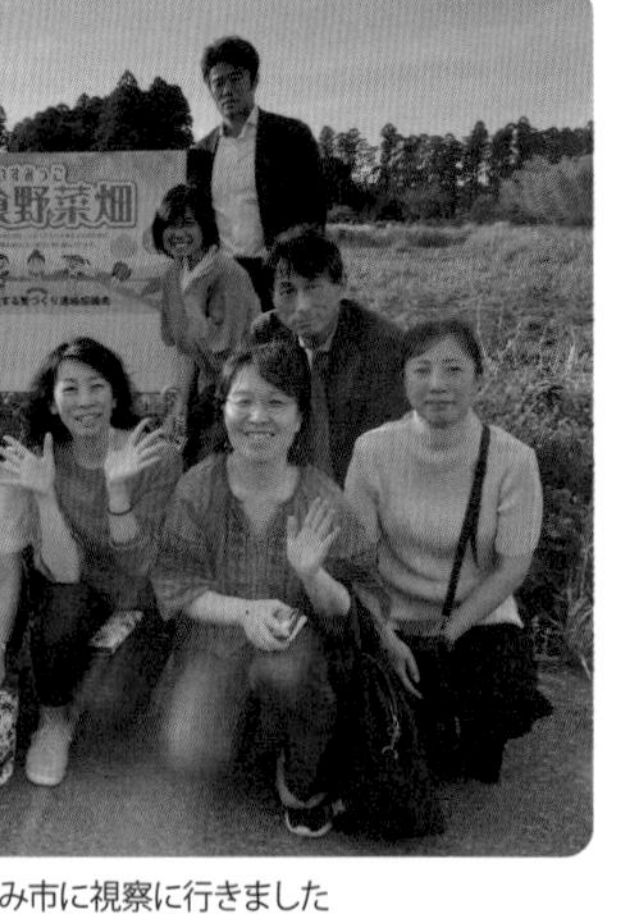

千葉県いすみ市に視察に行きました

ママ♡エンジェルスの特徴のひとつとして、全国的に同じテーマを扱う場合は審議会を設立します。お母さん達は思いや意見はあっても、専門家ではないので、審議会において、そのテーマに熟知している専門家（大学教授・農業関係者・栄養教論・管理栄養士・医師・看護師・法律家・教師・行政担当者等）により構成された専門調査会を結成し、さまざまな角度からの意見を反映した「答申」を作成します。

答申は一般の方にはなじみがないワードですが、これは例えば市長さんなどが、ある分野に関して決定や方針を決めていくプロセスにおいて、専門的な知見が必要となる際に、その分野に詳しい方々に質問して、正式な文章で回答としてでてくるものが「答申」です。

ママ♡エンジェルスはこれを先に作った上で、行政の担当者とお話をしていくのです。単なる要望書よりも、専門家達の意見が含まれているものを予め用意していくのです。ま

たママさんがこれまで得てきた情報や、答申を使って、行政担当者や議員達との勉強会も実施しています。

これまでにママ♡エンジェルスでは、コロナワクチン専門調査会、オーガニック給食審議会、マスク着用審議会、クリエイティブ教育審議会等が立ち上がりました。すでに答申を利用して省庁や行政とも話し合いを行い、お母さんたちの要望や提案が法律・省令・県庁のガイドラインなどに採用されています。

地元の行政にも答申をお渡ししている様子や、お母さん達による記者会見もＮＨＫ始め年間40回程報道番組にも取り上げていただきました。もしかしたら読者の方が何気なく見ていたニュースにも登場していたかもしれません。

オーガニック給食の審議会は立ち上がって1年半ですが、すでに全国に46チームが活動しています。「みどりの食料システム法」成立にあたって農林水産省や文部科学省に答申をお持ちし意見交換をさせていただき、国会議員さんからも法律の中に学校給食への有機食材導入に関して入れてもらえるよう質問していただき、国から給食の予算などを獲得することができました。要望してきた事で法律に「消費者」の項目が入ったことは大変嬉しく思っています。

行政担当者とのお話もそうですが、オーガニック給食は、農業にもつながってきますので、地産地消も含め農家さん達と繋がったり、子ども達と一緒に畑をやり始めたりといったお母さんもいます。また、ママさんがこれまで積み上げてきた情報もたくさんありますので、私たちが「議員レク」と呼ぶ行政担当者や議員達への政策説明会も実施しています。２０２１年からは国が持続可能な農業への転換としてみどりの食料システム戦略を打ち出し２０２２年４月には「みどりの食料システム法」が成立したこともあり、有機農地を増やしていく上でオーガニック給食というところに注目をしている行政担当者や議員に情報をシェアしたりしています。

オンライン会議ですので、これも全国から毎回１００名を超す方々にご参加いただいております。ママ♡エンジェルスの政策説明会がきっかけで、それらの方々との横の繋がりも作っていけたらと思っています。つぎのページで個々にご紹介しているようにお母さん達の活動のきっかけは様々ですが、全国でつながることでいろいろな可能性を秘めている活動ができていると日々感じながら、お母さん達は活動しています。

オーガニック給食審議会事務局より

<連絡先>
ママ♡エンジェルス TEAM2600万
東京都文京区本郷4-1-6
ベルディ本郷7F ノーネス内
mail:info@mama-angels.com
URL:mama-angels.com

事務局:左-寺田さん 右-荘司さん

オーガニック給食の波を起こす声

さまざまな背景から
オーガニック給食推進の動きが
全国市町村で
地元の行政、教育機関、
生産者、企業、市民が連携して
積極的に動き始めています。
この波の原動力は市民であり、
お母さんたちが中心です。
そのお母さんたちの
オーガニック給食活動をはじめた
きっかけと思い、
そして給食と食の
未来ビジョンの声です。

オーガニック給食は夢物語ではない

① 杉本みゆき
北海道札幌市
主婦
50代

私は、20代後半に友人の大きな病気がきっかけで健康について考えるようになりました。昔に比べ野菜の栄養価が非常に下がっていること、農薬や添加物などを意識することが増え、子どもが生まれてからはさらに情報を得るようになりました。

食の大切さについては周りの友人と共有することしかしていなかった私は、２０２１年の夏に友人から「オーガニック給食の動きが始まりそう」と聞いた時、正直「そんなこと本当にできる…?」と思いました。でも時代の流れはオーガニック、実現可能な進め方があるなら今やれることをやってみたい！という気持ちになり、まずは給食や有機農業を担当する行政の方、生産者さんなどにお話を伺うことから始めました。

オーガニック給食は食への意識が高い人の夢物語ではなく、これからの地球にとって必須な取り組みのひとつ。良い土壌で作られた安心・安全な食物で体を満たすこと、豊かな自然環境と循環を未来へ残すこと、そして目の前のことだけではなく先を見据え想いを持って行動できる仲間作りが大切であると感じています。

徳島のお母さんたちの自然農畑です

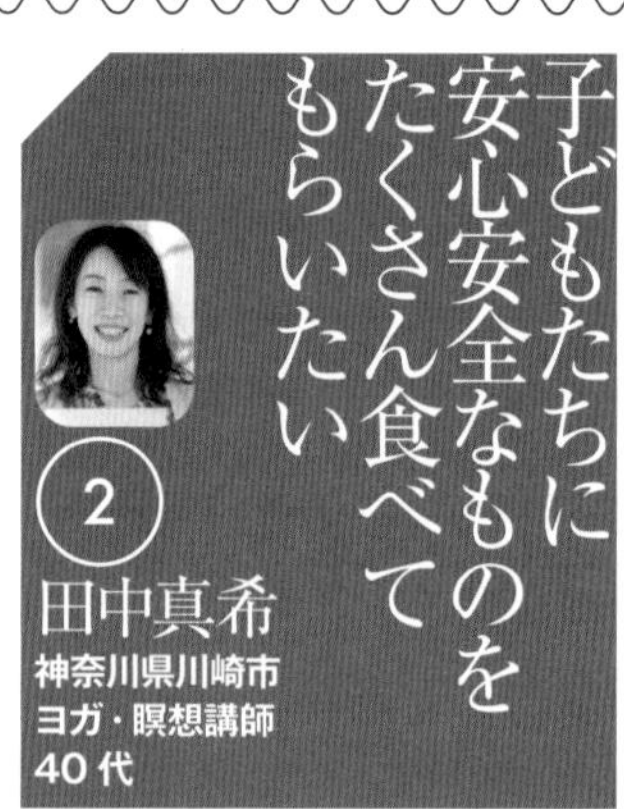

子どもたちに安心安全なものをたくさん食べてもらいたい

② 田中真希
神奈川県川崎市
ヨガ・瞑想講師
40代

子どもも4人が給食のお世話になっており、美味しいと言って食べてきますが、農薬のことや添加物のことを知るうちに食の安心・安全という意味でこのままの給食でいいのだろうかという疑問が生まれ、自分の子どもだけでなく他の子どもたちにも安心・安全なものをたくさん食べてほしいという思いで活動を始めました。

さらに知っていくと食べ物が心身に与える影響や地球環境に与える影響が深刻な課題だと考え、未来を担う子どもたちのために保護者がきちんと情報を知り、知った上で買うものを変えていく、つまり「行動を変える」ことが大切だと強く感じます。

みどりの食料システム法が制定されるプロセスにあたり、農水省の方と何度も対話をさせていただき、制度の中に学校給食にも有機食材を取り入れていただいたおかげで流れが変わってきましたので、市民の声も法律に取り入れていただき本当にありがたいと思います。

さらにそれがスタンダードな世の中になっていくように今度は各地域でそれを導入してほしいとボトムアップの活動をしていきます。

私が住んでいる川崎市も都市部ですが、そのような生産地ではない人口の多い都市部が市だけでなく県単位や近隣の県も含めたオーガニックシティという消費を進めていく地域としてオーガニックを広めていくことでみどりの食料システム法が目指すカーボンニュートラルな世界、有機農地を２０５０年までに25％にするという目標達成に貢献できたらと思っています。

孤軍奮闘しているお母さんへ

③ 遠藤静香
千葉県佐倉市
無職
50代

私は、ただ楽をしたかったのです。もともと食べるのは好きだけれど、調理については苦手ではないけれど好きではなかったのですが、軽いアレルギー体質の子を持ち、気を使わなくてはいけないことが増えました。

そしてがんばってしまい、どんどん毎日の食事の支度が苦痛になっていきました。

そんな日々の中、ふと思ったのですが、こうやって孤軍奮闘しているお母さんは結構いるのでは?だったら一日三食のうち、一食である給食がより身体に優しく安全であれば、楽をできるお母さんが増えるのでは?さらに困窮されている方の大切な一食である給食がよいもので命をつなげられるのでは?わが子の軽い不調や栄養の偏りに気が付かないお母さんにそっと寄り添えるのでは？そう思い活動を始めました。

私の目標はオーガニック給食を食べて成長した子が健やかに育ち、自分の身体と心を自分で守れる知識と経験を持つ人になってくれることです。そのためにオーガニック給食導入だけでなく、食育の教材としても活用できるように活動しています。

ミツバチから塩、発酵文化、そしてママ♡エンジェルス

④ 清水公美子
愛知県名古屋市
主婦
40代

子育て中にミツバチ保護の活動家の方と出会い、地球の未来について考えるようになりました。

私たちの日々の食にミツバチが大きく関わっていることや、ミツバチが絶滅の危機に迫っている現状、そして現状を変えていくために自分たちができることは「できる限り地球にやさしいものを選択して買い物をすること」だと知りました。

自分にできることは活動家の方を応援することだと最初は思っていたのですが、平山秀善さんと出会い、ママ♡エンジェルスの構想を聞いて「主婦の自分でも活動することで未来が変えられるかもしれない」とワクワクし学校給食をテーマに活動をすることになりました。

取り組みたいテーマはいろいろとありますが、一番関心があるのは、人間の身体にとって大切な役割を担っている「お塩」です。昔ながらの自然な製法で作られたお塩を学校給食で使っていただくことや、お料理の味を引き立てる調味料を無添加なものにしていただくことを目指しています。

愛知県は全国でも有数の発酵・醸造文化をもつ土地です。八丁味噌、味醂、醤油、お酢と地域に根付いた伝統の味を未来の子どもたちに繋いでいきたいと思っています。

自然農を先生に学びながら実践しています

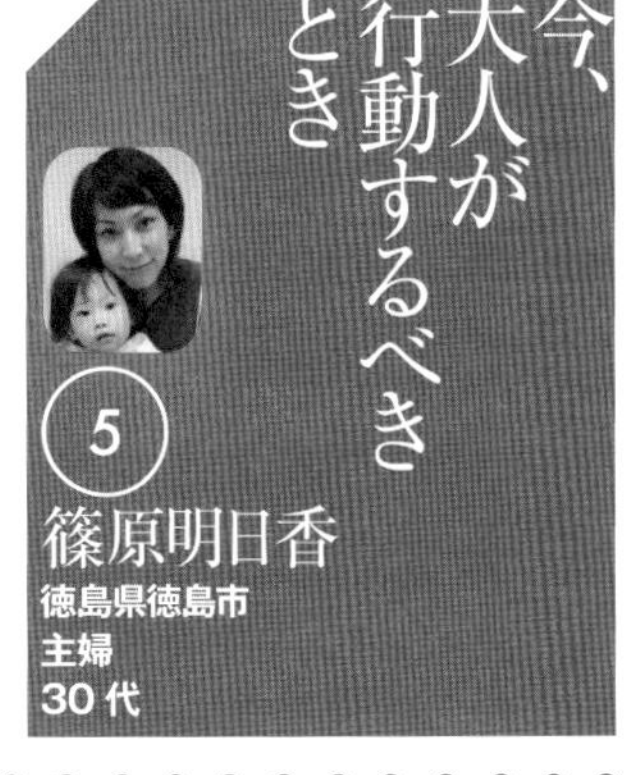

今、大人が行動するべきとき

⑤ 篠原明日香
徳島県徳島市
主婦
30代

「お母さんが守るからね・・・。」大きくなったお腹を撫でながら、我が子に声をかけた日の事を、今でも思い出します。離乳食を始めた頃に参加した食育の勉強会で、日本で一般的に使われている食品添加物や農薬等でも、海外では「健康を害する恐れがある」として、禁止されているものがあると知りました。怖くなった私はすぐに食材や調味料を見直し自分が納得のいく物に変えていきました。そして勉強を進める内に、食事を変えてアレルギーが改善された事例や、オーガニック給食を導入した施設や学校で残食や病欠日数が減少したというデータがある事を知り、積極的に推進活動をするようになりました。『オーガニック・エコフェスタ』を毎年大々的に開催している徳島県小松島市の学校給食では、『栽培期間中・化学農薬、化学肥料不使用』のお米や野菜の導入が始まっています。

オーガニック給食が広まれば子どもの健康維持が期待できるだけでなく、家庭で食の問題や環境の持続可能性を考えるきっかけにもなると思います。子ども達も、そのまた次の子ども達もずっと安心して暮らせるよう、今大人が行動するべきではないでしょうか？

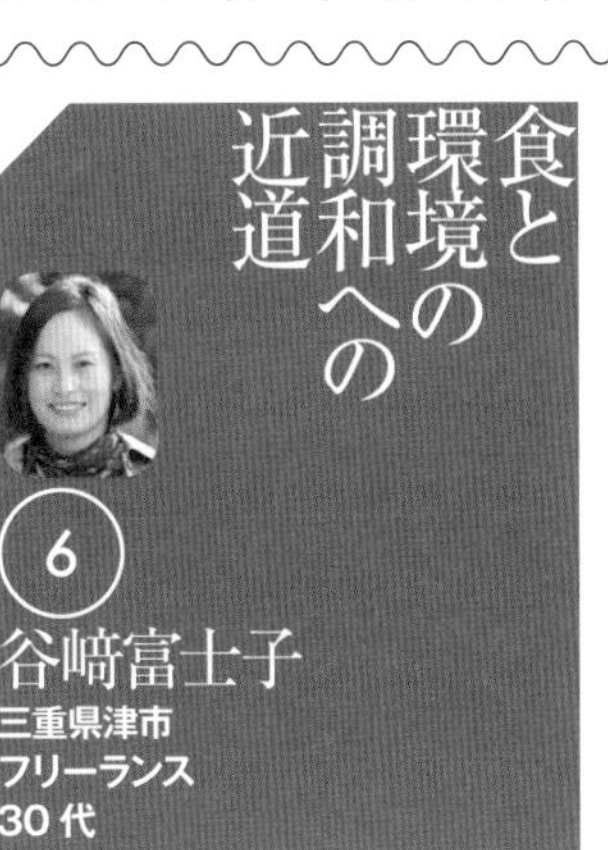

食と環境の調和への近道

⑥ 谷﨑富士子
三重県津市
フリーランス
30代

出産をきっかけに食の安全について関心を持ち、数年前から『学校給食にオーガニックを』という想いで活動を始めました。そして、

全国の同じ志の仲間に出会いました。

『お米を食べるだけで大貢献！』この活動を通して稲作や畑を始めてしまう程、『農』に魅了させられました。

人と人が繋がる買いものこそがオーガニック給食への近道だと思います。また、一人ひとりが『農の心』を持って暮らすことが、オーガニックな食卓への一歩となり、優しい社会を創っていくはずです。わたしはその一員でありたいと思います。

和合していく姿にワクワクする

⑦ 小倉杉絵
三重県松阪市多気町
ヨガ指導師
40代

学校給食を変えたいという思いを持った友人と教育、給食を変えたいと議員を目指した方、この二人を会わせたことから始まります。私は「オーガニック給食」という一つのテーマが、あらゆる立場の人を繋ぎ、お米の一粒一粒が秋には大きな実りとなるように、一人ひとりの命が有機的に活躍しながら、互いを認め合える強い精神と絆を養っていく。「和合」していく日本の姿。そんな社会になるんじゃないかとワクワクしています。

すべての学校給食をオーガニックに変えたなら

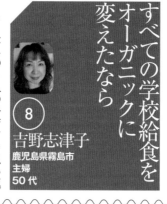

⑧ 吉野志津子
鹿児島県霧島市
主婦
50代

わたしの4人の子育てを思い返すと特に息子たちは食べることが大好きで学校給食は楽しみのひとつでした。わたしは鹿児島で子育てをしましたが鹿児島での学校給食で思い出すのは鹿児島出身ではないわたしが食べさせることの出来ない奄美の鶏飯などの郷土料理がメニューに有ったことです。

最近いろいろお聞きしましたところ鹿児島での学校給食は食材に恵まれていることもあり案外地産地消で食べさせて頂いていたようです。子育て中は食の安心安全に関しては「なんとなく気にしている」程度の認識しかありませんでしたがママ♡エンジェルスの活動をすることでわたしはより食の安全性の重要性に気づきました。聞くところによるとお隣の韓国では学校給食はすべてオーガニックでありしかも無償だそう。この認識の違いは何なのか？

日本と韓国の相違にも驚きを隠せませんでした。

近年の日本の食品における食品添加物使用の実情、生産過程における抗生物質、ホルモン剤、農薬、化学肥料などの使用の実態世界ではもはや使われなくなった添加物などが日本で大量に消費されている現実を知り安心で安全な食べ物を探すことが困難でさえある日本の食の現実に愕然といたしました。

わたしたちの身体は食べたモノで出来ているとはよく言われておりますが身近にあるファストフード、インスタント食品、加工食品など自然から遠い食べ物を食べているからわたしたちは病気を引き起こしているのかも知れないと思えてなりません。

日本は今とても危機に瀕してます。そしてこの現状を創出してしまったことの責任は大人であるわたしたちにあると深く反省しています。ですからわたしたち大人の責任に於いて今から食の安全保障は守りたいところです。

もしもすべての学校給食をオーガニックに変えることができたなら子どもたちの健やかな成長と発達に貢献することができ農業者、生産者さんの身体と経済の健全さも促進され汚染された大地を甦らせることになり、おのずと大地から流れ出す水は清らかになります。

わたしのような世間知らずな素人でもこれだけの社会への好循環を想像することができます。もっと知恵があり知性のある方々ならどのような利点を想像されますでしょうか？ 是非とも日本中が繋がって膝をつきあわせ知恵を出し話し合いましょう。

日本の子どもたちのために地球の未来のためにわたしも、共に歩ませて頂きます。どうぞよろしくお願いいたします。

気がついたらオーガニック、
当たりまえにオーガニックの
世の中をめざしています。

"オーガニックの水先案内人"の
ニュース配信サイト
https//:www.so-la.org

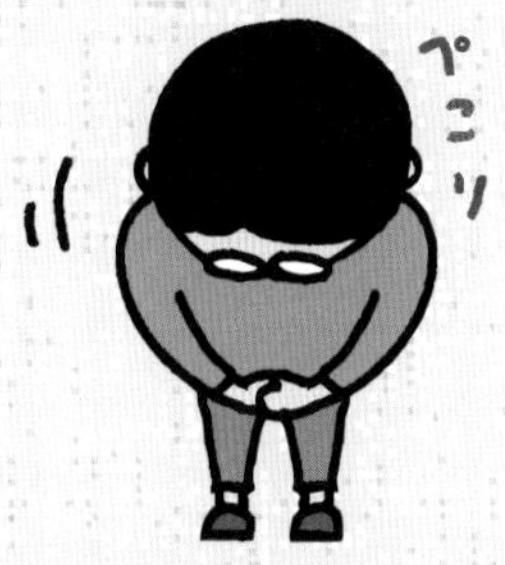

よろしくお願いします。

SOLA（ソーラ）は
食育&オーガニックのはなしを
伝えます。

一般社団法人 食育&オーガニックライフ協会
［SOLA］

食育のパイオニア企業が綴った物語

東京ガスの食の取り組み

あなたとずっと、今日よりもっと。

TOKYO GAS

東京ガス株式会社
カスタマー＆ビジネスソリューションカンパニー
エネルギー公共グループ食情報センター

食育は2005年の食育基本法の施行から18年、世代を超えて浸透し、全国津々浦々、草の根的活動として今も広がり続けています。

その内容は、食を取り巻く世界について、食卓から地球環境を見据える視点を持ち、現在のSDGsに共通するような様々な課題の提唱、解決を図るものとなっています。食育は、今では食の世界のみならず、社会全体における重要な活動であることを物語っているでしょう。

そこで、日本の食育活動をになう様々なプレイヤー、行政や教育機関などの中から、いち早く活動をはじめ、確かな軌跡を作り続けている、ある企業の存在に注目しました。

30年の軌跡とこれからの食育ビジョン

『東京ガスでは明治時代から家庭の台所にエネルギーをお届けし、大正2年からは料理教室をスタートさせるなど、日本の「食」と深く関わってきました。1992年には子ども料理教室「キッズ イン ザ キッチン」を開始し、以来30年以上にわたり食育活動に取り組んでいます。さらに、1995年には「エコ・クッキング」を提唱し、食生活からはじめる環境活動を推進しています。

21世紀に入り、食と環境を取り巻く問題はますます深刻化しています。食は私たちの命の源であり、その一方で地球環境問題と深く結びついています。健やかで豊かな食生活を維持していくために健全な地球環境を守り続けなければなりません。東京ガスでは、これまで培ってきたノウハウや知見をもとに、環境の視点を取り入れた食育に取り組んでいます』（HPより引用）

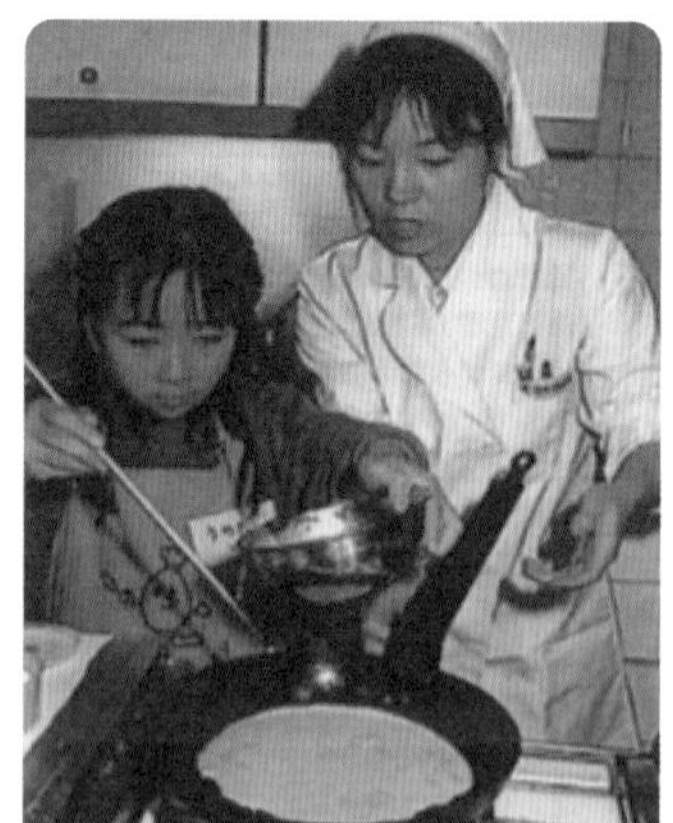

1992年頃の料理教室の様子

多様な世代の未来をつむぐ食の取り組みをめざして

東京ガスが料理教室を開始した歴史は古く、大正時代まで遡ります。教室を開始した初期の頃は、普及し始めたガス調理機器の使い方のご案内を目的として、調理を『体験』いただくことを主軸としていました。その後、時代が平成に変わってからは、お子さまを対象とした料理教室も新たに始め、調理技術や栄養バランス、食事マナー、環境に優しい「エコ・クッキング」などの『学習』の要素を取り入れた教室へと進化しました。令和の時代に入ってからは、人生100年時代における健康やSDGs、次世代教育に必要な論理的思考を育む調理などをテーマとした教室を企画するなど、時代に即した『社会課題解決』に貢献する食の取り組みを推進しています。また、ご家庭で親子が一緒に料理を楽しめる書籍や、様々な食育支援ツールの拡充にも取り組んでまいりました。こうした当社の食の取り組みは、社内だけに留まらず、外部団体や有識者の方々ともネットワークを構築し、幅広い層に向けた食育活動を展開しております。外部連携等により得られた最新の知見は、広く世の中に発信するべく、年に1回程度食育シンポジウムも開催しております。（東京ガス株式会社 食情報センター清田所長）

食育活動の守備範囲はとても広いのですが、東京ガスの30年の歩みを時系列に辿ると、テーマが重層的に交差していることがわかり、活動の全体像を把握することは、これからの食育ビジョンの指針となるでしょう。

東京ガス株式会社食情報センター所長
清田修氏

東京ガスの食の取り組み

時代に応じた食の取り組みの変遷

私たちの暮らしに身近な調理を軸とした食育活動を開始してから、現在に至るまで時代の流れに即した食育を推進。

1913

東京ガス料理教室開講
ガス調理機器の使い方をご案内することを目的にした「体験型」の料理教室を開講

子どもの「食の自立」と「五感の育成」を柱にした食育活動を開始

1992

キッズインザキッチン子ども料理教室開始

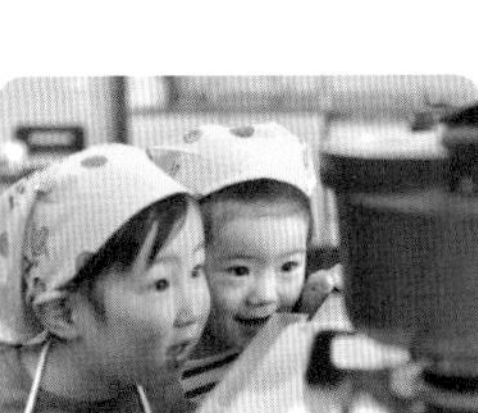
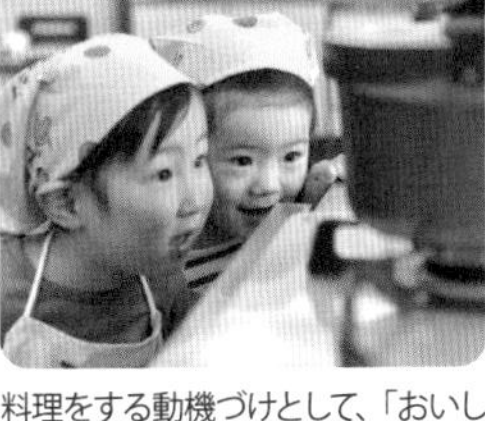

料理をする動機づけとして、「おいしいものをおいしいと感じる感性を育てる」ことに着目

1995

エコ・クッキング開始

毎日の生活の中で環境のことを考えながら食材の選択・調理・食事・片付けをすることを推奨

食育補助教材・食育支援ツール例

ご家庭で親子が一緒に料理を楽しめる書籍やエコ・クッキング実践レシピ本などを作成。

2003

補助教材・テキスト『ミスターGシェフとお料理しようよ！』作成

小学校での調理実習用補助教材を作成

2007

補助教材・紙芝居『たのしく学ぼう「食クイズ」』作成

給食時間など家庭科の授業以外でも使えるツールを提供

外部連携例

東京ガスの食の取り組みは外部団体や有識者の方々ともネットワークを構築し、幅広い層に向けた食育活動を展開。

2006

エコ・クッキング推進委員会
エコ・クッキングの普及拡大と定着を目的とし、大学・NPO・日本ガス協会・東京ガス株式会社らで構成

2007

ウィズガス　親子クッキングコンテスト
2007年より全国の都市ガス事業者とともに、全国親子クッキングコンテストの活動を展開

2007

MOMAJ（フランス農事功労章協会）連携

シンポジウム発信実績

得られた最新の知見は広く世の中に発信するべく、年に1回程度、食育シンポジウムを開催。

2008

「子どもの五感の育成を目指して」

2010

「食を通じて生きる力を育む」
田中健一郎氏（帝国ホテル総料理長・当時）、服部幸應氏（服部学園理事長）らが調理や農業など食体験の大切さについて講演。

2011

「子どもたちの五感を育む日本版味覚教育の実践」
藤野真紀子氏（料理研究家）らが日本の食文化に合った味覚教育の必要性について講演。

2004

味覚を切り口にした新プログラムを展開

クイズと調理実習を合わせたキッズ イン ザ キッチン味覚コースを開始

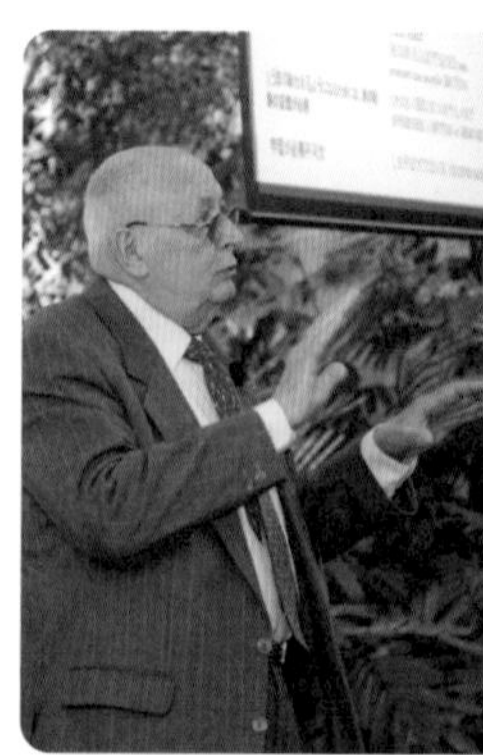

フランスの味覚教育の第一人者である故ジャック・ピュイゼ博士

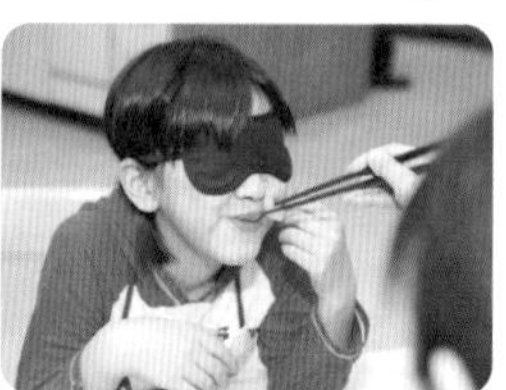

東京ガスの味覚教育は、フランスの味覚教育をベースに構築

2005

食育基本法の制定

環境・エネルギーの要素を取り入れた「環境に配慮した食の自立」を目指す食育活動に発展

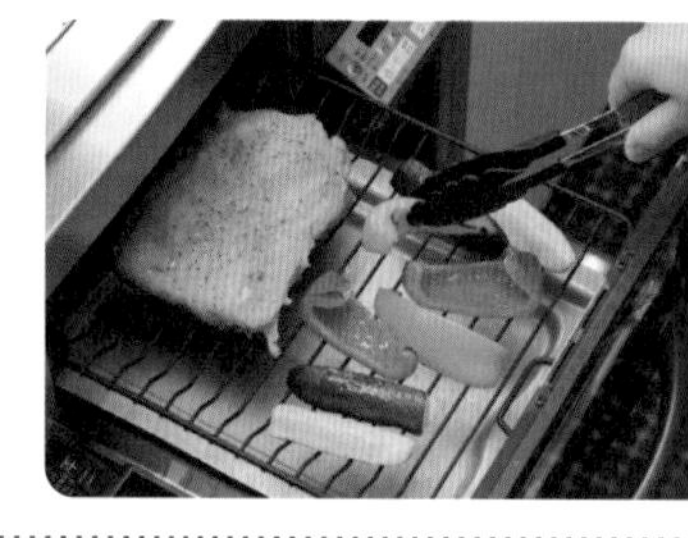

2013

「和食」ユネスコ無形文化遺産登録

2015

SDGs国連総会採択

2008

書籍『今日からはじめる！子どものための食育&エコ・クッキング』出版

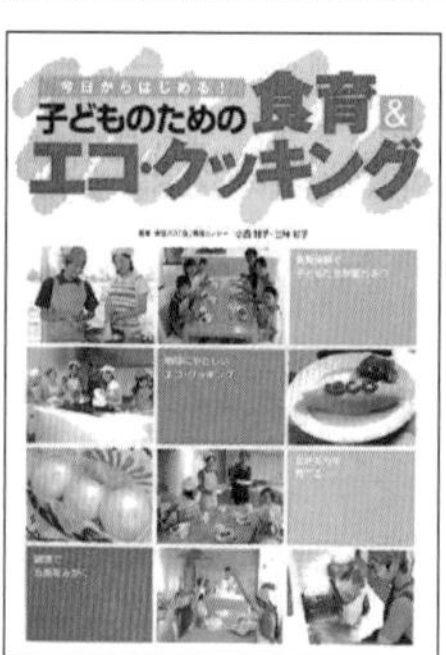

2008

補助教材・テキスト『ミスターGシェフと五感レッスンしようよ！』作成

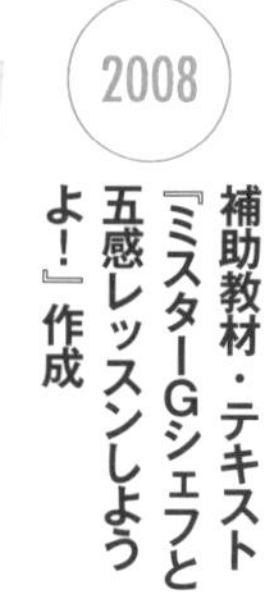

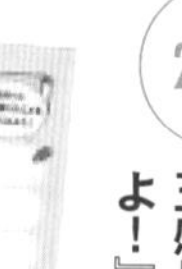

2011

書籍『いっしょに！おうちクッキング』出版

2009

一般財団法人国民公園協会 皇居外苑・エコ・クッキング推進委員会・東京ガス協働プロジェクトを開始

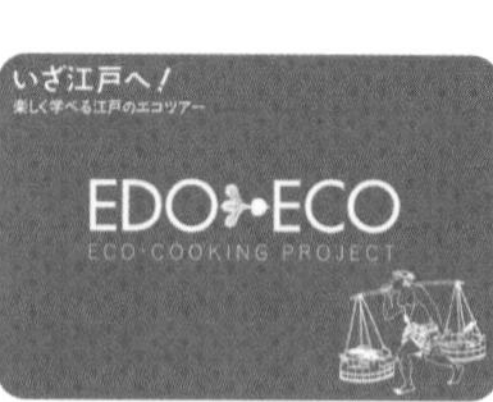

2011

日本版「味覚の一週間」

2011年より、日本版「味覚の一週間」に参画。

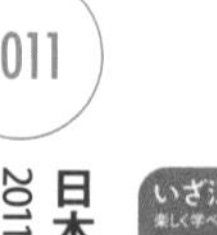

2013

「弁当の日」応援プロジェクト参画

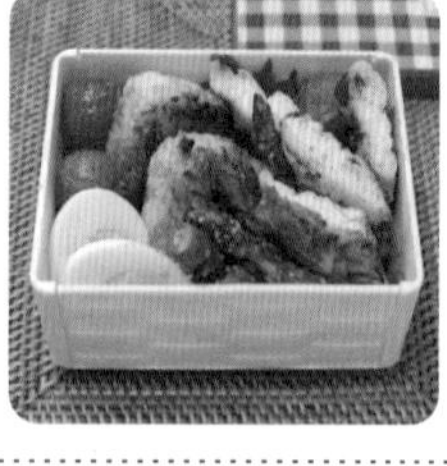

2014

「持続可能な社会と食育」

坂東眞理子氏（昭和女子大学 学長）らが、人間の社会性育成や環境問題解決のための食育の在り方について講演。

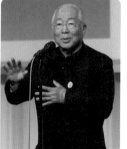

2015

「豊かな地球を、未来につなぐために」

磯村尚徳氏（日仏メディア交流協会会長）らが、食文化や健全な地球を次世代に引き継ぐための食育について講演。

2016

「多様な食育を考える」

足立己幸氏（女子栄養大学名誉教授）らが、それぞれの暮らしや地域に合った共食の多様性について講演。

2017

「これからの時代の食育」

茂木健一郎氏（脳科学者）が、AIと脳科学の視点から食育の効果について基調講演。

2015

エコ・クッキング20周年記念 東京の地産地消をテーマにオープニングイベントを開催

子供から大人・シニアに至るまで、幅広い世代に向けた「多様な世代の未来をつくる」食育活動を推進

2021

SDGs 親子料理教室開催

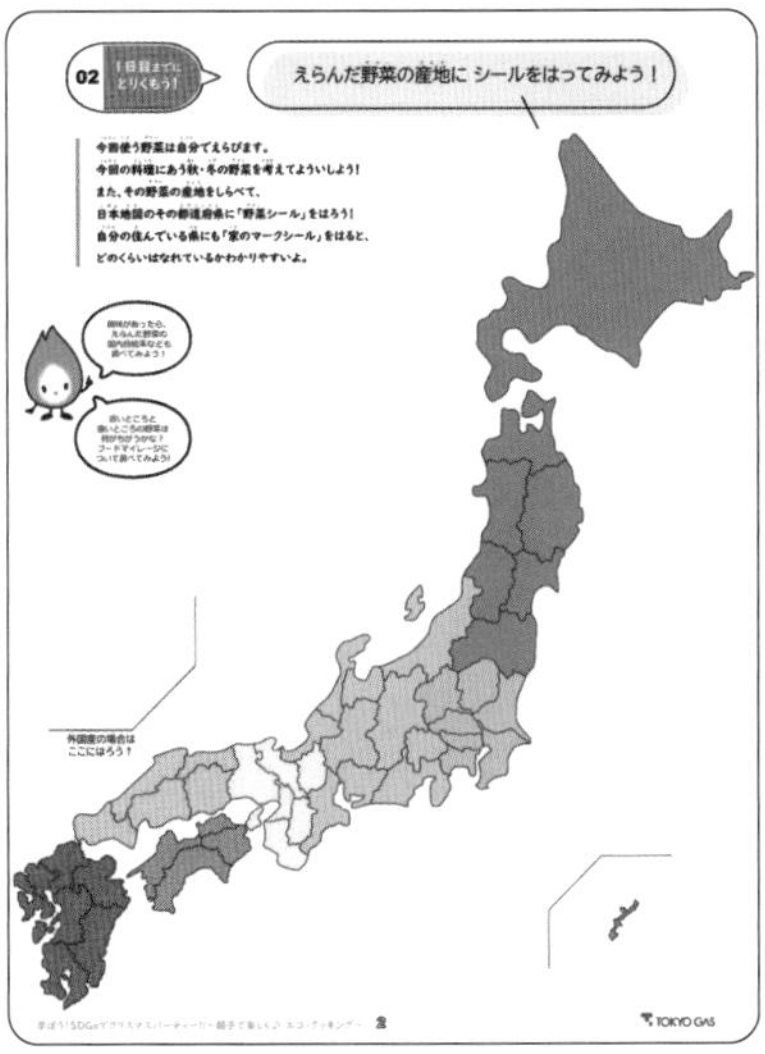

地産地消と旬を学びながら調理を楽しむオンライン教室を開催

2021

調理を通じて論理的思考を育む「キッズ・プログラミングレッスン」開講

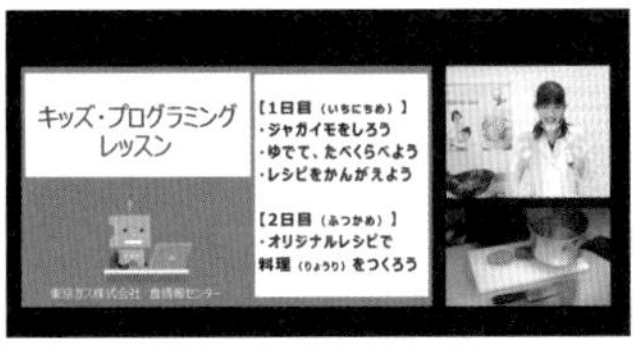

ポテトサラダの調理でプログラミングを学ぶオンライン教室を開催

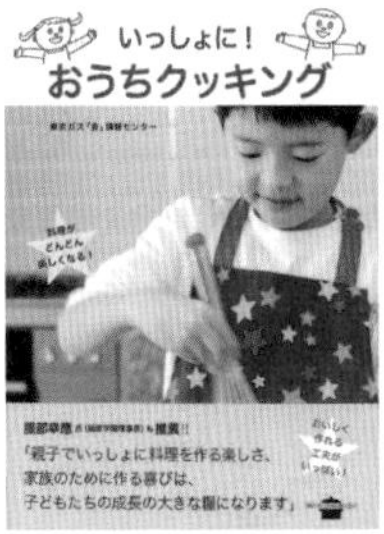

お子さまが保護者と一緒に料理を楽しめる書籍を作成

2014

補助教材・テキスト『食と環境のワークブック』作成

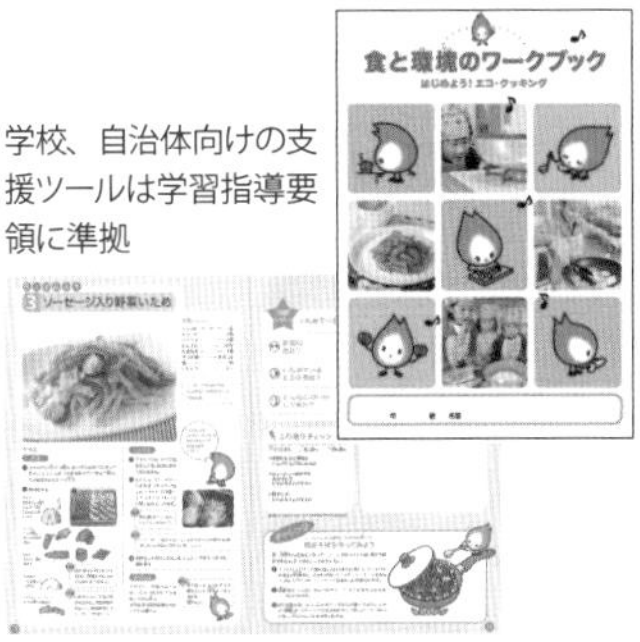

学校、自治体向けの支援ツールは学習指導要領に準拠

2017

補助教材 DVD『デジタル版 食と環境のワークブック』作成

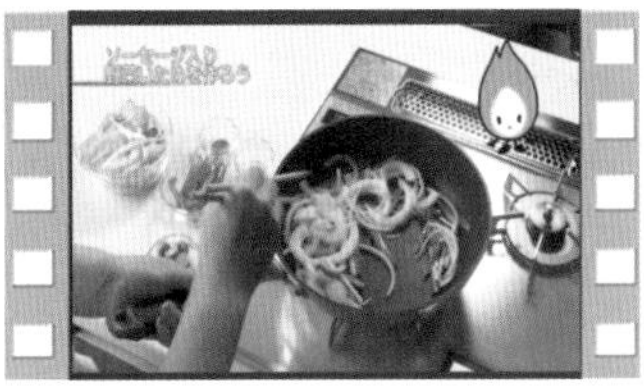

2014

お茶の水女子大との共同研究／毎日小学生新聞「炎の料理人」連載（～2022年3月）

2014

「環境に優しい食育協議会」

2014年に、環境教育の視点を取り入れた食育にご賛同くださる有識者の方々と「環境に優しい食育協議会」を発足。

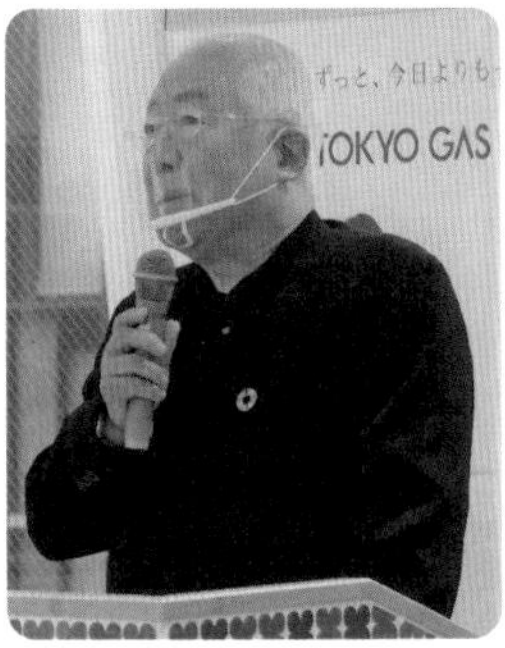

協議会委員長の服部幸應先生をはじめ様々な有識者の方と連携

2019

東京大学との共同研究

「フレイル予防に資する食」についての共同研究開始。

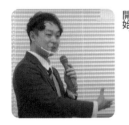

2018

「食育で育まれる力」

齋藤孝氏（明治大学教授）が食を通じて育まれる自信やコミュニケーションについて基調講演。

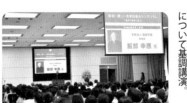

2020

「新しい時代の食育～豊かで幸せな人生のために『食』ができること～」

柳原尚之氏（江戸懐石近茶流嗣家・当時）らと、現代社会のニーズに対して食育ができることについて意見交換。

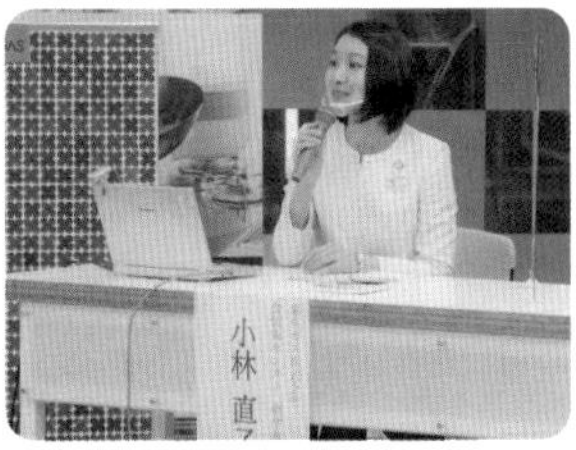

現在推進中の食育

「次世代教育」「健康長寿」「環境問題・SDGs 実現」をキーワードに、社会課題の解決につながる食育に取り組んでいます。

次世代育成

プログラミング イン ザ キッチン

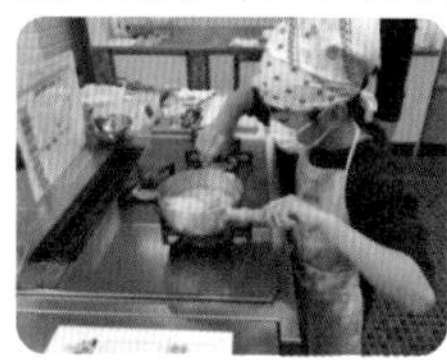

自分で考えた材料で
オリジナルポテトサラダを調理

調理はプログラミングと親和性が高いことから、独自の手法を取り入れたプログラミング的思考の育成につながる料理教室を企画・実践。

健康長寿

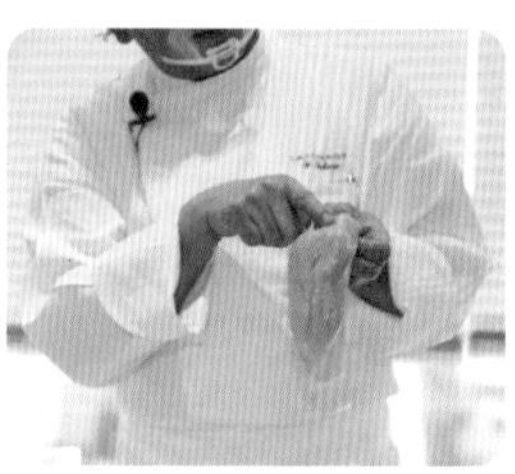

一流シェフがタンパク質の
おいしい取り方を提案

東京大学との共同研究から導き出されたフレイル予防のための食を楽しむ秘訣を、様々なツールやセミナーを通じて発信。

環境問題・SDGs 実現

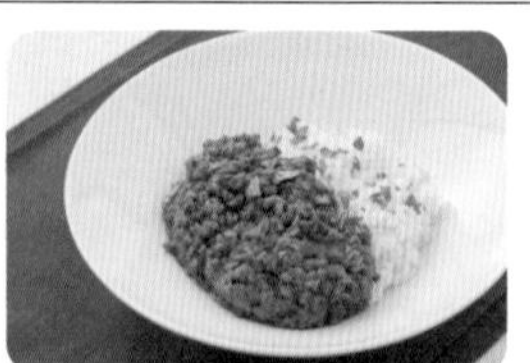

「代替肉から考える食の未来」
セミナーにて実演した代替肉の調理例

「エコ・クッキング」の考え方をベースにした、サステナブルな食生活の実現を目指す親子料理教室などを開催。

学会発表実績

各分野の専門家が集まる学会などでも積極的に、独自の調査から得られた研究成果を発信しています。

学会発表の一例

2011年5月
日本食育学会ポスター発表

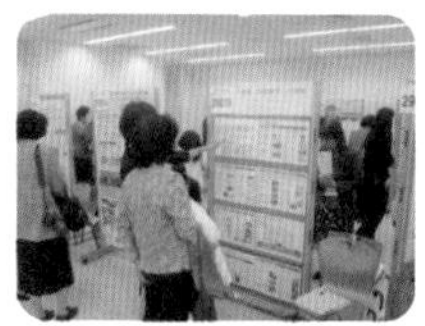

日本版「味覚教育」の実践について発表

2013年5月
日本家政学会ランチョンセミナー

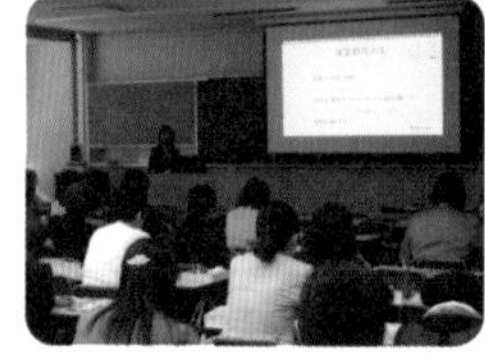

2014年6月
日本調理科学会におけるポスター発表
「種々の野菜調理における余熱の利用」

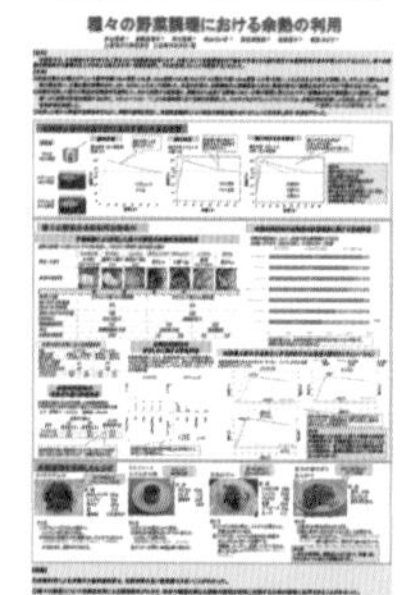

種々の野菜調理における余熱の利用

日常の調理にも応用できる事等を報告

2022年3月
情報処理学会における成果報告
「プログラミング的思考を身につける食」

小学生への食育における
プログラミング的思考を身につける
実践と検証

キッズ・プログラミング
レッスン

【1日目（いちにちめ）】
・ジャガイモをしろう
・ゆでて、たべくらべよう
・レシピをかんがえよう

【2日目（ふつかめ）】
・オリジナルレシピで
料理（りょうり）をつくろう

東京ガス株式会社 食情報センター

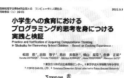

「食」のセミナー

一流シェフの加熱の技を調理科学の視点で分析し、おいしさと加熱の関係を明らかにするセミナーをこれまで 100 回以上開催しました。近年は心身の健康と食についても発信しています。

セミナーの一例

2020年10月開催
ポジティブ・エイジングにおける
食の役割について考えるセミナー
「フレイル予防における
ガストロノミーの役割とは？」

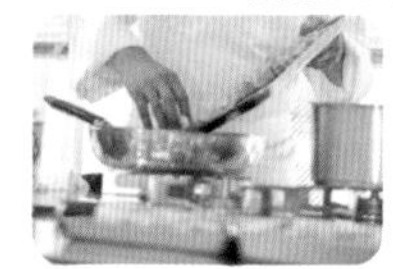

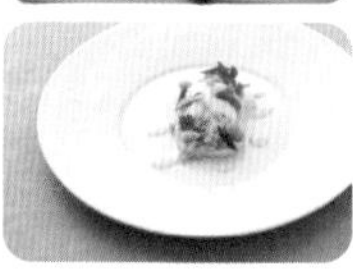

フランス料理をはじめとする特別な一食が、
フレイル予防にどのように貢献できるかを検討

2021年2月開催
ストレスに負けない食事を
精神科医が解説しシェフが実演するセミナー
「心のレジリエンスと食～ストレスに負けない食」

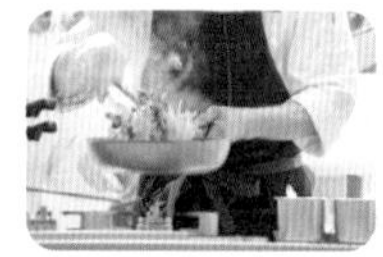

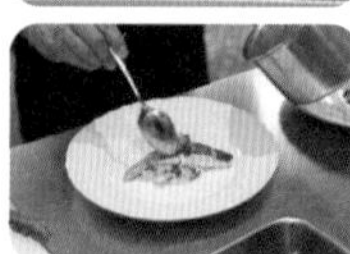

心を健康に保つための食生活の整え方と
心の健康に効果のある食材を使った料理を紹介

2021年5月開催
海の SDGs を考えるセミナー
「海のサステナビリティと食の選択
～サステナブルな魚の食べ方」

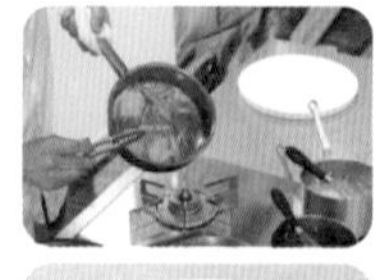

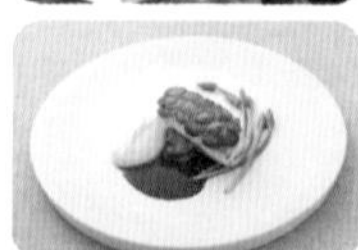

日本の漁業の現状と問題点を共有し、
魚食文化を受け継いでいくためにできることを
考えながら、認証魚のおいしい調理法も紹介

こうした食の取組をきっかけに、地球にやさしい暮らし方を
実践できる方々が増えていくことを願っております。

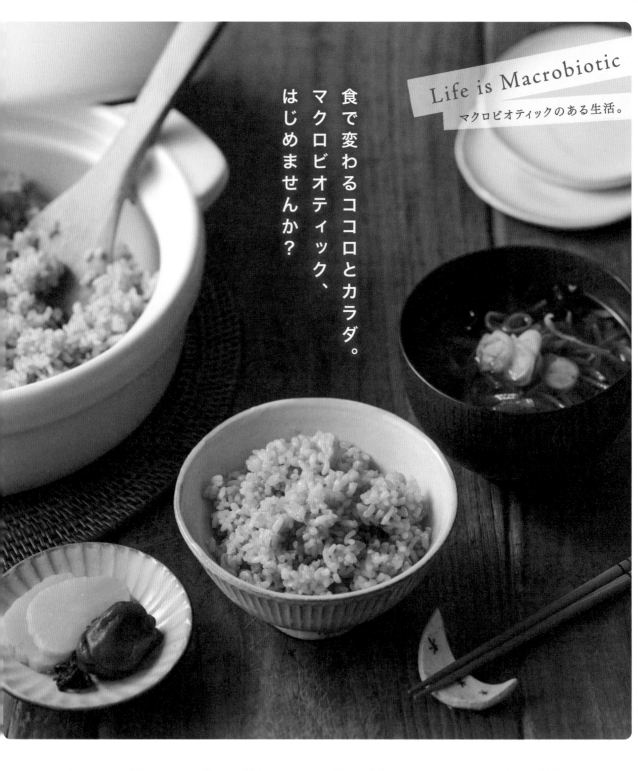

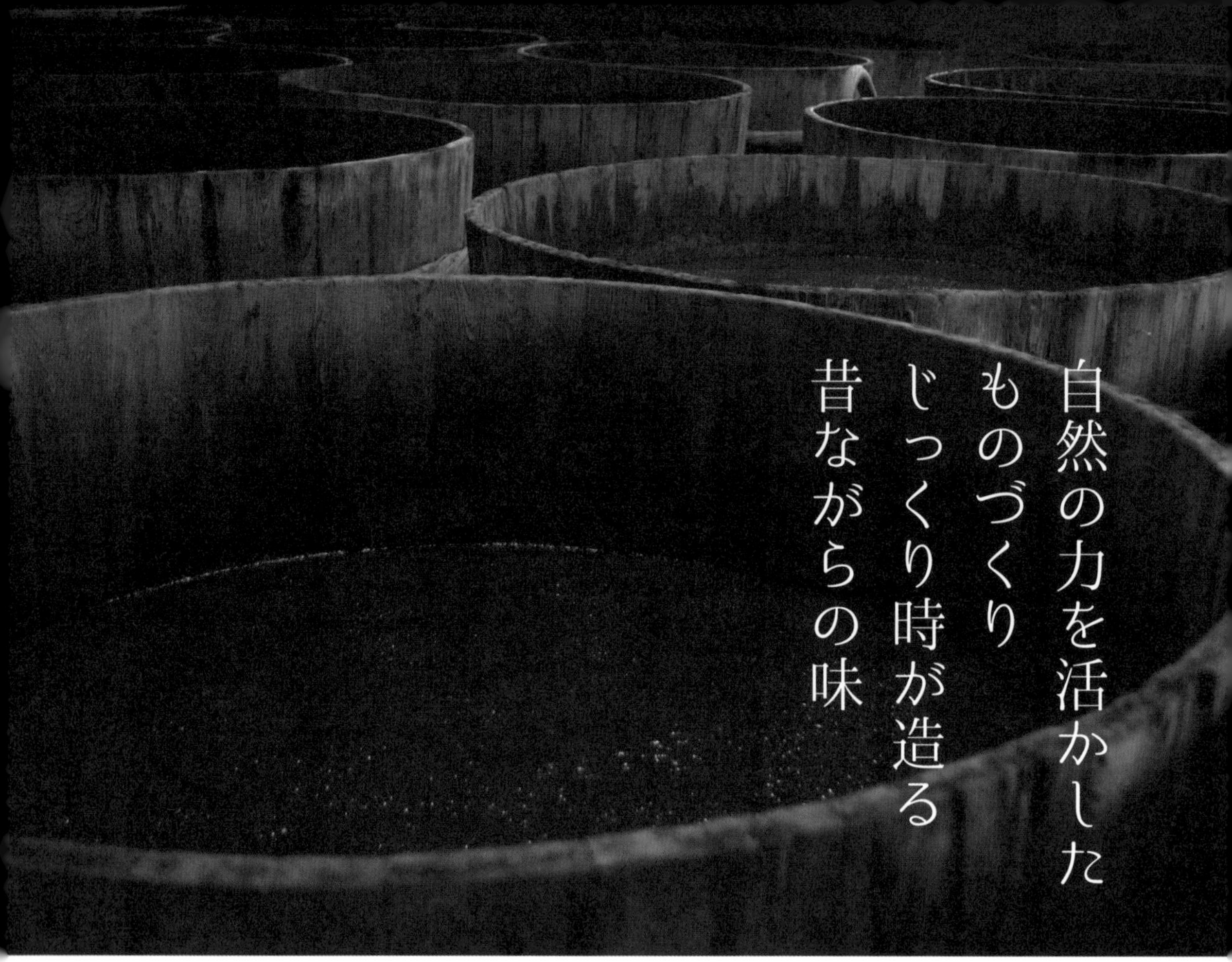

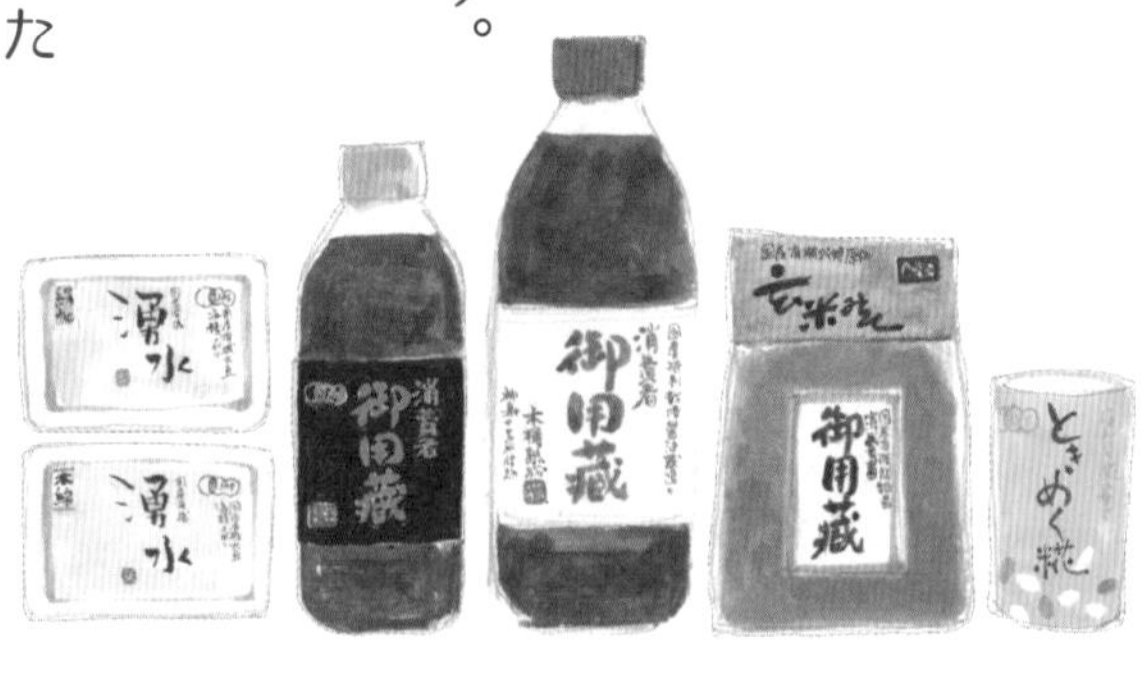

マクロビオティックを学べる教室

食卓から人と地球の健康生活を応援します。

知る understand

・セミナーの開催
・講演会の開催

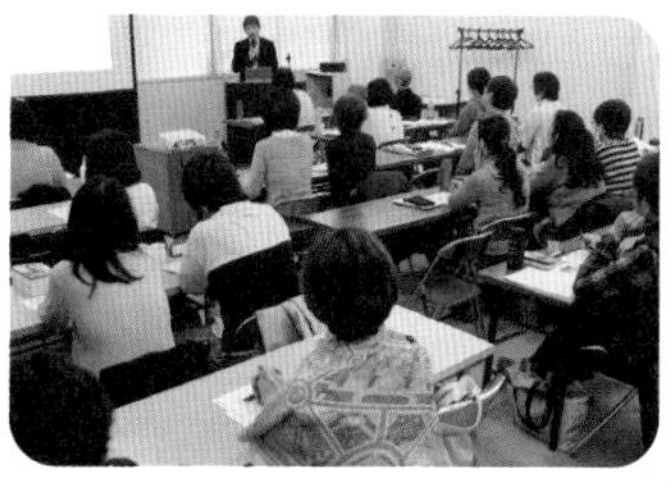

感じる feel

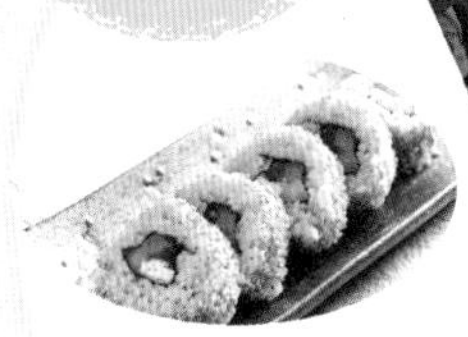

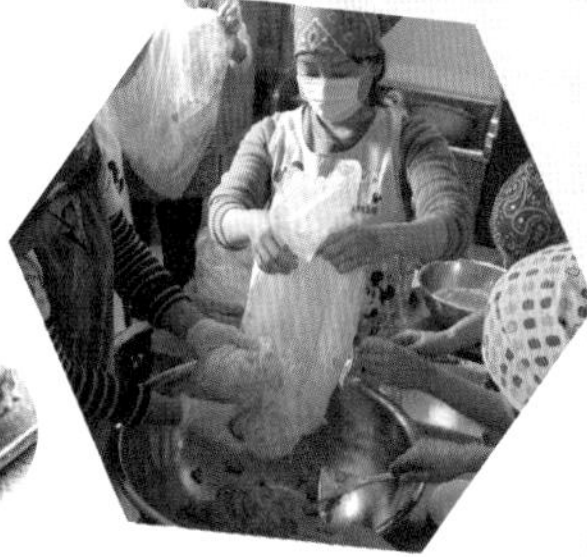

・マクロビオティック料理教室
・ワークショップ
・講師派遣

考える think

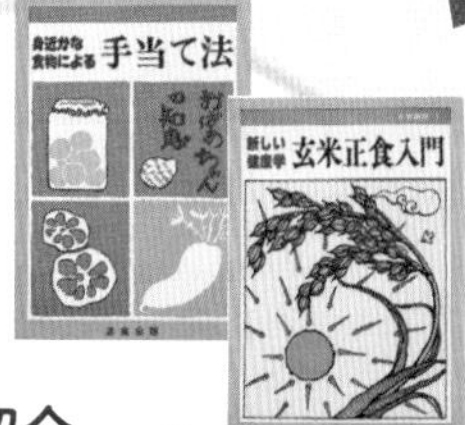

・モデルケース紹介
・書籍案内
・各種相談

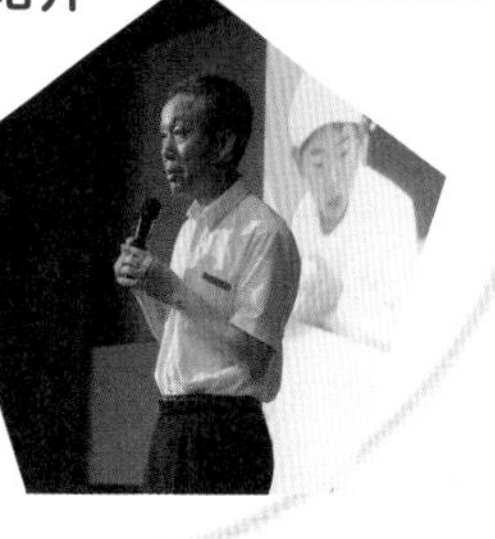

伝える inform

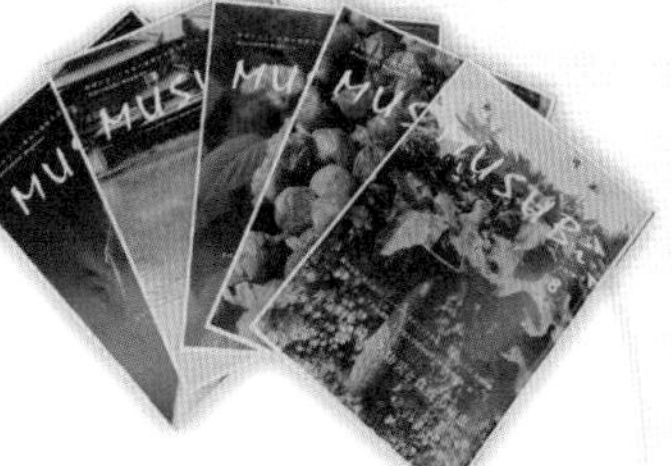

月刊誌「むすび」

・誌面掲載
・講師紹介

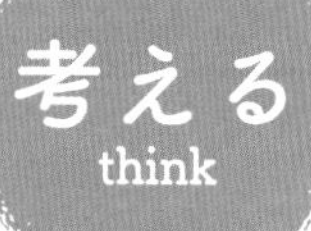

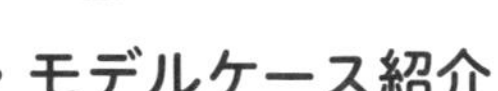

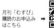

情報発信	60年以上にわたって発刊している月刊誌むすびは、オーガニックを志向する生活者や食品業界、医療業界、教育業界の方々に向けて、各地の取り組みを紹介しています。
講演会	正食協会ではオーガニックを推進しているパイオニアのお話を聞くことができます。
メニュー開発	素材の味を最大限引き出し、栄養素もうまみも逃さない調理法やノウハウが正食協会にはあります。地域や気候に合わせた旬の食材を使ったメニュー作りや、そのための知識を習得できるカリキュラムづくりまでお手伝いします。
食育指導	オーガニックとの親和性が非常に高い食育。この食育は一朝一夕で身につくものではありません。正食協会では、食育指導についてのアドバイス等も行っています。
調理指導	オーガニックの野菜は皮ごと食べてこそ、その本領を発揮します。消毒や皮むきをせずに美味しくいただく方法を指導いたします。

月刊「むすび」購読のお申込みはこちら →

セミナーのお申込みはこちら →

お料理教室のお申込みはこちら →

正食協会

〒540-0021 大阪市中央区大手通 2-2-7
TEL：06-6941-7506　FAX：06-6941-7039　Mail：main@macrobiotic.gr.jp
HP：https://www.macrobiotic.gr.jp/　受付　9：00～17：00（定休日：日・水曜日）

正食協会HP

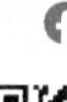

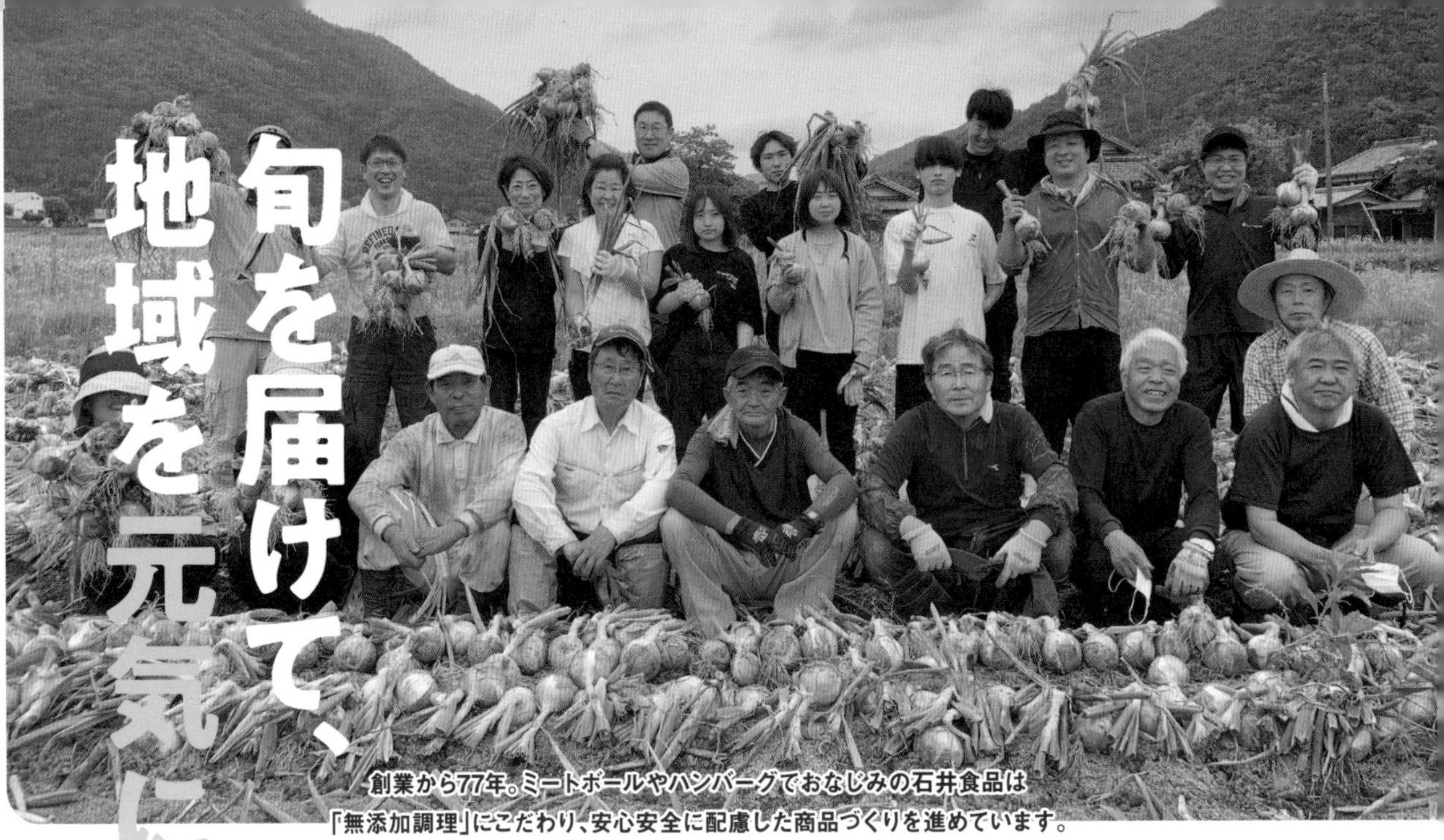

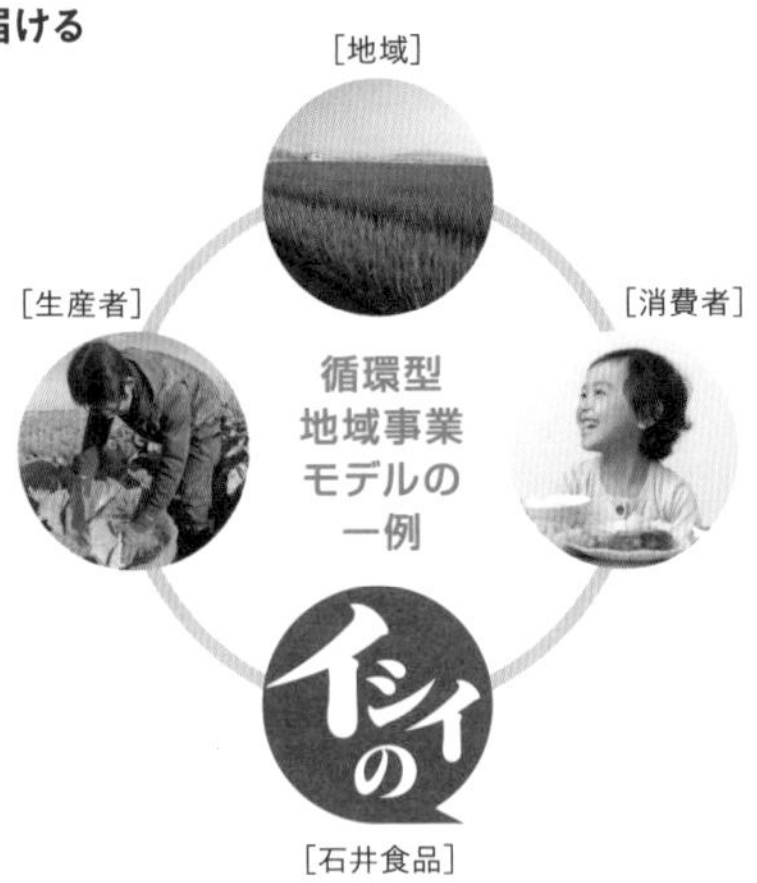

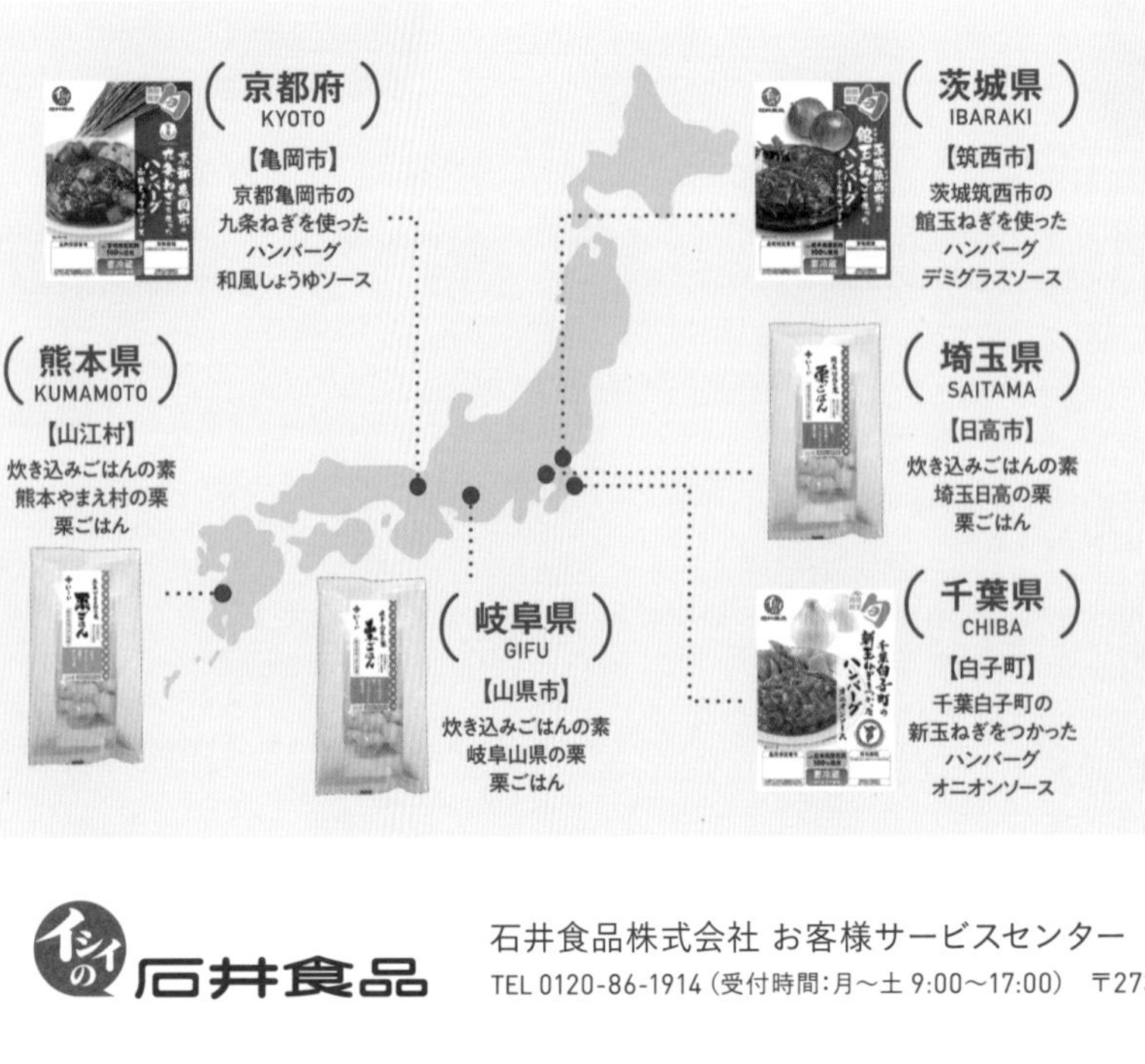

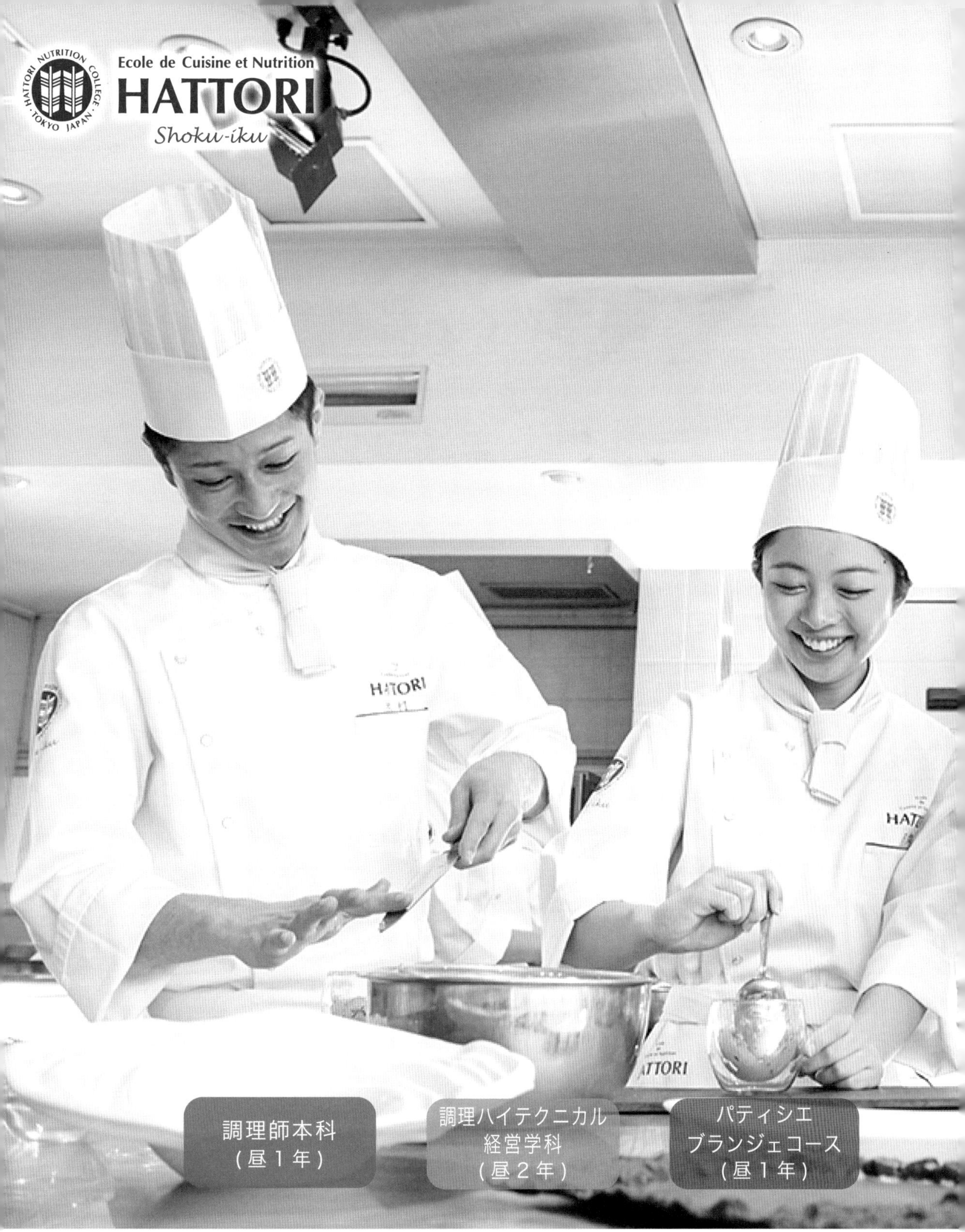

食中毒予防マニュアル

自炊力のすすめ
梅雨時から9月にかけては、
気温と湿度が高くなり、
細菌の増殖がもっとも盛んになるので、
食虫毒予防に細心の注意を払わなければならない季節です。
加えて、コロナ禍の影響でフードデリバリーやテイクアウトが
日常的になったことで、一年を通じて、
さらに食中毒予防を心がける必要が生じています。
そして、予防策は調理する側だけでなく、
食べる側も「自炊力」として
習得することがいまや必須です。

食中毒予防の3原則

食中毒は、その原因となる細菌やウイルスが
食べ物に付着し、体内へ侵入することによって発生します。

細菌の場合は、細菌を食べ物に
つけない……原則1

食べ物に付着した細菌を
増やさない……原則2

食べ物や調理器具に付着した細菌を
やっつける……原則3

調理の大原則……一

1 充分な手洗い
指輪・時計をはずして手洗い、
消毒剤（逆流石けん）で完全消毒
爪はブラシを使用

2 調理道具は常に清潔に保つ

3 ふきんはきれいに洗い、熱湯消毒

4 清潔な服装・マスクの着用を義務
（習慣）づける

5 調理台のみならず、床もきれいに掃除

6 下痢や風邪に似た症状が
ある場合は、調理に従事しない

7 手に傷がある場合は、
使い捨て調理用ビニール手袋を使用

8 調理中はおしゃべり厳禁、
余計なところを触らない
（特に髪の毛、鼻の頭など）

安全なお弁当・お持ち帰り料理を作るポイント……

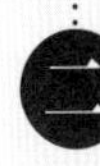

1　完全に火を通す
2　汁気を少なく仕上げる
3　加熱後は包丁を入れない
4　酢などの殺菌効力のあるものを使う
5　ご飯とおかずは別容器に入れる
6　おかずは種類別に仕切る
7　加熱後・詰める時など
　直接手で触らない

［傷みやすい悪い例チェック］

○具入りご飯は傷みやすい
○マヨネーズ（ポテトサラダなども）
　は時　間が経つと傷みやすい
○切った野菜や果物は水分（汁気）
　が出て傷みやすい
○おかずをのせたご飯はおかずの汁気を
　吸って傷みやすい
○含め煮は煮汁の汁気で傷みやすい
○お浸しは汁気が出て傷みやすい
○浅漬けは塩気があっても生野菜なので
　安心はできない

○サンドイッチは水分がパンに
　浸みて傷みやすい
○ハム・ちくわなどの冷蔵加工品は
　加熱しないで使うと傷みやすい
○作り置きのおかずをそのまま詰めると
　傷みやすい

［時間経過でも傷まない工夫］

水分・湿度に注意する
★水分　調理工程でも詰める工程でも、
汁気や水分が残らないようにする

○炒める時には汁気を飛ばす
○汁気のあるおかずはペーパータオルで
　拭いてから詰める
○汁気の出やすい茹で野菜や煮物、
　肉汁の出やすいメニューは仕上げに
　削り節やすりごまなど水分を
　吸いやすい衣と和えると汁移りせず、
　うま味や風味もアップする
○のり、とろろ昆布、ふりかけなどでも
　手軽においしく水分対策可
○バランやカップ等でしっかり仕切り、
　味が混ざらないようにする

★温度　熱いうちに蓋をしてしまうと
雑菌の温床になるため、
しっかり冷ましてから蓋をする
※特に傷みやすい夏場 ＝ 先人の知恵を
活かす
防腐効果のある酢、レモン、柚子、かぼす、
梅干しなどを活用

○酸味のある調味料を少量かけたり、
お弁当に入れたりすると傷みにくくなる
○殺菌効果を期待するなら、
梅干しは塩分11％以上が効果的
○殺菌に役立つと言われる食材や野菜、
スパイスを活用
○練りがらし、練りわさび、赤唐辛子、
カレー粉、胡椒など、スパイス類や
香味野菜を味付けに使えば、
時間が経っても味がぼやけにくくなる
○生姜はさわやかな香りが風味づけに、に

んにくは少量使用で風味づけに

［安全に持ち運ぶには］

保冷剤・保冷バッグを必ず使用する

○20℃以上にはしない
（10℃以下が望ましい／20～50度は
食中毒菌が増殖しやすくなるため）

○たんぱく質食材を使ったおにぎり、
生のマヨネーズ（市販）を使った
おかず、個包装のチーズは、
できるだけ避け、運ぶ時は保冷剤の
そばに置くようにする

○湿度の高い所や日の当たるところに
置くのは禁物

○10℃以下保管で調理後1時間以内に
食せるのであれば、
具入りご飯や
多少煮汁があるものでも細心の注意を
払うことを前提に、
持ち帰りも可

※しっかり保冷しても不向きの食材・料理

▼生野菜
▼生もの
▼当日加熱していない作り置きおかず
▼汁気のあるおかず
▼炊き込みご飯や混ぜご飯などの
具入りご飯
▼手で直接握ったおにぎり

食材・食品別調理のポイント…………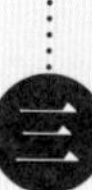

1 ご飯

○炊き立ての白いご飯が基本

○残りご飯を使う場合は炊き立てを
急速に冷まして冷凍しておき、
電子レンジで加熱したもの

○おにぎりは直接人の手が
触れないようにラップ等に
包んで握り、のりは別に持ち、
中身は梅干しがベスト
（家庭の食中毒ではおにぎりが
原因のことが多い）

○ご飯にのせる場合は、梅干し、
ゆかり、ごま、塩昆布など水分の
少ないもの

○ふりかけなど別持ちして食べる時に
かける

○炊き込みご飯、混ぜご飯、
チャーハン、ピラフなど異なる種類の
食品が接する具入りご飯は
傷みやすいので夏～秋は避ける

○乾物は混ぜても安心なのでおススメ

○三色ご飯やカツ丼などの
具のせご飯も、具の汁気がご飯に
移るので味が変わりやすく、
変敗の原因になるので避ける

○米を炊く時、水加減後梅干しを
1個入れて炊き、炊き上がったら
梅肉を崩しながら全体を混ぜるくと、
梅の殺菌作用が全体に行き渡る

2 パン

○具を挟まないのが基本、

特に夏~秋は避ける

3 卵

○完全に火を通す ⇩ 卵はサルモネラ菌に汚染されやすいため65℃以上で10分以上の加熱が望ましい
○卵焼きは、殺菌作用のある酢(卵の10%)を入れた酢入れ焼きもよい
○茹で卵は包丁で切らない、殻を剥かずに持ち運ぶ

4 魚介類

○完全に火を通す
○真水で丁寧に洗ってから水気を拭き取る(海水産魚介類につきやすい腸炎ビブリオ菌は海水塩分濃度で最もよく繁殖するため)
○小さく切る、うすく切る、切れ目を入れるなど火が通りやすい工夫を
○酢や梅干しを下味や調味に積極的に活用
○調味はできるだけ加熱前(下味)に行う
○揚げ物などの高温調理は殺菌効果が高い
○脱水シートは水分を除くのに効果的
○冷凍ものは、前日に冷蔵庫に入れて解凍するか、電子レンジの解凍機能で短時間で解凍する、解凍後は水気をよく拭いてから調理する

5 肉類

○完全に火を通す
○特に鶏肉、挽肉は注意が必要
○うす切り肉や小さく切る、ハンバーグや肉団子は小さめにするなど火が通りやすい工夫を
○揚げ物などはひと口大に切って揚げる(大きなまま揚げて調理後包丁で切るのは避ける)
○冷凍肉を使用する場合は、低温でじっくり加熱すること(強火で一気に加熱すると表面は火が通ったように見えても中心が生のことがあるため)

6 豆・豆製品

○豆腐は水分が多いので不向き
○油揚げや厚揚げは一度揚げてあるので調理を工夫すれば活用可
○煮豆や揚げ麩の煮物などは、煮上げる寸前くらいまで煮汁を煮詰める
○調味は濃いめ
○酢を調味に活用

7 野菜

○茹でる・炒める・煮るなど加熱が基本
○水分を少なく仕上げる
○表面に土中の細菌が付着していることがあるため、特に暑い時期は加熱が原則、よく洗ったつもりでも野菜の水分を介して他の食材に移る危険性あり
○にんじん、さやいんげんなど水分の少ない野菜を選ぶ
○煮物は炒り煮にすると煮汁が飛ぶのでよい
○和え物は汁気が出やすいので避ける
○電子レンジ加熱や揚げ物は野菜の水分を飛ばすためよい調理法
○お浸し類は加熱後手で水気を絞ると再び雑菌が付着して

特に夏場は傷みやすくなる

8　作り置きおかず

○当日に最終加熱が基本
○ただし、詰める前にしっかり冷ますこと
　まとめて作ったら、小分け保存が
　おススメ
○冷凍した場合は、解凍時の細菌繁殖を
　防ぐため、冷蔵庫か電子レンジ解凍
○一度解凍したら必ず使い切る、
　再冷凍NG
○自家製マヨネーズは加熱しても
　弁当や長時間持ち運びはNG

［安全な詰め方のポイント］

※安全に調理されていても、詰め方が悪い
と傷みやすくなってしまう
○完全に冷ましてから詰める

持ち運び・食べる前のポイント……四

［安全に持ち運ぶポイント］

※安全に調理・詰められていても、持ち運
び方が悪いと傷みやすくなってしまう

（熱いまま詰めると熱がこもり、
冷める時に蒸気が水滴になって食品に
付着して菌が増える）
○特にご飯は冷めにくいため、平な皿に
広げたりアルミのトレーを使うと
冷めやすい、急ぐ場合は団扇などで仰ぐ
○ご飯とおかずは別容器に入れる
○おかずは1種類ずつ仕切るとそれぞれ
の食材の変質を防ぎ、味も混ざらない
おススメ仕切り道具＝アルミカップ、紙カップ、バランなど
＊サラダ菜などの生野菜を彩りや仕切りに
使わないこと
○ソースやドレッシング類は
　食べる直前にかける方が食品が
　変質しにくく衛生的
○果物はできるだけ別容器に入れる

○保冷剤、保冷バッグを使用
○自家用車で運ぶ時は車内の冷房が効い
　ているところに置き、長時間放置しない

○詰める時、食材を手で直接触らず、
　箸やスプーンを使う
○完全に冷めてから蓋を閉める

［容器のポイント］

○洗いにくい形状のものは避ける
○容器はよく洗って熱湯をかけてから
　乾燥させる
○蓋の内側の溝についている
　パッキンは、汚れがたまるばかりか
　カビが生えやすいため、
　毎回外してよく洗い
（汚れがひどい時は漂白剤を使用）、
　熱湯をかけ、容器・パッキンともに
　よく乾いてからはめる
○容器を包むものは通気性のある布製が
　よい（ビニール製は熱がこもるので
　避ける）

○できるだけ平行にして傾かない
　ように（汁気が混ざらないように）

［持ち帰った料理を安全においしく食べる］

ポイント」
○できるだけ早く食べる
⇩大原則かつ厳守事項
○温度管理をしっかりと徹底する
※４℃以下保存で食中毒菌はほとんど増殖しない
※加熱食品であっても長時間室温放置せず、急冷（10℃以下）または高温（65℃以上）保存が　望ましいこと
○やむを得ず残った場合は早く冷蔵庫に入れてできるだけ早く食べ切る
○時間が経過したものは再加熱して食べる
○再加熱する場合は、焦げないように注意
○味が濃い場合や汁気をプラスしたい場合は、出汁や水を足して調整

デモンストレーションで伝えること……五

○前項「Ｖ」のポイントすべて
（特に早く食べること＆温度管理）
○食中毒予防の観点から調理を工夫していることを必ず伝える
○家庭ですぐに食べる場合の作り方（汁気の具合や火の入れ具合など）を伝える
○酢、梅干し、レモン、スパイスなどの活用や先人たちの知恵を積極的に伝える
○食べる前に必ず五感で最終チェックすることを伝える
○食べる、食べないの判断は最終的には自己責任であることを伝える

厚生労働省推奨の「テイクアウトやデリバリーの飲食店への衛生管理」のポイント
（抜粋）

POINT 1
テイクアウトやデリバリーに適したメニュー・容器であるか
○鮮魚介類など生ものの提供は避けること
○水分を切る、よく煮詰める、浅い容器に小分けにするなど傷みにくい工夫をすること

POINT 2
お店の規模や調理能力に見合った提供数になっているか
○注文を受けてから調理するなど食べるまでの時間を短くする工夫をすること
○調理はもちろん、容器詰めも清潔な場所で行うこと
○設備や人員など含め、能力オーバーにならないように注意すること

POINT 3
加熱が必要な食品は中心部まで十分に加熱しているか
○半熟玉子やレアな肉の提供は控えること
※保健所では中心部 75℃以上を推奨

POINT 4
保冷剤・クーラーボックス・冷蔵庫・温蔵庫などを活用しているか
○調理後は 10℃以下まで冷ますか 65 度以上で保管すること
○食中毒菌が増殖しやすい 20 ～ 50 度の温度帯を避けて管理すること

POINT 5
速やかに食べるようにお客様にお知らせしているか
○口頭説明やシール貼付などで注意奮起すること
※保健所では２時間以内を推奨